三明

抗癌本草

李 杰　温立新
关念波　张丽榕
主编

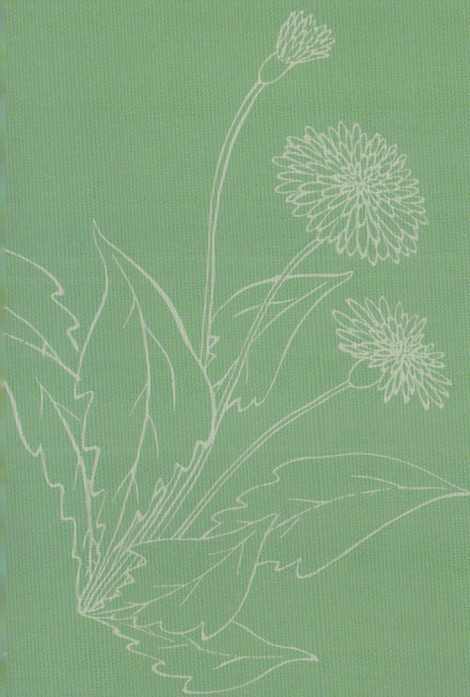

全国百佳图书出版单位
中国中医药出版社
·北 京·

图书在版编目（CIP）数据

三明抗癌本草 / 李杰等主编. --北京：中国
中医药出版社，2025.4（2025.10重印）
ISBN 978-7-5132-9429-4

Ⅰ. R286

中国国家版本馆CIP数据核字第202578SV97号

中国中医药出版社出版

北京经济技术开发区科创十三街 31 号院二区 8 号楼
邮政编码　100176
传真　010-64405721
唐山市润丰印务有限公司印刷
各地新华书店经销

开本 880×1230　1/32　印张 12　字数 291 千字
2025 年 4 月第 1 版　2025 年 10 月第 2 次印刷
书号　ISBN 978-7-5132-9429-4

定价　60.00元
网址　www.cptcm.com

服 务 热 线　010-64405510
购 书 热 线　010-89535836
维 权 打 假　010-64405753

微信服务号　zgzyycbs
微商城网址　https://kdt.im/LIdUGr
官 方 微 博　http://e.weibo.com/cptcm
天猫旗舰店网址　https://zgzyycbs.tmall.com

如有印装质量问题请与本社出版部联系（010-64405510）

前　言

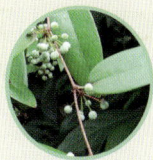

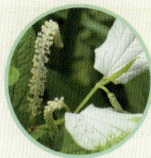

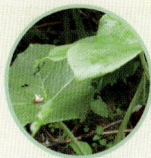

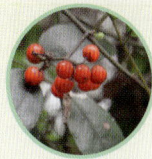

在福建省三明市这片绿意盎然、生态丰饶的土地上，不仅有大自然赋予的无尽美景，还有丰富的青草药资源。恶性肿瘤的高发与三明地区医疗条件相对滞后的矛盾，使当地癌症防治面临严峻挑战。一些患者因经济、交通等因素难以获得及时、有效的治疗，因此民间兴起了一股自行采摘青草药防治肿瘤的潮流。然而，由于缺乏深入认知和科学指导，这些尝试往往效果有限，甚至可能引发新问题。在此背景下，中国中医科学院广安门医院肿瘤科李杰教授团队的帮扶，如同一束温暖的光芒，照亮了三明抗癌本草的探寻之路。

中国中医科学院广安门医院肿瘤科，作为国内中医治疗肿瘤的翘楚，一直致力于中医药在肿瘤防治领域的深入研究与实践。李杰教授团队以其深厚的学术底蕴和丰富的临床经验，在业界享有盛誉。他们了解到三明地区的困境后，毅然决定伸出援手，以科研与实践相结合的方式，助力三明抗癌事业的发展。

在李杰教授团队的指导下，三明市中西医结合医院与中国中医科学院广安门医院展开了紧密的科研合作。从青草药资源的调查、采集，到药效成分的提取、分析，再到临床应用的观察、评估，每一步都凝聚着双方科研人员的智慧与汗水。这一过程不仅提升了三明地区中草药研究的整体水平，更为患者提供了更为科学、有效的治疗方案。

在本书的编写过程中，三明市中西医结合医院宋纬文主任中药师、蒋洪医师发挥了至关重要的作用。他们不仅亲自深入山林，寻找并记录每一种抗癌青草药的生长习性、分布区域，还以其深厚的中药学功底，对每一种药材进行详尽解析，用镜头捕捉每一种抗癌青草药的独特形态与生长环境。这些图片不仅展示了青草药的真实面貌，还为读者提供了珍贵的视觉参考，让《三明抗癌本草》这部著作得以更加准确、全面地呈现给读者。

《三明抗癌本草》的编写，是一次中医与西医、理论与实践、传统与现代医学智慧的深度融合。本书不仅收录了大量经过现代药理研究证实具有抗癌作用的青草药，还经李杰教授团队对内容把关，使得这部著作既传承了中医药理论的精髓，又融合了现代科学研究的严谨方法与实证经验。

探寻抗癌本草之路，既是对自然资源的挖掘与利用，更是对人类健康的守护与追求。在《三明抗癌本草》中，我们不仅可以看到青草药在抗癌领域的广泛应用，更能感受到科研人员对生命的敬畏与尊重，他们以实际行动诠释了"大医精诚"的医者精神，为三明乃至全国的肿瘤防治事业作出了积极贡献。

本书精选三明地区常见的100余种抗癌青草药，从别名、基原、原植物、生境分布、采收、典籍说药、化学成分、现代药理和参考文献等多个方面进行了全面而详尽的介绍。

《三明抗癌本草》的问世，不仅为医务工作者提供了宝贵的参考资料，更为广大肿瘤患者带来了希望的曙光。它让人们看到了中医药在肿瘤防治领域的巨大潜力与广阔前景，激励着更多人投身于这一神圣的事业之中。

《三明抗癌本草》的编写，是一次集科研、实践、智慧与爱心于一体的伟大尝试。它不仅是三明地区抗癌事业的一座里程碑，更是中医药文化传承与创新的一次重要见证。我们期待这部著作能够成为广大读者心中的一盏明灯，为抗击癌症的艰难征程提供智慧之光。

温立新

2025 年 1 月 12 日

编写说明

1.《三明抗癌本草》收录了福建三明地区具有抗肿瘤作用的青草药 100 余种，每种药物按以下体例分项编排。

（1）别名：主要收录《中国植物志》中常用别名及三明地区下辖区县习用俗名。

（2）基原：原植物中文名、拉丁学名及入药部位；涉及不同科属的品种，在附注中作简要介绍。

（3）原植物：简述形态特征，并附清晰原植物彩色图片。文字内容主要参考《中国植物志》《福建植物志》；图片均由编者亲自拍摄，确保植物形态特征完整呈现。

（4）生境分布：原植物在野生状态下的生活环境与分布情况。

（5）采收：入药部位的自然采收季节、加工处理方法，个别的注明炮制方法；通用处理（去杂质、洗净）从略。

（6）典籍说药：系统收录典籍中中药的性味归经、功效主治及用法用量部分，主要参考《中华本草》（1999 年）、《中药大辞典》（2006 年）、《全国中草药汇编（第 3 版）》（2014 年）、《中华人民共和国药典（2020 年版）》、《中国药用植物志》（2021 年）等，排名不分主次。

（7）化学成分：简述主要的化学成分，特别是与药用相关的成分。

（8）现代药理及参考文献：简述药理活性；基于知网（CNKI）经典研究与近年进展，收载中药提取物及有效成分的药理作用与机制的论文。

2.本书附录设有"抗癌药食""抗癌食谱"两部分内容以增强可读性及实用性。其中，抗癌药食收录福建三明本地常用的抗癌药食同源物质 12 种；抗癌食谱精选《三明乡土药膳》抗癌经典方 8 例。

3.本书以中药正名为辞目，按中文名笔画顺序排列，同笔画数的字按起笔笔形一丨丿丶一的顺序排列；切口按笔画数设有索引，方便读者查阅。

编者

2025 年 1 月

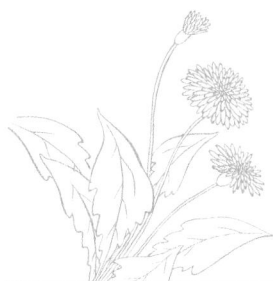

目 录

八角莲（小檗科）

【别名】鬼臼、叶下花、一把伞、独角莲、江边一碗水。

【基原】小檗科植物八角莲 *Dysosma versipellis*（Hance）M. Cheng ex Ying 的干燥根及根茎。

【原植物】多年生草本。根茎横卧，具有粗壮的须状根。茎直立。茎生叶2片，在近茎顶处相接而生；叶片盾状亚圆形，5～9浅裂，裂片广三角状卵形，叶缘有细齿。伞形花序，生于茎顶两叶交叉

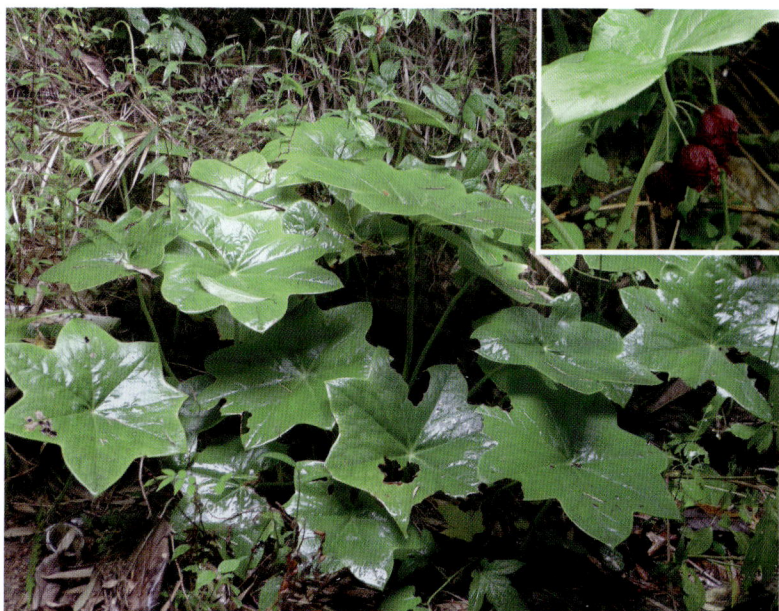

图1　八角莲

处，花 5 ~ 8，或更多，下垂；花瓣 6，暗红色，2 轮排列，外轮 3 枚椭圆形，内轮 3 枚倒卵形。浆果圆形。花期 4 ~ 9 月，果期 6 ~ 10 月。

【生境分布】生长于深山密林阴湿处；分布于福建、河南、安徽、湖北、四川、浙江、江西、湖南、贵州、广东、广西、西藏等地。

【采收】夏、秋季采收，鲜用或晒干。

【典籍说药】

1.《中华本草》载：味苦、辛，性凉；有毒；归肺、肝经；化痰散结，祛瘀止痛，清热解毒；主治咳嗽，咽喉肿痛，瘰疬，瘿瘤，痈肿，疔疮，毒蛇咬伤，跌打损伤，痹证。内服煎汤，3 ~ 12g，磨汁，或入丸、散。外用适量磨汁或浸醋、酒涂搽；捣烂敷或研末调敷。孕妇禁服，体质虚弱者慎服。

2.《中药大辞典》载：苦、辛，平；有毒，归肺、肝经；清热解毒，化痰散结；主治咳嗽，咽喉肿痛，瘰疬，瘿瘤，无名肿毒，带状疱疹，毒蛇咬伤，跌打损伤，风湿痹痛。内服煎汤，3 ~ 12g，磨汁，或入丸、散。外用磨汁或浸醋、酒涂搽，捣烂敷或研末调敷。孕妇禁服，阳盛热极或体质虚弱者慎服。

3.《全国中草药汇编》载：甘、微苦，凉；有小毒；清热解毒，活血化瘀；适用于毒蛇咬伤，跌打损伤；外用治虫蛇咬伤，痈疮疖肿，淋巴结炎，腮腺炎，乳腺癌。用量 3 ~ 9g；外用适量，捣烂敷或磨酒、醋调敷患处。

4.《中国药用植物志》载：清热解毒，舒筋活血，化瘀散结，祛瘀止痛，排脓生肌，除湿止痛；用于跌打损伤，劳伤，肺热痰多，咳嗽，腰腿痛，胃痛，瘰疬，瘿瘤，小儿惊风，胆囊炎，虫蛇咬伤，痈疮肿毒，疔疮肿毒，疥癣，喉蛾，乳腺癌，咽喉肿痛，瘰病，瘰疬，痈肿，疔疮，毒蛇咬伤，跌打损伤，痹证；有毒。

5.《有毒中草药大辞典》载：误食可引起口苦舌麻，恶心，呕吐，昏迷等；可对症处理。

【化学成分】主要含以鬼臼毒素类为代表的木脂素类及以山柰酚为代表的黄酮类等成分[1]。

【现代药理】具有抗肿瘤、抗菌、抗病毒等药理作用[2]。

1. 吕伯龙[3] 等采用多种色谱波谱方法从八角莲中分离鉴定得到鬼臼毒素类化合物，该化合物可以作用于癌细胞中的多个靶点，对包括耐药肿瘤细胞株在内的多种癌细胞系具有潜在活性，可以通过多条信号通路发挥抗癌活性。

2. 游赣花等[4] 认为八角莲可能通过促进活性氧（ROS）水平变化抑制 MAPK 信号通路，从而发挥对肾透明细胞癌 OS-RC-2 细胞的促凋亡及抑制增殖作用。

3. 鬼臼毒素对大多数癌症细胞都具有强烈的细胞毒性作用，其作用机制是抑制细胞有丝分裂装置中的微管组装及促进细胞凋亡[5]。

4. 山柰酚等化合物对三阴性乳腺癌细胞具有一定的抑制作用[6]。

【参考文献】

[1] 张欣，曹瑞，冯改利，等 . 八角莲木脂素和黄酮类化学成分研究 [J]. 中南药学 , 2022, 20(9):2072-2075.

[2] MOTYKA S, JAFERNIK K, EKIERT H, et al.Podophyllotoxin and its derivatives:Potential anticancer agents of natural origin in cancer chemotherapy[J]. Biomed Pharmacother, 2023, 158:114-145.

[3] 吕伯龙 , 纪瑞锋 , 张小辉 . 八角莲化学成分及其抗癌活性的网

络药理学研究 [J]. 广东药科大学学报 , 2023, 39(5):75-83.

[4] 游赣花 , 何恋 , 李凯 , 等 . 八角莲醇提物抑制 MAPK 信号通路引起肾癌细胞凋亡的作用机制 [J]. 中国药理学通报 , 2023, 39(12):2305-2313.

[5] XU H, LV M, TIAN X.A review on hemisynthesis, biosynthesis, biological activities, mode of action, and structure-activity relationship of podophyllotoxins:2003-2007[J].Curr Med Chem, 2009, 16(3):327-349.

[6] VARGHESE E, SAMUEL S M, ABOTALEB M, et al.The "Yin and Yang" of Natural Compounds in Anticancer Therapy of Triple-negative Breast Cancers[J]. Cancers(basel), 2018, 10(10):346.

【附注】除八角莲外，同属植物中尚有六角莲 *Dysosma pleiantha*（Hance）Woods. 亦供药用，功效相近。八角莲属植物均为国家二级保护植物，应注意保护资源。

三叶青（葡萄科）

【别名】三叶崖爬藤、石老鼠、蛇附子、石猴子、金线吊葫芦。

【基原】葡萄科植物三叶崖爬藤 *Tetrastigma hemsleyanum* Diels et Gilg 的块茎及全草。

【原植物】多年生草质藤本。茎枝纤细，有纵棱纹。卷须不分枝，相隔 2 节间断与叶对生。掌状 3 小叶，中间小叶稍大，披针

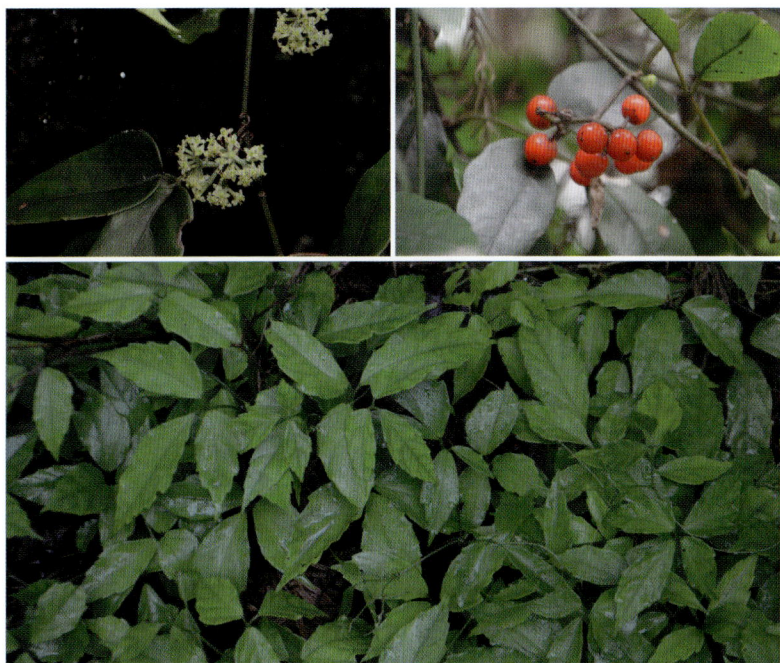

图 2　三叶崖爬藤

形、长椭圆状披针形或卵状披针形，顶端渐尖，基部楔形或圆形，侧生小叶基部不对称，边缘有锯齿。伞形花序腋生，花瓣4，黄绿色。浆果球形，红褐色，成熟时黑色。花期4～6月，果期8～11月。

【生境分布】生于山坡灌丛、山谷、溪边林下岩石缝中；分布于江苏、浙江、江西、福建、台湾、广东、广西、湖北、湖南、四川、贵州、云南、西藏等地。

【采收】全年均可采收，鲜用或晒干。

【典籍说药】

1.《中华本草》载：味苦、辛，性凉，清热解毒，祛风活血；主治高热惊厥，肺炎、咳喘，肝炎，肾炎，风湿痹痛，跌打损伤，痈疔疖疮，湿疹，蛇伤。内服煎汤，5～12g或捣汁。外用适量磨汁涂，或捣烂敷，或研末撒。孕妇禁服。

2.《中药大辞典》载：苦、辛，凉；清热解毒，活血祛风；主治高热惊厥，肺炎，哮喘，肝炎，肾炎，风湿痹痛，月经不调，跌打损伤，痈疔疖疮。内服煎汤，5～12g，或捣汁服。外用磨汁涂，或捣烂敷，或研末撒。孕妇忌服。

3.《全国中草药汇编》载：辛、苦，凉；归肺、肝、肾经；清热解毒，祛风化痰，消肿止痛；适用于高热惊厥，肺热咳喘，肝炎，肾炎，风湿痹痛，湿疹，疮痈肿毒，跌打损伤，毒蛇咬伤。用量9～15g。外用适量，以酒或水磨汁搽患处。

4.《中国药用植物志》载：清热解毒，活血散瘀，祛风化痰；用于高热惊厥，肺炎，咳喘，白喉，肝炎，肾炎，跌打损伤，风湿性关节炎，坐骨神经痛，瘰疬，痈疔疮疖，湿疹，蛇咬伤。

【化学成分】主要含黄酮类、多糖类、有机酸类等多种化学成分，黄酮是抗肿瘤的主要活性成分，1月、2月、4月采收的三叶青，含黄酮量最高。

【现代药理】具有抗肿瘤、镇痛、抗炎、解热、抗乙型肝炎病毒的作用。三叶崖爬藤的提取物对多种恶性肿瘤有抑制作用。

1. 林婧等[1] 发现三叶青黄酮类化合物有抑制肿瘤细胞增殖的作用。

2. 尚宪军等[2] 认为三叶青黄酮可通过上调微小 RNA-497（miR-497）的表达，抑制肺癌细胞增殖及促进细胞凋亡。

3. 戴庆福等[3] 研究发现三叶青多糖有诱导人肝癌细胞凋亡的作用，加速细胞凋亡率，改善 B 细胞淋巴瘤基因 -2（Bcl-2）、细胞凋亡调节因子（Bax）和凋亡抑制基因（survivin）蛋白表达。

4. 殷金成等[4] 认为三叶青总黄酮通过抑制信号转导与转录激活因子 3（STAT3）信号通路表达，使 Janus 蛋白酪氨酸激酶 2（JAK2）、STAT3、转化生长因子 -β1（TGF-β1）、血管内皮生长因子（VEGF）蛋白表达减少，Bax 蛋白表达增加，从而抑制膀胱癌 BIU-87 细胞增殖及诱导细胞凋亡。

5. 夏晓燕等[5] 发现三叶青乙酸乙酯提取物可能通过上调 miR-508-5p，抑制细胞分裂周期相关蛋白 5（CDCA5）蛋白表达，抑制卵巢癌细胞增殖、侵袭及迁移。

6. 黄慧伟等[6] 研究发现三叶青提取物可通过上调细胞凋亡相关蛋白 p53 及 Bax 蛋白表达诱导宫颈癌 Hela 细胞凋亡，通过下调基质金属蛋白酶 -2（MMP-2）、基质金属蛋白酶 -9（MMP-9）表达影响癌细胞侵袭及迁移。

7. 邱模昌等[7] 认为三叶青总黄酮可通过抑制细胞外信号激酶 p-P42/44 表达，阻断丝裂原活化蛋白激酶（MAPK）信号通路，活化细胞凋亡途径关键蛋白含半胱氨酸的天冬氨酸蛋白水解酶 -3

（Caspase-3），有效抑制乳腺癌细胞增殖，阻滞细胞周期，促进乳腺癌细胞凋亡。

【参考文献】

[1] 林婧，纪明妹，黄泽豪，等．三叶青的化学成分及其体外抗肿瘤活性研究 [J]．中国药学杂志，2015, 50(8):658-663.

[2] 尚宪军，王芳，李红．三叶青黄酮通过调控 miR-497 表达对肺癌细胞增殖、凋亡的影响 [J]．中国老年学杂志，2023, 43(4):937-941.

[3] 戴庆福，林玉梅，王玉霞，等．三叶青多糖对人肝癌细胞凋亡诱导作用及机理研究 [J]．中国卫生标准管理，2020, 11(20):141-143.

[4] 殷金成，刘洪新，顾燕青，等．三叶青总黄酮通过 STAT3 信号通路诱导膀胱癌细胞凋亡 [J]．中国老年学杂志，2023, 43(19):4777-4780.

[5] 夏晓燕，陈斐佳．三叶青乙酸乙酯提取物通过 miR-508-5p/CDCA5 轴调控卵巢癌增殖、侵袭及迁移机制研究 [J]．中国优生与遗传杂志，2023, 31(9):1815-1821.

[6] 黄慧伟，杜蔚连，邓茜．三叶青提取物对宫颈癌 HeLa 细胞增殖的影响及作用机制研究 [J]．浙江医学，2020, 42(6):559-562.

[7] 邱模昌，周争道，杨章坚．三叶青总黄酮通过 MAPK 途径诱导乳腺癌细胞凋亡 [J]．中国临床药理学杂志，2019, 35(23):3059-3063.

三白草（三白草科）

【别名】水木通、白水鸡、过塘藕、白节藕、塘边藕、白舌骨。

【基原】三白草科植物三白草 *Saururus chinensis*（Lour.）Baill. 的干燥地上部分。

【原植物】多年生草本。地下茎有须状小根。茎直立，或下部伏地，无毛。单叶互生；叶柄基部抱茎；叶片卵形或卵状披针形，先端短尖或渐尖，基部心形略呈耳状，全缘或近全缘，绿色，两面无

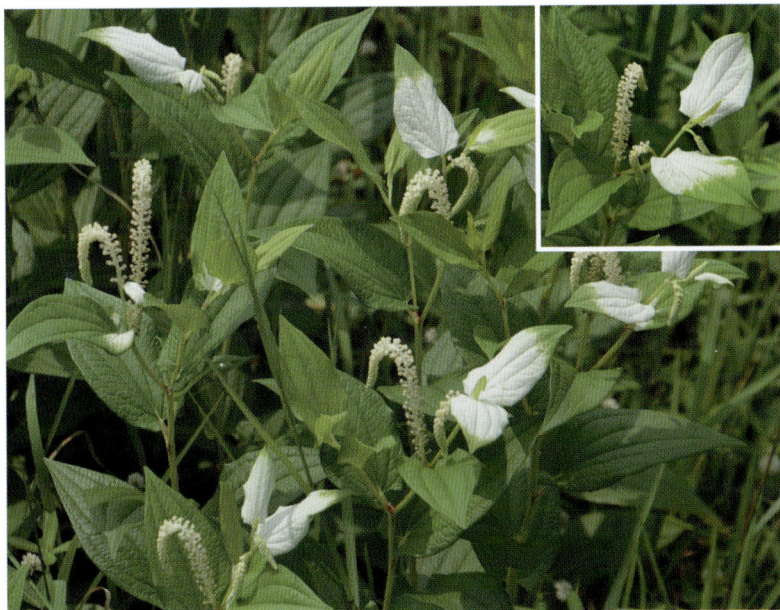

图 3　三白草

三画

毛，基出脉 5；茎端花序下的叶 2 或 3，常于夏初变为白色。总状花序生在茎上端，与叶对生；花两性，无花被，出自花苞基部。蒴果近球形，表面多疣状凸起，成熟后顶端开裂。种子圆形。花期 5～8 月，果期 6～9 月。

【生境分布】生长在沟边、池塘边等近水的地方；分布于福建、河北、山东、安徽、江苏、浙江、广东、湖南、湖北、江西、四川等地。

【采收】夏、秋季采收，鲜用或晒干。

【典籍说药】

1.《中华人民共和国药典》载：甘、辛，寒；归肺、膀胱经；利尿消肿，清热解毒；主治水肿，小便不利，淋沥涩痛，带下；外治疮疡肿毒，湿疹。内服煎汤，15～30g。

2.《中华本草》载：味甘、辛，性寒；归脾、肾、胆、膀胱经；清热利水，解毒消肿；主治热淋，血淋，水肿，脚气，黄疸，痢疾，带下，痈肿疮毒，湿疹，蛇咬伤。内服煎汤，10～30g，鲜品倍量。外用鲜品适量，捣烂外敷，或捣汁涂。脾胃虚寒者慎服。

3.《中药大辞典》载：甘、辛，寒；归脾、肾、胆、膀胱经；清热解毒，利水消肿；主治热淋，血淋，水肿，脚气，黄疸，痢疾，带下，痈肿疮毒，湿疹，蛇咬伤。内服煎汤，10～30g，鲜品倍量。外用鲜品捣烂外敷或捣汁涂。

4.《全国中草药汇编》载：甘、辛，寒；归肺、膀胱经；利尿消肿，清热解毒；适用于小便不利，淋沥涩痛，尿路感染，糖尿病，肾炎水肿，带下，疮疡肿毒，湿疹。用量 15～30g。外用适量，鲜品捣烂敷患处。

5.《中国药用植物志》载：利水除湿，清热解毒；用于脚气，黄疽，水肿，淋浊，带下，痈肿，痢疾，疔疮疥癣，亦治风湿热痹。

【化学成分】主要含木脂素类、黄酮类、生物碱类、多糖类、多酚类、萜类及挥发油等成分，其中木脂素类、黄酮类成分所占比例大，药理活性广泛，为主要药效物质。

【现代药理】具有抗炎镇痛、降血糖、保肝、抗癌、抗病毒、抗氧化等作用。三白草提取物对乳腺癌、肝癌、胃癌、前列腺癌等有一定的抑制作用。

1. 三白草酮（SAU）可显著提高腺苷酸活化蛋白激酶（AMPK）的磷酸化水平，显著抑制肝细胞癌的生长和存活，并通过线粒体功能障碍诱导细胞凋亡，抑制缺氧诱导因子-1 的合成，降低 VEGF 表达，从而抑制肝细胞癌的迁移和侵袭[1]。

2. SAU 可以抑制缺氧诱导的无翅型 MMTV 整合位点家族成员（Wnt）/β- 连环蛋白（β-catenin）信号通路的激活，抑制上皮细胞-间充质转化，从而降低胰腺导管腺癌细胞在低氧微环境下的侵袭及迁移[2]。

3. SAU 可以通过调控乳腺癌 MCF-7 细胞株及前列腺癌 LNCaP 细胞株中 VEGF 细胞周期蛋白 D1、B 淋巴细胞瘤 -2 基因、Caspase-3、多聚腺苷二磷酸核糖聚合酶（PARP）和细胞外信号调节激酶信号通路，诱导癌细胞在分裂 G1 期凋亡率增加，从而发挥抗癌作用[3]。

4. 三白草 95% 乙醇提取物可通过抑制细胞内核心结合蛋白因子2（Runx2）磷酸化发挥抗乳腺癌作用[4]。

5. 三白草提取物可抑制 H_{22}、S180 实体瘤的生长，有一定的免疫促进作用，可延长 H_{22} 腹水瘤小鼠的生存时间[5]。

【参考文献】

[1] KIM Y W, JANG E J, KIM C H, et al.Sauchinone exerts anticancer effects by targeting AMPK signaling in hepatocellular carcinoma cells[J]. Chem Biol Interact, 2017, 261:108-117.

[2] QIAO Y, YAN L J, YAN C.Sauchinone inhibits hypoxia-induced epithelial-mesenchymal transition in pancreatic ductal adenocarcinoma cells through the Wnt/β-catenin pathway[J].Anticancer Drugs, 2020, 31(9):918-924.

[3] KIM H Y, CHOI T W, KIM H J, et al.A methylene chloride fraction of Saururus chinensis induces apoptosis through the activation of caspase-3 in prostate and breast cancer cells[J].Phytomedicine, 2011, 18(7):567-574.

[4] 吕红, 邹乐兰, 麻俊超, 等. 三白草提取物抗乳腺癌转移作用及其机制研究 [J]. 中国实验方剂学杂志, 2015, 21(7):123-127.

[5] 郭凌霄, 苏国生. 三白草提取物抑瘤作用初步研究 [J]. 国际检验医学杂志, 2012, 33(6):643-647.

三尖杉（三尖杉科）

【别名】白头杉、蚕榧、沙松、岩松、水柏枝、鱼骨松。

【基原】三尖杉科植物三尖杉 *Cephalotaxus fortunei* Hook. f. 的枝叶。

【原植物】常绿乔木。树皮褐色或红褐色，裂成片状脱落。小枝对生，基部有宿存芽鳞；枝条细长，稍下垂，树冠广圆形。叶螺旋状排成 2 列，披针状线形，通常微弯，上部渐窄，先端长渐尖，基

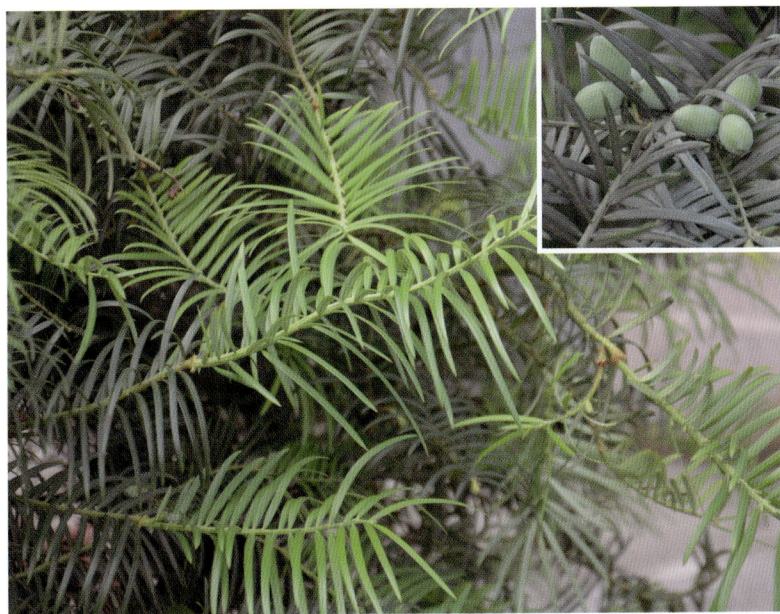

图 4　三尖杉

部楔形或宽楔形，上面深绿色，下面气孔带白色，较绿色边带宽 3 ～ 5 倍。雄球花 8 ～ 10，聚生成头状，单生叶腋，总花梗较粗；雌球花由数对交叉对生各有 2 胚珠的苞片组成。种子椭圆状卵形，假种皮成熟时紫色或红紫色。花期 4 月，种子 8 ～ 10 月成熟。

【生境分布】生于针、阔叶树混交林中；分布于我国中南地区，以及福建、陕西、甘肃、安徽、浙江、四川、贵州、云南等地。

【采收】全年均可采收，鲜用或晒干。

【典籍说药】

1.《中华本草》载：味苦、涩，性寒；有毒；抗癌；主治恶性淋巴瘤，白血病，肺癌，胃癌，食道癌，直肠癌；一般提取其中生物碱，制成注射剂使用。本品的毒性反应主要是对造血系统的抑制作用，还有食欲减退、恶心、呕吐等消化道反应。

2.《中药大辞典》载：苦、涩，寒；有毒；清热，凉血，抗癌；主治目赤，风疹，疮痒，恶性淋巴瘤，白血病，肺癌，胃癌，食道癌，直肠癌；一般提取其中生物碱，制成注射剂使用。本品的毒性反应主要是对造血系统的抑制作用，还有食欲减退、恶心、呕吐等消化道反应。

3.《全国中草药汇编》载：苦、涩，寒；有毒；抗癌；适用于恶性淋巴瘤，白血病，肺癌，胃癌，食管癌，直肠癌；枝、叶一般提取其中的生物碱，制成注射剂使用。

4.《中国药用植物志》载：抗癌；用于恶性肿瘤，恶性淋巴瘤，白血病。

【化学成分】主要含黄酮类、生物碱类、木脂素类、二萜类等多种化学成分[1]。

【现代药理】具有显著的抗肿瘤活性[2-4]。

1. 三尖杉提取物能通过抑制急性早幼粒细胞白血病 NB4 细胞的增殖并诱导其凋亡而发挥对急性白血病的抑制作用[5]。

2. 黄酮类化合物具有较强的抗肿瘤细胞增殖活性[6]。

3. 三尖杉中的三尖杉酯碱类化合物对急性非淋巴细胞性白血病和慢性粒细胞白血病有较好疗效，三尖杉酯碱和高三尖杉酯碱在我国已被开发成抗癌药物[7]。

【参考文献】

[1] 李艳芝，华会明，李达翊，等.高山三尖杉枝叶的化学成分研究 (I)[J]. 中草药，2023,54(18):5846-5854.

[2] JIANG C Y, XUE J J, YUAN Y Z, et al.Progress in structure, synthesis and biological activity of natural cephalotane diterpenoids[J]. Phytochemistry, 2021, 192:112939.

[3] NI L, ZHONG X H, CHEN X J, et al.Bioactive norditerpenoids from Cephalotaxus fortunei var. alpina and C.lanceolata[J]. Phytochemistry, 2018, 151:50-60.

[4] 薄亚茹，袁艺珍，王景丽，等.三尖杉茎叶中黄酮类化合物的研究 [J]. 中国药物化学杂志，2023,33(1):35-41.

[5] 张小雨，杨明珍.高三尖杉酯碱对急性白血病 NB4 细胞凋亡机制的影响 [J]. 安徽医科大学学报，2011,46(9):879-882.

[6] 梅文莉，吴娇，戴好富.三尖杉属植物化学成分与药理活性研究进展 [J]. 中草药，2006(3):452-458.

[7] 白厚桥，高鹏.23 例慢性粒细胞白血病用高三尖杉酯碱治疗的临床分析 [J]. 中国实用医药，2009,4(24):151-152.

三画

土茯苓（百合科）

【别名】光叶菝葜、饭团根、金刚豆藤、马甲箹、硬饭头、千尾根。

【基原】百合科植物光叶菝葜 *Smilax glabra* Roxb. 的干燥根茎。

【原植物】攀缘状灌木。根茎块根状，有明显结节，着生多数须根。茎光滑无刺。单叶互生；革质，披针形至椭圆状披针形，先端渐尖，基部圆形，全缘，下面常被白粉，基出脉 3～5；叶柄略呈翅

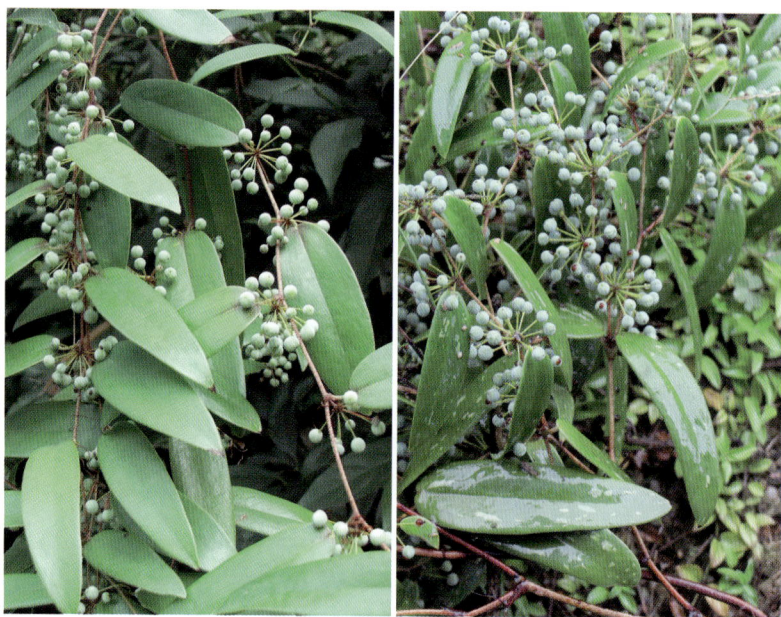

图 5 菝葜

状，近基部具开展的叶鞘，叶鞘先端常变成 2 条卷须。花单性，雌雄异株；伞形花序腋生。浆果球形，红色。花期 7 ～ 8 月，果期 9 ～ 10 月。

【生境分布】生于山坡、荒山及林边的半阴地；分布于安徽、江苏、浙江、福建、广东、广西、江西、湖南、湖北、四川、贵州等地。

【采收】全年均可采收，鲜用或晒干。

【典籍说药】

1.《中华人民共和国药典》载：味甘、淡，性平；归肝、胃经；解毒，除湿，通利关节；主治梅毒及汞中毒所致的肢体拘挛，筋骨疼痛；湿热淋浊，带下，痈肿，瘰疬，疥癣。内服煎汤，15 ～ 60g。

2.《中华本草》载：味甘、淡，性平；归肝、肾、脾、胃经；清热除湿，泄浊解毒，通利关节；主治梅毒，淋浊，泄泻，筋骨挛痛，脚气，痈肿，疮癣，瘰疬，瘿瘤及汞中毒。内服煎汤，10 ～ 60g。外用适量，研末调敷。肝肾阴虚者慎服。忌犯铁器，服时忌茶。

3.《中药大辞典》载：甘、淡，平；归肝、肾、脾、胃经；清热除湿，泄浊解毒，通利关节；主治梅毒，淋浊，泄泻，筋骨挛痛，脚气，痈肿，疮癣，瘰疬，瘿瘤及汞中毒。内服煎汤，10 ～ 60g。外用研末调敷。肝肾阴虚者慎服。忌犯铁器，服时忌茶。

4.《全国中草药汇编》载：甘、淡，平；归肝、胃经；解毒，除湿，通利关节；适用于梅毒及汞中毒所致的肢体拘挛、筋骨疼痛，湿热淋浊，带下，痈肿，瘰疬，疥癣。用量 15 ～ 60g。肾功能不全者应慎用。

5.《中国药用植物志》载：除湿，解毒，通利关节；用于湿热淋浊，带下病，痈肿，脚气，疔疮，瘰疬，疥癣，梅毒及汞中毒所致的肢体拘挛、筋骨疼痛。

【化学成分】主要含黄酮类、苯丙素类、甾体类、有机酸类及挥发油等化学成分。

【现代药理】抗炎、镇痛，在心血管系统、免疫系统和肿瘤等方面具有明显的药理活性。

1. 土茯苓提取液对人肝癌 HepG2 细胞和 Hep3B 细胞具有抗增殖作用，抑制 HepG2 和 Hep3B 细胞的生长 [1]。

2. 土茯苓能抑制人胃癌 SGC7901 细胞和 BGC823 细胞的增殖，并呈浓度依赖性 [2]。

3. 土茯苓提取物对食管癌、胃癌、结肠癌细胞均有显著抑制增殖的作用，与药物浓度呈时间和剂量依赖性关系 [3]。

4. 研究发现，用土茯苓乙酸乙酯提取物干预肿瘤小鼠，能够抑制小鼠肿瘤生长和肺转移 [4]。

【参考文献】

[1] SA F, GAO J L, FUNG K P, et al.Anti-proliferative and proapoptotic effect of Smilax glabra Roxb.extract on hepatoma cell lines. [J].Chem Biol Interact, 2008, 171(1):1-14.

[2] HAO G, ZHENG J, HUO R, et al.Smilax glabra Roxb targets Akt(pThr308)and inhibits Akt-mediated signaling pathways in SGC7901 cells[J].J Drug Target, 2016, 24(6):557-565.

[3] 杨晓鲲，苏杰，徐贵森 . 土茯苓提取物对消化道肿瘤细胞的体外作用 [J]. 西南国防医药 , 2014, 24(3):253-256.

[4] GUO Y, MAO W, JIN L, et al.Flavonoid Group of Smilax glabra Roxb. Regulates the Anti-Tumor Immune Response Through the STAT3/HIF-1 Signaling Pathway[J].Front Pharmacol, 2022, 13:918975.

大血藤（木通科）

【别名】大活血、红藤、血木通、红牛鼻陈、黄省藤、红菊花心。

【基原】木通科植物大血藤 *Sargentodoxa cuneata*（Oliv.）Rehd. et Wils. 的干燥藤茎。

【原植物】落叶攀缘灌木。茎褐色，圆柱形，有条纹，光滑无

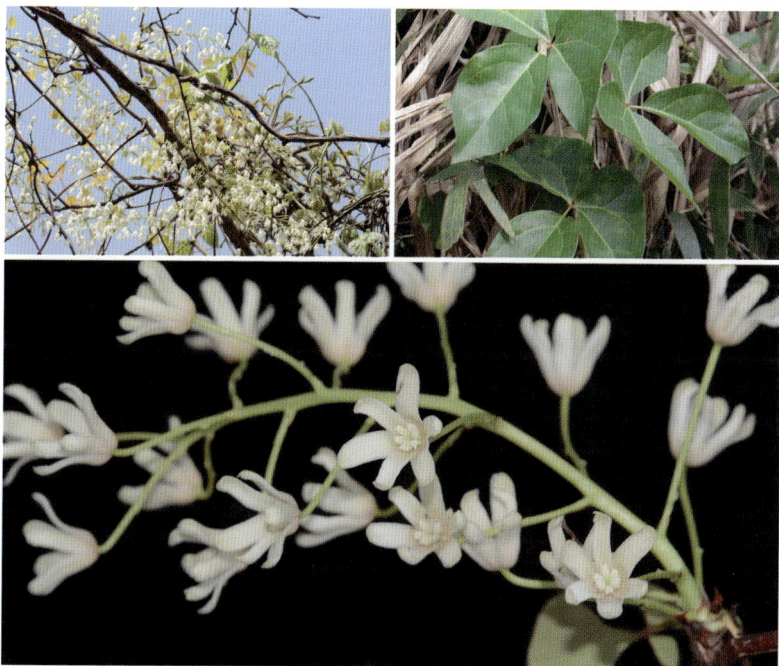

图6 大血藤

毛，砍断时有红色液体渗出。3出复叶，互生；中间小叶菱状卵形，先端尖，基部楔形，全缘，有柄；两侧小叶较中间者大，斜卵形。花单性，雌雄异株，总状花序腋生，下垂，花多数，芳香。浆果卵圆形。种子卵形，黑色，有光泽。花期3~5月，果期8~10月。

【生境分布】 生于林下、溪边；分布于河南、安徽、江苏、浙江、江西、福建、广东、广西、湖南、湖北、四川、贵州、陕西、云南等地。

【采收】 全年均可采收，鲜用或晒干。

【典籍说药】

1.《中华人民共和国药典》载：苦，平；归大肠、肝经；清热解毒，活血，祛风止痛；主治肠痈腹痛，热毒疮疡，经闭，痛经，跌扑肿痛，风湿痹痛。内服煎汤，9~15g。

2.《中华本草》载：味苦，辛；归大肠、肝经；解毒消痈，活血止痛，祛风除湿，杀虫；主治肠痈，痢疾，乳痈，痛经，经闭，跌打损伤，风湿痹痛，虫积腹痛。内服煎汤，9~15g，或酒煮、浸酒。外用适量，捣烂敷患处。孕妇慎服。

3.《中药大辞典》载：苦，平；归肝、大肠经；解毒消痈，活血止痛，祛风除湿；主治肠痈，痢疾，乳痈，痛经，经闭，跌打损伤，风湿痹痛，虫积腹痛。内服煎汤，9~15g，或酒煮、浸酒。外用捣敷。孕妇慎服。

4.《全国中草药汇编》载：苦，平；归大肠、肝经；清热解毒，活血，祛风止痛；适用于肠痈腹痛，热毒疮疡，经闭，痛经，跌扑肿痛，风湿痹痛。用量9~15g，或酒煮、浸酒。外用适量，捣烂敷患处。孕妇慎服。

5.《中国药用植物志》载：清热解毒，消痈，活血通络，祛风杀虫；用于急慢性阑尾炎，风湿痹痛，赤痢，血淋，月经不调，疳积，跌仆损伤，蛔虫病，蛲虫病，麻风病，淋病，疮疖，水肿，血虚头晕。

【化学成分】主要含蒽醌类、苯丙素类、酚酸类、木质素类和三萜类等化学成分。

【现代药理】具有抗菌、抗病毒、抗炎、抗肿瘤、免疫抑制等作用。

1. 王明华[1]研究发现，红藤中四萜大环内酯酸钠能显著抑制肝癌细胞的增殖并诱导癌细胞凋亡，有望进一步开发成为新型抗肝癌中药单体药物。

2. 毛水春等[2]用丽丝胺罗丹明B（SRB）法及流式细胞术评价大血藤中抗癌活性成分的抗癌活性，发现绿原酸对人慢性髓性白血病K562细胞有抑制作用，缩合鞣质B2能明显抑制小鼠乳腺癌tsFT210细胞和K562细胞生长。

【参考文献】

[1] 王明华.红藤四萜大环内酯酸钠对肝癌的药效学及作用机制研究[D].西安：第四军医大学,2011.

[2] 毛水春，顾谦群，崔承彬，等.中药大血藤中酚类化学成分及其抗肿瘤活性[J].中国药物化学杂志,2004,14(6):326-330.

山慈菇（兰科）

【别名】金灯花、山茨菰、白毛姑、人头七、太白及、水球子。

【基原】兰科植物独蒜兰 *Pleione bulbocdioides*（Franch.）Rolfe 的干燥假鳞茎。

【原植物】半附生草本。假鳞茎卵形至卵状圆锥形，顶端生1叶。叶在花期尚幼嫩，长成后狭椭圆状披针形或近倒披针形，纸质，先端通常渐尖，基部渐狭成柄。花葶从无叶的老假鳞茎基部发出，直立；花粉红色至淡紫色，唇瓣上有深色斑；中萼片近倒披针

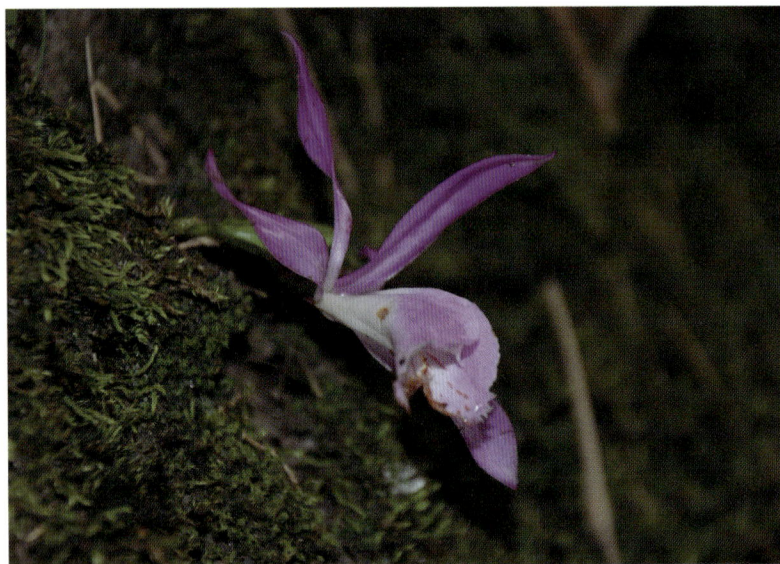

图7　独蒜兰

形；侧萼片稍斜歪，狭椭圆形或长圆状倒披针形，与中萼片等长，常略宽；花瓣倒披针形，稍斜歪；唇瓣轮廓为倒卵形或宽倒卵形，不明显 3 裂，上部边缘撕裂状。蒴果近长圆形。花期 4～6 月。

【生境分布】生于山沟岩石上；分布于河南、浙江、江西、湖北、湖南、广东、四川、贵州等地。

【采收】夏、秋季采收，除去茎叶、须根，洗净，蒸后，晾至半干，再晒干；或鲜用。

【典籍说药】

1.《中华人民共和国药典》载：甘、微辛，凉；归肝、脾经；清热解毒，化痰散结；主治痈肿疔毒，瘰疬痰核，蛇虫咬伤，癥瘕痞块。内服煎汤，3～9g。外用适量。

2.《中华本草》载：味甘、微辛，性寒；有小毒；归肝、胃、肺经；清热解毒，消肿散结；主治痈疽恶疮，瘰疬结核，咽痛喉痹，蛇虫咬伤。内服煎汤，3～6g，或磨汁，或入丸、散。外用适量，磨汁涂，或研末调敷。正虚体弱者慎服。

3.《中药大辞典》载：甘、微辛，寒；有小毒；归肝、胃、肺经；清热解毒，消肿散结；主治痈疽恶疮，瘰疬，结核，咽痛喉痹，肺热咳嗽，蛇虫咬伤。内服煎汤，3～6g，或磨汁，或入丸、散；外用磨汁涂或研末调敷。性寒，不可过服。

4.《全国中草药汇编》载：甘、微辛，凉；归肝、脾经；有小毒；清热解毒，化痰散结；适用于痈肿疔毒，瘰疬痰核，淋巴结结核，蛇虫咬伤，癥瘕痞块。用量 3～9g；外用适量，捣烂或醋磨涂患处。正虚体弱者慎服。

5.《中国药用植物志》载：止咳，平喘，镇痛，抗癌，散寒，化痰；用于支气管炎，哮喘，乳癌，鼻咽癌。

三画

【化学成分】主要含菲类、二氢菲类、联苄类、苷类、萜类、蒽醌类、黄酮类、甾体类等多种化学成分。

【现代药理】具有抗肿瘤、保护神经、降压、抗痛风及抗氧化等药理学作用。山慈菇对结直肠癌、乳腺癌、肝癌、甲状腺癌、胃癌等均有抑制作用。

1. 从山慈菇块茎的乙醇提取物中分离得到 11 种菲类化合物，体外实验发现这些化合物对结肠癌 HCT116 细胞、宫颈癌 Hela 细胞及乳腺癌 MCF-7 细胞和 MDA-MB-231 细胞均有一定细胞毒作用，可抑制肿瘤细胞生长[1]。

2. 山慈菇提取物可促进人结直肠癌 SW480 细胞凋亡，有效遏制肿瘤生长[2]。

3. 山慈菇醇提取物对人乳腺癌 MDA-MB-231 细胞具有明显的诱导凋亡作用[3]。

4. 用山慈菇含药血清干预肝癌 HepG2 细胞可发现，山慈菇可通过调节相关蛋白的表达来促进肝癌 HepG2 细胞的凋亡，还可通过调控上皮细胞间质转化，抑制肝癌细胞的侵袭能力[4]。

【参考文献】

[1] LIU L, LI J, ZENG K W, et al.Five new biphenanthrenes from Cremastra appendiculata[J]. Molecules, 2016, 21(8):1089.

[2] 王洋，唐娟，孙鹏，等 . 山慈菇提取物对人结直肠癌 SW480 细胞增殖和凋亡的影响 [J]. 中国中医基础医学杂志 , 2021, 27(11):1754.

[3] 梁聪，李媛媛，莫凡露，等 . 复方山慈菇醇提取物对人乳腺癌 MDA-MB-231 细胞增殖与凋亡的影响 [J]. 广西医科大学学报 , 2020, 37(4):690-694.

[4] 程清波，杨艳萍，王滢，等 . 山慈菇对肝癌细胞凋亡和上皮间

质转化的影响 [J]. 中医学报 , 2021, 36(10):2202-2207.

【附注】据 2020 年版《中华人民共和国药典》记载，中药山慈菇的基原为兰科植物杜鹃兰 *Cremastra appendiculata*（D.Don）Makino、独蒜兰 *Pleione bulbocodioides*（Franch.）Rolfe 或云南独蒜兰 *Pleione yunnanensis* Rolfe 的干燥假鳞茎。由于台湾独蒜兰 *Pleione formosana* Hayata 在三明地区分布广泛，故三明地区民间多以台湾独蒜兰代替"山慈菇"使用。临床实践发现，台湾独蒜兰同样具有一定抗肿瘤作用。台湾独蒜兰为国家二级保护植物，应注意资源保护。

千金子（大戟科）

【别名】续随子、打鼓子、一把伞、拒冬、降龙草。

【基原】大戟科植物续随子 *Euphorbia lathyris* L. 的干燥成熟种子。

【原植物】二年生草本。茎粗壮，分枝多。单叶交互对生，无柄；茎下部叶较密，由下而上叶渐增大，线状披针形至阔披针形，先端锐尖，基部"V"形而多少抱茎，全缘。杯状聚伞花序顶生，伞梗 2～4，基部轮生叶状苞片，每伞梗再叉状分枝；苞叶三角状卵

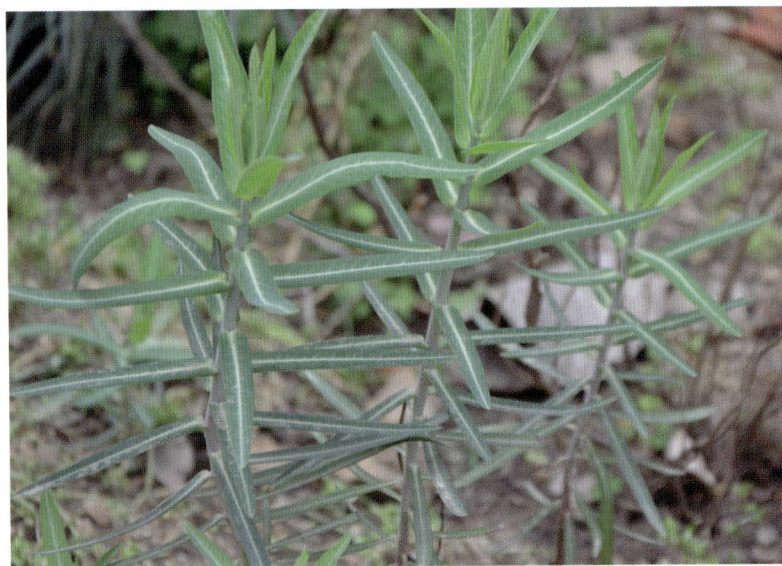

图 8 续随子

形；花单性，无花被。蒴果近球形。种子长圆状球形，表面有黑褐色相间的斑点。花期4～7月，果期6～9月。

【生境分布】生于向阳山坡；分布于黑龙江、吉林、辽宁、河北、山西、江苏、浙江、福建、台湾、河南、湖南、广西、四川、贵州、云南等地。

【采收】叶随用随采，果实秋季成熟时采，晒干。

【典籍说药】

1.《中华人民共和国药典》载：辛，温；有毒；归肝、肾、大肠经；泻下逐水，破血消癥；外用疗癣蚀疣；用于二便不通，水肿，痰饮，积滞胀满，血瘀经闭；外治顽癣，赘疣。用量1～2g，去壳、去油用，多入丸、散服。外用适量，捣烂敷患处。注意孕妇禁用，以免中毒。

2.《中华本草》载：味辛，性温；有毒；归肝、肾、大肠经；逐水退肿，破血消癥，解毒杀虫；主治水肿，腹水，二便不利，癥瘕瘀滞，经闭，疥癣癞疮，痈肿，毒蛇咬伤及疣赘。内服制霜入丸、散，1～2g。外用适量，捣敷或研末醋调涂。体弱便溏者及孕妇禁服。

3.《中药大辞典》载：辛，温；有毒；归肝、肾、大肠经；逐水退肿，破血消癥，解毒杀虫；主治水肿，腹水，二便不利，癥瘕瘀滞，经闭，疥癣癞疮，痈肿，毒蛇咬伤及疣赘。内服制霜入丸、散，1～2g。外用捣敷或研末醋调涂。体弱便溏者忌服，孕妇禁服。千金子对胃肠黏膜有刺激作用，对中枢神经系统也有毒性作用；大量口服可产生头晕头痛、恶心流涎、剧烈呕吐、精神不振、腹痛腹泻、心悸、发热、冷汗自出、面色苍白、尿少而混浊、心率加快等症状，甚者血压下降、大汗淋漓、四肢厥冷、气息微弱、呼吸浅促、舌光无苔、脉细欲绝。

4.《全国中草药汇编》载：辛，温；归肝、肾、大肠经；有毒；逐水消肿，破血消癥；适用于水肿，痰饮，积滞胀满，二便不通，血瘀经闭，外用于顽癣，疣赘。用量 1～2g，去壳、去油用，多入丸、散服；外用适量，捣烂敷患处。孕妇及体弱便溏者忌服。

5.《中国药用植物志》载：种子（千金子）逐水消肿，破血消癥；外用疗癣蚀疣；有毒。

【化学成分】主要含脂肪酸、二萜、黄酮、香豆素、挥发油、甾醇等成分。

【现代药理】具有抗肿瘤、抗菌、抗炎、镇痛、祛斑美白，以及预防和治疗炎性骨破坏的作用。

1. 黄晓桃等[1] 发现千金子甲醇提取物体外对人体宫颈癌 Hela 细胞、人体红白血病细胞（K562）、人体单核细胞性白血病 U937 细胞、人体急性淋巴细胞性白血病 HL-60 细胞和人体肝癌 HepG2 细胞的增殖均有较明显的抑制作用。

2. 薛存宽等[2] 发现续随子粗提取物三氯甲烷对 HepG2、K562、U937 细胞均有明显的抑制作用。

3. 杨譽等[3] 发现千金子提取液对大鼠原代培养的肺成纤维细胞的生长增殖有较强的抑制作用。

4. 苏晓会[4] 研究发现，续随子提取物 6,7- 二羟基香豆素对脑转移细胞（KT）的增殖表现出较强的抑制活性，二萜化合物 L3 对人子宫内膜癌 HEC-1 细胞和人脑神经胶质瘤 T-98、U251-SP 细胞的增殖均有较强的抑制作用。

5. 王思明等[5] 发现续随子中二萜化合物 L3 对人卵巢透明癌 SHIN3 和 HOC-21 细胞、Hela 细胞和卵巢囊腺癌 HAc-2 细胞的增殖均具有较显著抑制作用。

【参考文献】

[1] 黄晓桃，黄光英，薛存宽，等.千金子甲醇提取物抗肿瘤作用的实验研究 [J]. 肿瘤防治研究，2004, 31(9):556-558.

[2] 薛存宽，孔彩霞，黄晓桃，等. 千金子提取物抗肿瘤作用的实验研究 [J]. 中国中西医结合杂志，2004, 24:166-169.

[3] 杨髻，王世岭，付桂英，等.千金子提取液对大鼠肺成纤维细胞增殖的影响及细胞毒性作用 [J]. 中国临床康复，2005, 9(27):101-103.

[4] 苏晓会.续随子种子和旋覆花的化学成分研究 [D]. 石家庄：河北医科大学，2008.

[5] 王思明，王溪，苏晓会，等.续随子中千金二萜烷化合物抑制人妇科肿瘤细胞增殖活性的研究 [J]. 中国药理学通报，2011, 27(6):774-776.

三画

千金藤（防己科）

【别名】青藤、天膏药、金线吊乌龟、鼻血雷、日本地不容、铜锣七。

【基原】防己科植物千金藤 *Stephania japonica*（Thunb.）Miers 的根或茎叶。

【原植物】木质藤本，全体无毛。块茎粗壮。小枝有细纵条纹。叶草质或近纸质，互生，宽卵形或卵形，先端钝，基部圆形、

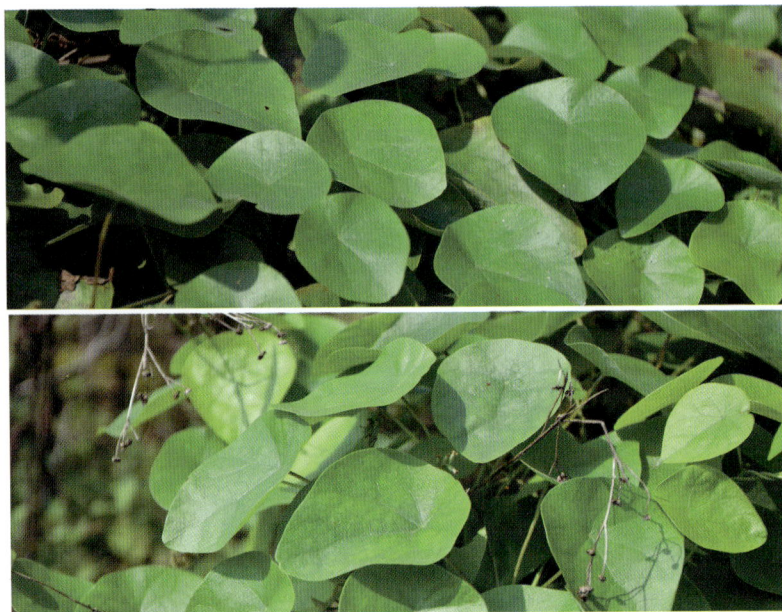

图 9　千金藤

近截形或微心形，全缘，下面通常粉白色，掌状脉 7～9；叶柄盾状着生。花单性，雌雄异株；花序伞状至聚伞状，腋生；花小，淡绿色，有梗；花瓣 3～5。核果近球形，红色。

【生境分布】生于山坡、溪畔或路旁；分布于我国华东、华中、西南和华南地区。

【采收】茎叶夏季采收，根全年可采，鲜用或晒干。

【典籍说药】

1.《中华本草》载：味苦、辛，性寒；清热解毒，祛风止痛，利水消肿；主治咽喉肿痛，痈肿疮疖，毒蛇咬伤，风湿痹痛，胃痛，脚气水肿。内服煎汤，9～15g；研末，每次 1～1.5g，每日 2～3 次。外用适量，研末撒或鲜品捣敷。服用过量，可致呕吐。

2.《中药大辞典》载：清热解毒，祛风止痛，利水消肿；治咽喉肿痛，痈肿疔疮，毒蛇咬伤，风湿痹痛，胃痛，脚气水肿。内服煎汤，9～15g，或研末，每次 1～1.5g，每日 2～3 次。外用研末撒或鲜品捣敷。

3.《全国中草药汇编》载：苦、辛，寒；清热解毒，利尿消肿，祛风止痛；适用于咽喉肿痛，牙痛，胃痛，尿急尿痛，小便不利，水肿，脚气，外阴湿疹，风湿关节痛；外用治跌打损伤，毒蛇咬伤，痈肿疮疖。用量 9～15g，或研末，每次 1～1.5g，每日 2～3 次。外用适量，研末撒或鲜品捣敷。服用过量，可致呕吐。

4.《中国药用植物志》载：清热解毒，祛风止痛，利水消肿；用于疟疾，痢疾，风湿痹痛，水肿，小便不利，淋浊，外阴湿疹，咽喉肿痛，牙痛，胃痛。外用于跌打损伤，毒蛇咬伤，痈肿，疮疖。

【化学成分】主要含生物碱类、木脂素类、甾醇类、黄酮类、酚类等化学成分。

三画

【现代药理】 具有抗肿瘤、抗纤维化、抗炎、抗病毒等作用。

1. 千金藤素能通过抑制癌细胞生长、增殖、侵袭和转移，诱导细胞凋亡，并能逆转化疗耐药性、增强化疗敏感性，从而发挥抗肿瘤作用[1]。

2. 千金藤素可通过下调 miR-29a 的表达发挥抗胆管癌作用[2]。

3. 千金藤素还可通过抑制磷脂酰肌醇 3 激酶（PI3K）/蛋白激酶 B（Akt）/雷帕霉素靶蛋白（mTOR）信号通路诱导卵巢癌细胞 SKOV3 自噬，进而抑制肿瘤细胞活力[3]。

4. 研究表明，千金藤素可通过阻断胆固醇在内皮细胞的转运抑制血管生成，进而抑制体内肿瘤生长，并增强了顺铂（DDP）在模型小鼠肺癌和乳腺癌移植瘤中的抗癌活性[4]。

【参考文献】

[1] 郑泽叶，王果. 千金藤素抗肿瘤药理作用机制研究进展 [J]. 中国野生植物资源, 2023, 42(7):68-72.

[2] 邓应彬. 千金藤素通过 miR-29a 抑制胆管癌进展的分子机制研究 [D]. 济南：山东大学, 2019.

[3] 项福英，江胜林，程贤鹦. 千金藤素通过调控 PI3K/AKT/mTOR 信号通路诱导卵巢癌 SKOV3 细胞自噬 [J]. 中国病理生理杂志, 2019, 35(5):940-944.

[4] LYU J F, YANG E J, HEAD S A, et al.Pharmacological blockade of cholesterol trafficking by cepharanthine in endothelial cells suppresses angiogenesis and tumor growth[J].Cancer Letters, 2017, 409(11):91-103.

马齿苋（马齿苋科）

【别名】五行草、五方草、猪母菜、地马菜、瓜子菜、酱板草。

【基原】马齿苋科植物马齿苋 *Portulaca oleracea* L. 的全草。

【原植物】一年生肉质草本，全株光滑无毛。茎圆柱形，平卧或斜向上，由基部分歧四散，向阳面常带淡褐红色或紫色。叶互生或对生，叶柄极短，叶片肥厚肉质，倒卵形或匙形，先端钝圆，有时微缺，基部狭窄成短柄，全缘，上面深绿色，下面暗红色。花常 3 ～

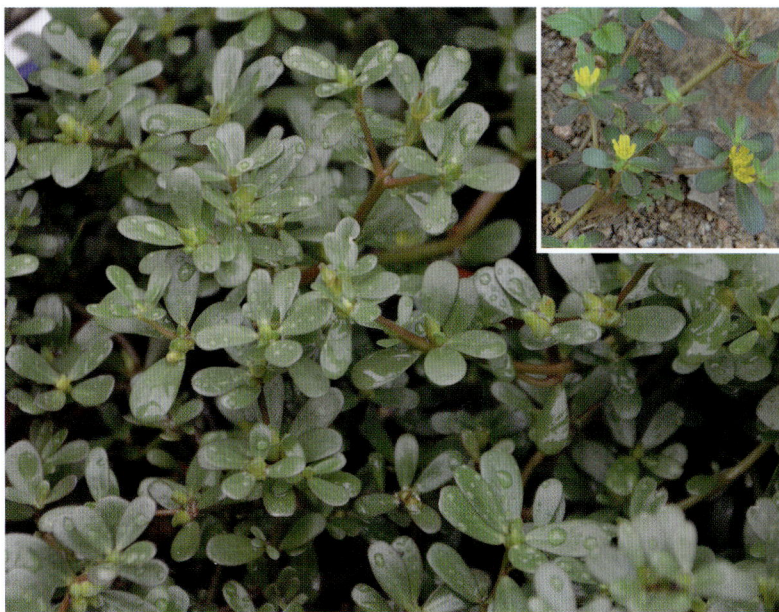

图 10　马齿苋

5 朵簇生于枝端；花瓣 5，淡黄色。蒴果短圆锥形，棕色，盖裂；种子多数，黑褐色。花期 5 ~ 8 月，果期 7 ~ 10 月。

【生境分布】生于田野、荒地及路旁；分布于我国南北各地。

【采收】夏、秋季采收，鲜用或晒干。

【典籍说药】

1.《中华人民共和国药典》载：酸，寒；归肝、大肠经；清热解毒，凉血止血，止痢；主治热毒血痢，痈肿疔疮，湿疹，丹毒，蛇虫咬伤，便血，痔血，崩漏下血。内服煎汤，9 ~ 15g。外用适量捣敷患处。

2.《中国药用植物志》载：地上部分可清热解毒，凉血止血，止痢；用于热毒血痢，痈肿疔疮，丹毒，湿疹，蛇虫咬伤，便血，痔血，崩漏下血。种子清凉生津，利尿止渴；用于治疗热性疾患，胃病，头痛，子宫炎症，脑膜炎，尿道炎。

3.《全国中草药汇编》载：酸，寒；归肝、大肠经；清热解毒，凉血止血，止痢；适用于热毒血痢，便血，痔血，崩漏下血；外用治疗疮肿毒，湿疹，带状疱疹，蛇虫咬伤。用量 9 ~ 15g，鲜品 30 ~ 60g。外用适量，鲜品捣烂敷患处。

4.《中药大辞典》载：酸，寒；归大肠、肝经；清热解毒，凉血消肿；主治热毒泻痢，热淋，血淋，赤白带下，崩漏，痔血痈肿，丹毒，瘰疬，湿癣，白秃。内服煎汤，10 ~ 15g，鲜品 30 ~ 60g，或绞汁。外用捣敷、烧灰研末调敷或煎水洗。

5.《中华本草》载：味酸，性寒；归大肠、肝经；清热解毒，凉血止痢，除湿通淋；主治热毒泻痢，热淋，尿闭，赤白带下，崩漏，痔血，疮疡痈疖，丹毒，瘰疬，湿癣，白秃。内服煎汤，10 ~ 15g，鲜品 30 ~ 60g；或绞汁。外用适量捣敷，或烧灰研末调敷，或煎水洗。脾虚便溏者及孕妇慎服。

【化学成分】主要含生物碱类、萜类、香豆素类、黄酮类、有机酸类、挥发油及多糖等化学成分。

【现代药理】具有抗炎、镇痛、抑菌、降血脂、降血糖、抗肿瘤、抗氧化、抗衰老、增强免疫等作用。

1. 马齿苋提取物对 HT-29 肿瘤细胞和 HT-29 肿瘤干细胞的增殖均有抑制作用，并且显著下调 Notch1 和 β-catenin 基因在两种肿瘤细胞类型的表达[1]。

2. 肝癌肺转移动物模型的代谢组学成分分析发现，马齿苋可能通过调节血液氨基酸类代谢、脂肪酸类代谢、有机酸物质代谢而发挥抗肿瘤作用[2]。

3. 马齿苋多糖可能通过降低肝细胞线粒体内膜电位和提高细胞内 Ca^{2+} 浓度，来抑制人肝癌 HepG2 细胞生长[3]。

4. 马齿苋结合态多酚可能通过激活膜受体通路和线粒体介导的内源性凋亡通路诱导肝癌 HepG2 细胞凋亡[4]。

5. 马齿苋提取物抑制人肺癌 A549 细胞增殖和诱导其细胞凋亡，并呈现时间和浓度效应关系，而且使肿瘤细胞阻滞在 G2/M 期[5]。

6. 马齿苋总黄酮对人胚胎性横纹肌肉瘤（RD）细胞抑制作用较强[6]。

【参考文献】

[1] JIN H Y, CHEN L, WANG S, et al.Portulaca oleracea extract can inhibit nodule formation of colon cancer stem cells by regulating gene expression of the Notch signal transduction pathway[J].Tumor Biol, 2017(6):1-9.

[2] 林玩福，张夏炎，吕狄亚，等 . 马齿苋调节人肝癌细胞肺转移

裸鼠的血液代谢组学分析 [J]. 中医肿瘤学杂志 , 2020, 2(1):62-69.

[3] 陈美琴 . 马齿苋多糖的结构解析及抗肿瘤活性研究 [D]. 南昌：江西科技师范大学 , 2016.

[4] 王浩毓 , 赵惠玲 , 李宏全 . 马齿苋结合态多酚和自由态多酚抑制肝癌细胞 HepG-2 增殖及诱导细胞凋亡的研究 [J]. 山西农业大学学报 (自然科学版), 2019, 39(4):70-78.

[5] 崔丽敏 , 张学武 . 马齿苋提取物抑制肺癌 A549 细胞增殖的实验研究 [J]. 四川中医 , 2007, 25(12):15-16.

[6]] 李玉萍 , 曾宪伟 , 叶军 , 等 . 马齿苋活性成分体内外抗癌作用的初步筛选 [J]. 时珍国医国药 , 2009, 20(11):2726-2728.

马鞭草（马鞭草科）

【别名】铁马鞭、蜻蜓草、退血草、铁扫手、燕尾草、蜻蜓饭。

【基原】马鞭草科植物马鞭草 *Verbena officinalis* L. 的干燥地上部分。

【原植物】多年生草本。茎直立，基部木质化，上部有分枝，四棱形，棱及节上疏生硬毛。叶对生；茎生叶近无柄；叶片倒卵形或长椭圆形，先端尖，基部楔形，羽状深裂，裂片上疏生粗锯齿，两

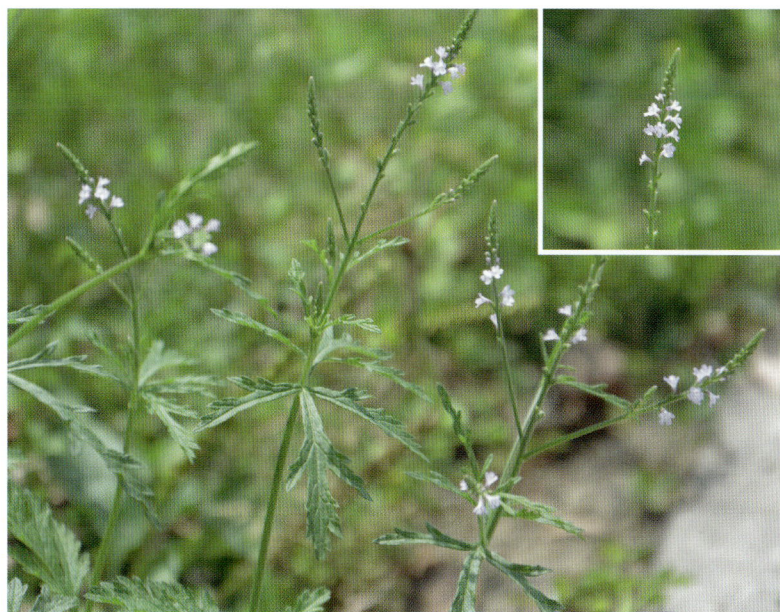

图 11　马鞭草

面均有硬毛。穗状花序顶生或腋生；花小，紫蓝色；花萼管状；花冠唇形，下唇较上唇为大，上唇 2 裂，下唇 3 裂。蒴果长方形，成熟时分裂为 4 个小坚果。花期 6～8 月，果期 7～9 月。

【生境分布】生于山坡、河岸草地、路边、田边等处；分布于我国中南、西南地区，以及山西、陕西、甘肃、新疆、江苏、安徽、浙江、江西、福建等地。

【采收】全年均可采收，鲜用或晒干。

【典籍说药】

1.《中华人民共和国药典》载：苦，凉；归肝、脾经；活血散瘀，解毒，利水，退黄，截疟；主治癥瘕积聚，痛经经闭，喉痹，痈肿，水肿，黄疸，疟疾。内服煎汤，5～10g。

2.《中华本草》载：苦、辛，微寒；归肝、脾经；清热解毒，活血通经，利水消肿，截疟；主治感冒发热，咽喉肿痛，牙龈肿痛，黄疸，痢疾，血瘀经闭，痛经，癥瘕，水肿，小便不利，疟疾，痈疮肿毒，跌打损伤。内服煎汤，15～30g，鲜品 30～60g，或入丸、散。外用适量，捣敷，或煎水洗。孕妇慎服。

3.《中药大辞典》载：苦、辛，微寒；归肝、脾经；清热解毒，活血通经，利水消肿，截疟；主治感冒发热，咽喉肿痛，牙龈肿痛，湿热黄疸，痢疾，疟疾，淋病，水肿，小便不利，血瘀经闭，痛经，癥瘕痈疮，肿毒，跌打损伤。内服煎汤，15～30g，鲜品 30～60g，或入丸、散。外用捣敷或煎水洗。孕妇慎服。

4.《全国中草药汇编》载：苦、辛，微寒；归肝、脾经；清热解毒，截疟杀虫，利尿消肿，散瘀止痛；适用于疟疾，血吸虫病，感冒发烧，急性胃肠炎，细菌性痢疾，传染性肝炎，肝硬化腹水，肾炎水肿，尿路感染，阴囊肿痛，月经不调，血瘀经闭，牙周炎，白喉，咽喉肿痛；外用治跌打损伤，疔疮肿毒。用量 5～10g，鲜品 20～40g，或入丸、散，亦可捣汁服。外用适量，鲜品捣烂敷患处。孕妇慎用，血虚及脾肾虚而胃弱之患者亦应慎用，疮证久而虚者慎用。

5.《中国药用植物志》载：清热解毒，活血散瘀，利水消肿；用于外感发热，湿热黄疸，水肿，痢疾，疟疾，白喉，喉痹，淋病，经闭，癥瘕，痈肿疮毒，牙疳。

【化学成分】主要含黄酮类、环烯醚萜类、苯乙醇苷类、三萜类、甾醇类及挥发油等多种成分。

【现代药理】具有抗炎镇痛、抗菌、抗肿瘤、抗氧化、保护神经等作用。

1. 杨金旭等[1]研究证明，马鞭草总黄酮可通过抑制 Akt/mTOR 信号通路诱导细胞自噬来抑制肝癌细胞增殖。

2. 张立平等[2]通过观察发现，马鞭草 C 部位可通过诱导凋亡对人绒癌 JAR 细胞发挥抑制作用。

3. 徐华娥等[3]通过体内和体外实验证实，小剂量马鞭草醇体液能够显著增加紫杉醇的抗肿瘤活性。

【参考文献】

[1] 杨金旭, 孙自红, 徐琳. 马鞭草总黄酮通过 AKT/mTOR 信号通路调控自噬抑制肝癌细胞增殖 [J]. 现代肿瘤医学, 2023, 31(14):2631-2638.

[2] 张立平, 徐昌芬. 马鞭草诱导人绒毛膜癌 JAR 细胞凋亡作用观察 [J]. 现代预防医学, 2009, 36(8):1523-1527.

[3] 徐华娥, 袁红宇, 欧宁. 马鞭草醇提液小剂量时能显著增加紫杉醇的抗肿瘤活性 [J]. 南京医科大学学报 (自然科学版), 2008(10):1275-1278.

井栏边草（凤尾蕨科）

【别名】凤尾草、百脚鸡、小金星凤尾草、雉鸡尾、八字草。

【基原】凤尾蕨科植物井栏边草 *Pteris multifida* Poir. ex Lam. 的全草。

【原植物】蕨类植物。根状茎短而直立，先端被黑褐色鳞片。叶多数，密而簇生，明显二型；不育叶柄禾秆色，稍有光泽，光滑；叶片卵状长圆形，一回羽状，羽片通常 3 对，对生，线状披针形；能育叶有较长的柄，羽片 4～6 对，狭线形。叶干后草质，暗绿色，遍体无毛；叶轴禾秆色，稍有光泽。

【生境分布】生于石灰岩缝内或墙壁、井边；分布于我国华东、中南、西南地区，以及山西、陕西等地。

【采收】全年均可采收，以夏、秋两季为佳，晒干。

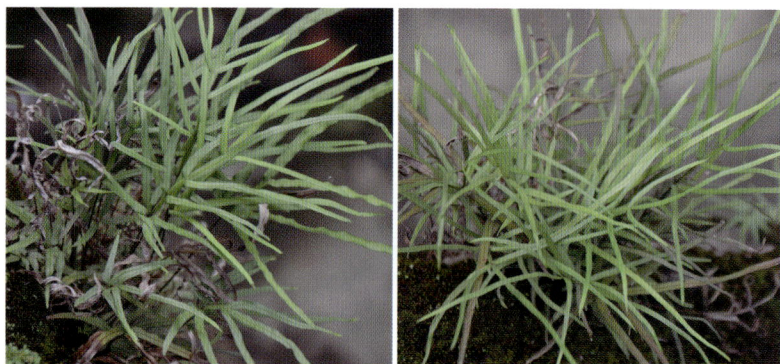

图 12　井栏边草

【典籍说药】

1.《中华本草》载：味淡、微苦，性寒；归大肠、肝、心经；清热利湿，消肿解毒，凉血止血；主治痢疾，泄泻，淋浊，带下，黄疸，疔疮肿毒，喉痹乳蛾，淋巴结核，腮腺炎，乳腺炎，高热抽搐，蛇虫咬伤，吐血，衄血，尿血，便血及外伤出血。内服煎汤，9～15g，鲜品30～60g，或捣汁。外用适量，捣敷。虚寒泻痢者及孕妇禁服。

2.《中药大辞典》载：淡、微苦，寒；清热利湿，消肿解毒，凉血止血；主治痢疾，泄泻，淋浊，带下，黄疸，疔疮肿毒，喉痹乳蛾，淋巴结核，腮腺炎，乳腺炎，高热抽搐，蛇虫咬伤，吐血，衄血，尿血，便血及外伤出血。内服煎汤，9～15g，鲜品30～60g，或捣汁。外用捣敷。虚寒泻痢者及孕妇禁服。

3.《全国中草药汇编》载：淡、微苦，寒；归大肠、肝、肾经；清热利湿，解毒止痢，凉血止血；适用于痢疾，胃肠炎，肝炎，泌尿系感染，感冒发热，咽喉肿痛，白带，崩漏，农药中毒；外用适用于外伤出血，烧、烫伤。用量15～30g。外用适量捣敷。虚寒泻痢者及孕妇禁服。

4.《中国药用植物志》载：清热利湿，消肿解毒，凉血止血；用于痢疾，泄泻，淋浊，带下，黄疸，疔疮肿毒，喉痹乳蛾，淋巴结核，腮腺炎，乳腺炎，高热抽搐，蛇虫咬伤，吐血，尿血，便血，外伤出血。

【化学成分】 主要含黄酮类、萜类、苯丙素类等化合物。

【现代药理】 有抗肿瘤和抗菌作用。

1.凤尾草总黄酮可通过抑制骨肉瘤MG-63细胞内白介素-6（IL-6）蛋白表达水平而抑制MG-63细胞的迁移能力[1]。

2.凤尾草总黄酮可抑制肺癌 A549 细胞内成纤维生长因子 4（FGF4）蛋白表达水平，从而抑制 A549 细胞的迁移[2]。

3.凤尾草提取物可能通过上调葡萄糖磷酸变位酶样蛋白 5 反义 1（PGM5-AS1）抑制肝癌细胞增殖、迁移和侵袭[3]。

4.凤尾总黄酮通过下调 miR-1274a 表达抑制胃癌 AGS 细胞增殖、迁移和侵袭[4]。

【参考文献】

[1] 孔维鑫,杨永明,邹君,等.凤尾草总黄酮抑制骨肉瘤 MG-63 细胞迁移及其机制的初步研究 [J]. 辽宁中医药大学学报,2013,15(1):42-44.

[2] 曲杰,郭静,褚会松,等.凤尾草总黄酮对肺癌细胞迁移抑制作用及机制的研究 [J]. 世界科学技术 - 中医药现代化,2020,22(7):2589-2595.

[3] 金浩,余佳,王梓瑜,等.凤尾草提取物通过调控 lncRNA PGM5-AS1 抑制肝癌细胞增殖、迁移、侵袭 [J]. 中成药,2020,42(11):2903-2907.

[4] 李威,王婷,张红蕾.凤尾草总黄酮调控 miR-1274a 表达抑制胃癌 AGS 细胞增殖、迁移和侵袭的机制研究 [J]. 河北医药,2022,44(17):2569-2573.

天南星（天南星科）

【别名】半夏精、鬼蒟蒻、蛇芋、野芋头、蛇木芋、蛇包谷、山棒子、山苞米。

【基原】天南星科植物天南星 *Arisaema heterophyllum* Bl. 的干燥块茎。

【原植物】多年生草本。块茎近圆球形。叶常单一，叶柄下部鞘状，下部具膜质鳞叶，叶片鸟足状分裂，线状长圆形或倒披针形，

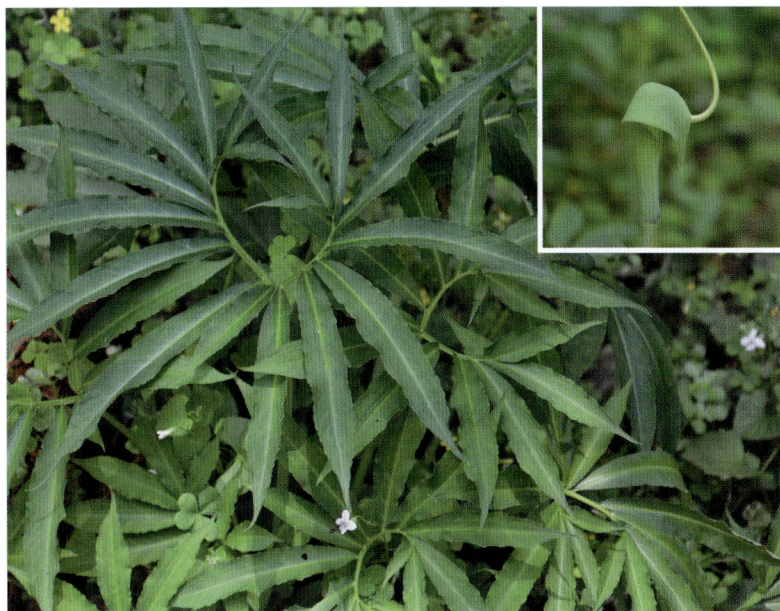

图 13　天南星

四画

中裂片较两侧短小。花序柄从叶柄中部分出，佛焰苞管绿白色，喉部截形，外缘反卷。肉穗花序轴与佛焰苞完全分离。附属器基部长达 20cm，伸出佛焰苞喉部后呈"之"字形上升。果序近圆锥形，浆果熟时红色，佛焰苞枯萎而致果序裸露。种子黄红色。花期 4 ~ 5 月，果期 6 ~ 9 月。

【生境分布】生于灌丛、草地及林下；分布于我国大部分地区（西北地区及西藏除外）。

【采收】秋季茎叶枯黄后采收，除去茎叶及须根，刮净外皮，晒干。

【典籍说药】

1.《中华人民共和国药典》载：苦、辛，温；有毒；归肺、肝、脾经；散结消肿；外用治痈肿，蛇虫咬伤。外用生品适量，研末以醋或酒调敷患处。孕妇慎用；生品内服宜慎。

2.《中华本草》载：味苦、辛，性温；有毒；归肺、肝、脾经；祛风止痉，化痰散结；主治中风痰壅，口眼㖞斜，半身不遂，手足麻痹，风痰眩晕，癫痫，惊风，破伤风，咳嗽多痰，痈肿，瘰疬，跌扑损伤，毒蛇咬伤。内服煎汤，3 ~ 9g，一般制后用，或入丸、散。外用生品适量，研末以醋或酒调敷。阴虚燥咳，热极，血虚动风者禁服，孕妇慎服。生天南星使用不当易致中毒，出现口腔黏膜糜烂，甚至坏死脱落，唇舌咽喉麻木肿胀，运动失灵，味觉消失，大量流涎，声音嘶哑，言语不清，发热，头昏，心慌，四肢麻木，严重者可出现昏迷，惊厥，窒息，呼吸停止。

3.《中药大辞典》载：苦、辛，温；有毒；归肺、肝、脾经；祛风止痉，化痰散结；主治中风痰壅，口眼㖞斜，半身不遂，手足麻痹，风痰眩晕，癫痫，惊风，破伤风，咳嗽多痰，痈肿，瘰疬，跌扑损伤，毒蛇咬伤。内服煎汤，3~9g，一般制后用，或入丸、散。外用研末调敷。

4.《全国中草药汇编》载：苦、辛，温；归肺、肝、脾经；有毒；祛风止痉，化痰散结；适用于中风痰壅，口眼㖞斜，半身不遂，手足麻痹，风痰眩晕，惊风，癫痫，咳嗽多痰，痈肿，瘰疬，跌打麻痹，破伤风，毒蛇咬伤。用量3~9g。外用生品适量，研末以醋或酒调敷患处。

5.《中国药用植物志》载：燥湿化痰，祛风止痉，散结消肿；用于顽痰咳嗽，风疾眩晕，中风痰壅，口眼㖞斜，半身不遂，癫痫，惊风，破伤风；外用于痈肿，蛇虫咬伤；有毒。

【化学成分】主要含黄酮类、生物碱类、苷类、酯类、木脂素类、萜类、甾醇类成分，以及丰富的氨基酸和微量元素等。

【现代药理】具有抗肿瘤、抗菌、抗炎、镇痛、镇静、祛痰、抗心律失常等药理作用，临床上可用于治疗宫颈癌、肺癌、肝癌等疾病。

1. 天南星总黄酮能通过诱导肺癌 A549 细胞凋亡，抑制体外培养肺癌 A549 细胞的增殖，并且呈剂量依赖性[1]。

2. 研究表明，在天南星水提取物的干预下，胃癌大鼠胃功能得到改善，癌组织细胞增殖率下降，凋亡率上升，丙酮酸激酶 M2（PKM2）、mTOR、Bcl-2、PI3K、Akt 表达受到明显的调控，其能力呈现浓度依赖，说明天南星水提取物能够抑制胃癌细胞增殖，促进胃癌细胞凋亡[2]。

3. 基于网络药理学探讨天南星的抗癌机制的研究表明，天南星松油醇、亚油酸等 42 个主要抗癌活性成分，作用于乙醇脱氢酶 1B（ADH1B）、乙醇脱氢酶 1C（ADH1C）等 65 个抗癌靶点，参与活性氧合成过程、腺体形态发生、急性炎症反应调控、细胞增殖等主要生物过程，调控神经活性配体 - 受体相互作用通路、癌症通路、P53 信号通路、肿瘤坏死因子（TNF）信号通路、结直肠癌通路、小细胞肺癌通路、非小细胞肺癌通路、甲状腺癌通路、前列腺癌通路、细胞凋亡通路等[3]。

4. 天南星多糖可能通过下调 circ_0010235 表达抑制肺癌细胞增殖、迁移，并诱导细胞凋亡[4]。

【参考文献】

[1] 黄维琳，梁枫，汪荣斌，等. 天南星总黄酮对肺癌 A549 细胞增殖及凋亡作用的影响 [J]. 齐齐哈尔医学院学报，2017, 38(12):1382-1383.

[2] 李凤，孔建飞. 天南星水提取物对胃癌大鼠细胞中 PKM2、mTOR 基因表达的影响 [J]. 现代食品科技，2019, 35(12):41-46.

[3] 郝爱平，吴启康，国会艳，等. 基于网络药理学的天南星抗癌机制研究 [J]. 湖北农业科学，2020, 59(23):110-142.

[4] 仲川岳，吴雪元，朱红燕. 天南星多糖通过下调 circ_0010235 调控肺癌细胞增殖、迁移和凋亡 [J]. 川北医学院学报，2023, 38(7):872-882.

【附注】 天南星中毒，可致舌、喉发痒而灼热，肿大，严重的会导致窒息、呼吸停止。轻者可服稀醋或鞣酸及浓茶、蛋清、甘草水、姜汤等解之；如呼吸困难则需氧气支持，必要时气管切开。

天葵（毛茛科）

【别名】紫背天葵、千年老鼠屎、散血球、夏无踪、老鼠奶。

【基原】毛茛科植物天葵 *Semiaquilegia adoxoides*（DC.）Makino 的块根。

【原植物】多年生小草本。块根灰黑色，略呈纺锤形或椭圆形。茎丛生，纤细，直立，有分枝，表面有白色细柔毛。根生叶丛生，有长柄；1回3出复叶，小叶阔楔形，上面绿色，下面紫色；茎生

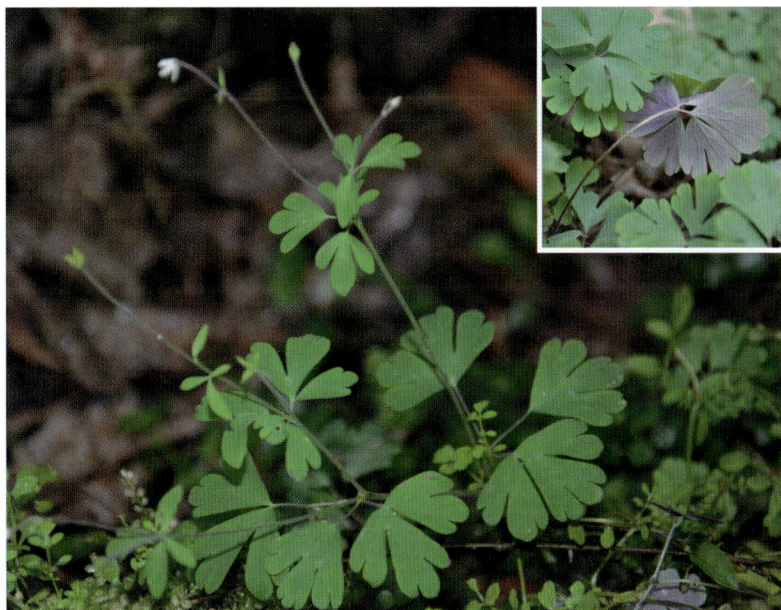

图14 天葵

叶与根生叶相似，唯由下而上，渐次变小。花单生叶腋；花小，白色；萼片花瓣状，卵形。蓇葖果 3 ~ 4，荚状，熟时开裂。种子细小，倒卵形。花期 3 ~ 4 月，果熟期 5 ~ 6 月。

【生境分布】生于林下、石隙、草丛等阴湿处；分布于福建、陕西、江苏、安徽、浙江、江西、湖北、湖南、广西、四川、贵州等地。

【采收】秋季采收，晒干。

【典籍说药】

1.《中华本草》载：味甘、微苦、微辛，性寒；有小毒；归肝、脾、膀胱经；清热解毒，消肿散结，利水通淋；主治小儿热惊，癫痫，痈肿，疔疮，乳痈，瘰疬，皮肤痒疮，目赤肿痛，咽痛，蛇虫咬伤，热淋，砂淋。内服煎汤，3 ~ 9g；或研末，1.5 ~ 3g；或浸酒。外用适量，捣敷或捣汁点眼。脾胃虚寒者禁服。

2.《全国中草药汇编》载：甘、苦，寒；归肝、胃经；清热解毒，消肿散结；适用于痈肿疔疮，乳痈，瘰疬，蛇虫咬伤。用量 9 ~ 15g，研末或浸酒。外用适量，鲜品捣烂敷患处。脾胃虚寒和小便清利者不宜用。

3.《中国药用植物志》载：消肿，解毒，利水；用于瘰疬，疝气，小便不利，肿毒，蛇咬伤。

【化学成分】主要含内酯类、生物碱类、含氰基或硝基类、木脂素类、甾醇类。

【现代药理】具有清热解毒、消肿散结、利水通淋之功效，临床上主要用于治疗肿瘤、急性乳腺炎、急性肾盂肾炎等多种相关疾病。

1. 关频等[1]研究发现天葵子生物碱中的季铵碱可能是抗肿瘤活性成分。

2.武飞等[2]总结天葵的药理作用研究，发现天葵子中含有生物碱类成分，提示天葵可能具有一定的抗肿瘤作用，天葵乙醇提取物对人肝癌细胞株有一定程度的抑制作用。含天葵子的中药复方制剂还可治疗子宫肌瘤、胃癌及原发性肝癌等。

【参考文献】

[1] 关频，王建农 . 天葵子化学成分和抗肿瘤活性的初步研究 [J]. 时珍国医国药 , 2011, 22(1):255-256.

[2] 武飞，梁冰 . 中药天葵药理作用研究进展 [J]. 贵阳医学院学报 , 2015, 40(7):665-668.

四画

无花果（桑科）

【别名】牛奶子、蜜果、阿驿、映日果、文仙果、奶浆果。

【基原】桑科植物无花果 *Ficus carica* Linn. 的果实。

【原植物】落叶灌木或小乔木，具乳汁。多分枝，小枝粗壮，表面褐色。叶互生，宽卵形或卵圆形，基部心形，裂片卵形，顶端钝，有不规则齿；掌状叶脉明显，上面深绿色，粗糙，下面有毛。小花白色，极多数，着生于总花托的内壁上；花托梨形，肉质。花

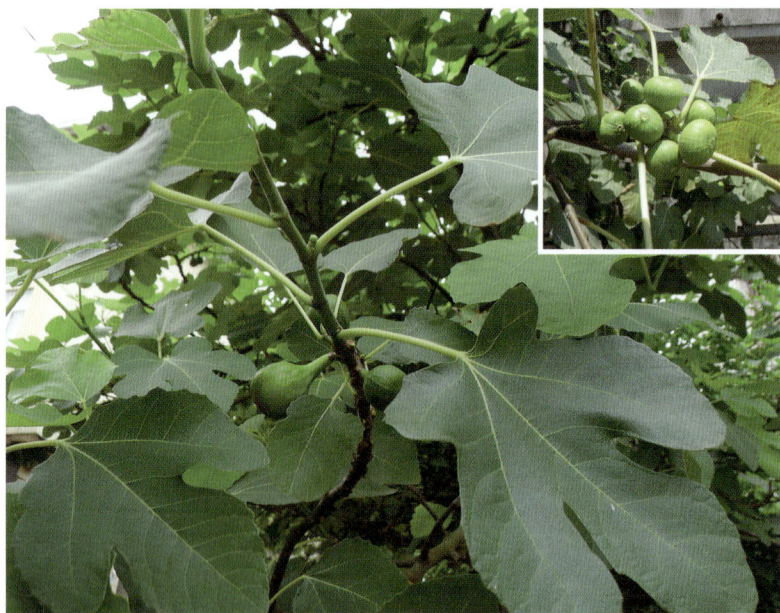

图 15　无花果

果期 8 ~ 11 月。

【生境分布】多为栽培；分布于我国各地。

【采收】根全年可采，叶夏、秋季采收，果实 7 ~ 10 月采摘，鲜用或晒干。

【典籍说药】

1.《中华本草》载：味甘，性凉；归肺、胃、大肠经；清热生津，健脾开胃，解毒消肿；主治咽喉肿痛，燥咳声嘶，乳汁稀少，肠热便秘，食欲不振，消化不良，泄泻，痢疾，痈肿，癣疾。内服煎汤，9 ~ 15g，大剂量可用至 30 ~ 60g，或生食鲜果 1 ~ 2 枚。外用适量，煎水洗，研末调敷或吹喉。脾胃虚寒者慎服。

2.《中药大辞典》载：甘，凉；归肺、胃、大肠经；清热生津，健脾开胃，解毒消肿；主治咽喉肿痛，燥咳声嘶，乳汁稀少，肠热便秘，食欲不振，消化不良，泄泻，痢疾，痈肿，癣疾。内服煎汤，9 ~ 15g，大剂量可用至 30 ~ 60g，或生食鲜果 1 ~ 2 枚。外用煎水洗，研末调敷或吹喉。中寒者忌食。

3.《全国中草药汇编》载：甘，凉；归肺、胃、大肠经；清热生津，健脾开胃，解毒消肿；适用于咽喉肿痛，燥咳声嘶，乳汁稀少，食欲不振，消化不良，肠热便秘，泄泻痢疾，痈肿，癣疾。用量 9 ~ 15g，大剂量可用至 30 ~ 60g，或生食鲜果 1 ~ 2 枚。外用适量，煎水洗，研末调敷或吹喉。

4.《中国药用植物志》载：润肺止咳，健脾利湿，解毒消肿；用于泄泻，痢疾，便秘，痔疮，咳嗽，咽喉痛，痈疽。

【化学成分】主要含多糖类、黄酮类、酚类化合物及挥发油、花青素等成分。

【现代药理】具有防癌、抗肿瘤、抗炎、抗菌、抗氧化等药理学作用。

1. 基于网络药理学探讨无花果治疗原发性肝癌的多成分、多靶点、多通路的作用机制，研究揭示无花果治疗原发性肝癌的活性成分包括 6-（2- 甲氧基，顺 - 乙烯基）-7- 甲基吡喃香豆素、N- 甲基莲叶桐碱、7, 10, 13- 十六碳三烯酸甲酯、甲基反亚油酸酯、佛手柑内酯、补骨脂素、苯甲醛等，核心靶点有类固醇受体共激活因子（SRC）、MAPK1、MAPK3、STAT3、HSP90AA1、Akt1、磷脂酰肌醇 -3- 激酶催化亚单位（PIK3CA）、MAPK14、V-Rel 网状内皮增生病毒癌基因同源物 A（RELA）、淋巴细胞特异性蛋白酪氨酸激酶（LCK）等；无花果治疗原发性肝癌的生物学通路主要作用于神经活性配体 - 受体相互作用、钙信号通路、MAPK 信号通路等，其功能主要为调节蛋白质丝氨酸 / 苏氨酸激酶活性等[1]。

2. 无花果叶提取物佛手柑内酯可以有效降低人结肠癌 HT-29 和 SW480 细胞活力，增加 G1 期细胞的百分比，引起细胞周期阻滞，同时通过调节凋亡相关蛋白 PARP、Bax、Bcl-2 的表达促进结肠癌细胞的凋亡[2]。

3. 无花果酒精提取物可通过抑制细胞活力、凋亡、迁移、侵袭、转移和集落形成及体内抑制肿瘤生长发挥抗胰腺癌作用，可诱导胰腺癌细胞中 Ros 增加、细胞自噬、线粒体损伤和铁死亡，促进抗胰腺癌作用[3]。

4. 无花果叶片多糖可以诱导人体胃癌 SGC7901 细胞凋亡基因表达，抗凋亡基因和周期基因表达受抑，细胞活性氧上升，抑制细胞增殖，促进细胞凋亡[4]。

【参考文献】

[1] 刘志杰，张薇 . 基于网络药理学探讨无花果治疗原发性肝癌

的作用机制 [J]. 广东化工 , 2024, 51(1):123-132.

[2] 冯子雯 . 无花果叶提取物佛手柑内酯的抗结肠癌机制研究 [D]. 济南 : 山东中医药大学 , 2023.

[3] 欧爱鑫 . 无花果酒精提取物抗胰腺癌作用及分子机制研究 [D]. 沈阳 : 中国医科大学 , 2022.

[4] 邓佳丽 , 李晓 , 安玉艳 , 等 . 无花果叶片多糖抑制胃癌细胞增殖与促进凋亡效应 [J]. 天然产物研究与开发 , 2021, 33(8):1282-1291.

四画

木芙蓉叶（锦葵科）

【**别名**】白芙蓉、地芙蓉、拒霜花、三变花、九头花。

【**基原**】锦葵科植物木芙蓉 *Hibiscus mutabilis* L. 的干燥叶。

【**原植物**】落叶灌木或小乔木。枝、叶柄、花梗、花萼密被星状毛与直毛相混的细绵毛。叶互生，阔卵形至圆卵形，裂片三角形，边缘有钝圆锯齿，上面疏被星状细毛和点，下面密被星状细绒毛。花腋生或簇生于枝端；早晨开花时白色或粉红色，至下午变深

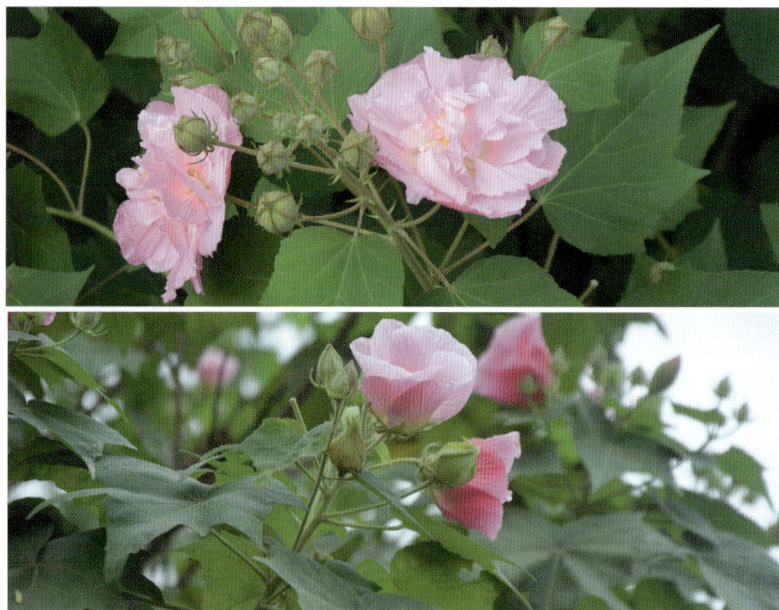

图 16　木芙蓉

红色，花瓣近圆形。蒴果扁球形。种子肾形，背面有长毛。花期8～10月。

【生境分布】多为栽培；分布于我国大部分地区。

【采收】夏、秋季采，鲜用或晒干。

【典籍说药】

1.《中华人民共和国药典》载：辛，平；归肺、肝经；凉血，解毒，消肿，止痛；主治痈疽燃肿，缠身蛇丹，烫伤，目赤肿痛，跌打损伤。内服煎汤，10～30g。外用适量。

2.《中华本草》载：味辛、微苦，性凉；归肺、心、肝经；清热解毒，凉血止血，消肿排脓；主治肺热咳嗽，吐血，目赤肿痛，崩漏，白带，腹泻，腹痛，痈肿，疮疖，毒蛇咬伤，水火烫伤，跌打损伤。内服煎汤，9～15g，鲜品30～60g。外用适量研末调敷或捣敷。

3.《中药大辞典》载：辛、微苦，凉；归肺、肝经；清热凉血，消肿解毒；主治肺热咳嗽，目赤肿痛，痈疽肿毒，恶疮，缠身蛇丹，脓疱疮，肾盂肾炎，水火烫伤，毒蛇咬伤，跌打损伤。内服煎汤，10～30g。外用研末调敷或捣敷。孕妇忌服。

4.《全国中草药汇编》载：辛，平；归肺、肝经；清热解毒，消肿排脓，凉血止血；适用于肺热咳嗽，月经过多，白带；外用治腮腺炎，乳腺炎，淋巴结炎，烧、烫伤，痈肿疮疖，毒蛇咬伤，跌打损伤。用量9～30g。外用适量，以鲜叶、花捣烂敷患处；或干叶、花研末，用油、凡士林、酒、醋或浓茶调敷。

5.《中国药用植物志》载：清肺凉血，散热解毒，消肿排脓；用于肺热咳嗽，瘰疬，肠痈；外治痈疖脓肿，脓耳，无名肿毒，烧伤，烫伤。

【化学成分】主要含黄酮类、有机酸类、豆甾类、蒽醌类、香豆素类、三萜类、木脂素类等成分，以及挥发性成分、无机元素等。

【现代药理】具有抗非特异性炎症、抗肾病、抗肝病、抗糖尿病、抗菌、抗病毒、免疫调节、抗肿瘤、抗寄生虫及抗过敏等广泛的药理作用。

夏晓旦等[1]总结木芙蓉叶和木芙蓉根均具有一定的抗肿瘤活性，不同质量浓度木芙蓉叶作用于人肝癌细胞 HepG2 一定时间后，细胞生长和脱氧核糖核酸（DNA）合成均受不同程度抑制。

【参考文献】

[1] 夏晓旦, 黄婷, 薛嫚, 等. 木芙蓉化学成分与药理作用的研究进展 [J]. 中成药 , 2017, 39(11):2356-2360.

【附注】木芙蓉的根亦供药用，功效乌木芙蓉叶相似。

木通（木通科）

【别名】山通草、万年藤、活血藤、野木瓜、八月炸。

【基原】木通科植物木通 *Akebia quinata*（Thunb.）Decne. 的干燥藤茎。

【原植物】落叶木质藤本。茎纤细，圆柱形，缠绕，茎皮灰褐色，有圆形、小而凸起的皮孔。掌状复叶互生或在短枝上的簇生，通常有小叶 5，偶有 3~4 或 6~7；小叶纸质，倒卵形或倒卵状椭圆

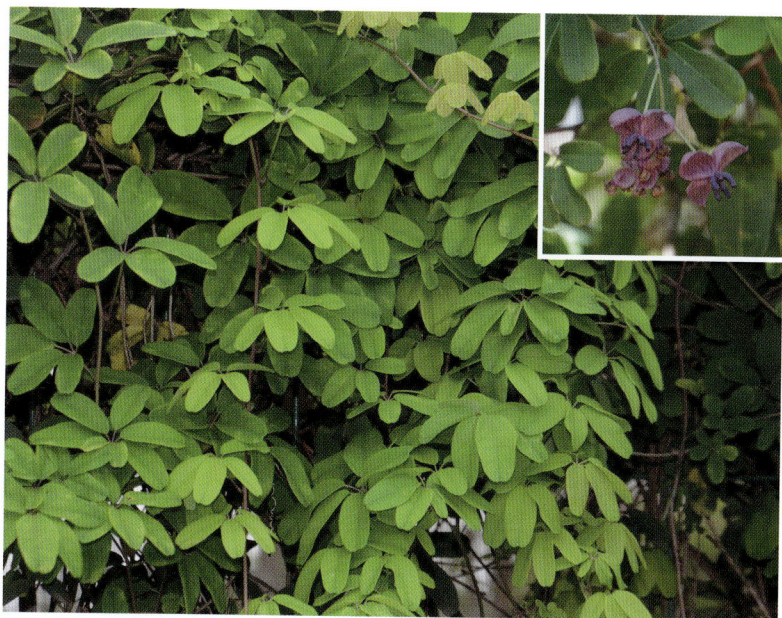

图 17　木通

形，先端圆或凹入，具小凸尖，基部圆或阔楔形，上面深绿色，下面青白色。伞房花序式的总状花序腋生，基部有雌花1～2，以上4～10为雄花；花略芳香。果孪生或单生，长圆形或椭圆形，成熟时紫色，腹缝开裂；种子多数，卵状长圆形，略扁平。花期4～5月，果期6～8月。

【生境分布】生于山坡、山沟、溪旁等处的乔木与灌木林中；分布于陕西、山东、江苏、安徽、江西、河南、湖北、湖南、福建、广东、四川、贵州等地。

【采收】秋、冬季采收，晒干或烘干。

【典籍说药】

1.《中华人民共和国药典》载：苦，寒；归心、小肠、膀胱经；利尿通淋，清心除烦，通经下乳；主治淋证，水肿，心烦尿赤，口舌生疮，经闭乳少，湿热痹痛。内服煎汤，3～6g。

2.《中华本草》载：味苦，性寒；归心、小肠、膀胱经；清热利尿，活血通脉；主治小便短赤，淋浊，水肿，胸中烦热，咽喉疼痛，口舌生疮，风湿痹痛，乳汁不通，经闭，痛经。内服煎汤，3～6g，或入丸、散。滑精、气弱、津伤口渴者及孕妇慎服。

3.《中药大辞典》载：微苦，平；归肝、胃、膀胱经；疏肝和胃，活血止痛，软坚散结，利小便；主治肝胃气滞，脘腹、胁肋胀痛，饮食不消，痢疾，疝气，腰痛，月经不调，痛经，瘿瘤，瘰疬，恶性肿瘤。内服煎汤，9～15g，大剂量可用30～60g，或浸酒。孕妇慎服。

4.《全国中草药汇编》载：苦，寒；归心、小肠、膀胱经；清热利尿，排脓，通乳，通经活络，镇痛；适用于小便不利，泌尿系感染，月经不调，红崩，白带，乳汁不下，风湿关节痛。用量3～

9g，大剂量可用至 20g，或入丸散。内无湿热、津少气弱、精滑溲频者及孕妇忌服。

5.《中国药用植物志》载：利尿通淋，清心除烦，通经下乳；用于淋证，水肿，心烦尿赤，口舌生疮，经闭乳少，湿热痹痛。

【化学成分】主要含三萜、三萜皂苷、多糖、氨基酸、苯乙醇苷及木脂素苷等多种类型的化合物。

【现代药理】具有镇痛抗炎、抗细菌、抗肿瘤、利尿作用，研究表明其提取物对胃癌、肝癌等肿瘤细胞增殖有抑制作用。

1.曹琳娜等[1]发现，木通属植物主要药用部位是藤茎和果实，不同部位提取物的抗癌作用不尽相同，其抗肿瘤机制包括诱导凋亡、抑制侵袭与转移，阻滞细胞周期、抑制肿瘤细胞血管生成等。

2.柳岳超[2]研究发现，木通苯乙醇苷 B 通过激活转录因子 3（ATF3）/肿瘤抑制因子（p53）信号，阻滞肝癌细胞的周期并诱导凋亡。

3.王枭宇等[3]研究发现，木通果实预知子可能通过上调或下调核糖体蛋白 mRNA 或蛋白表达，抑制双微体同源基因 2（Mdm2）并激活 p53，诱导 HepG2 肝癌细胞进入 S 期停滞，抑制 HepG2 细胞增殖。

4.宋秋佳等[4]研究发现，预知子种子醇提物能抑制 HepG2 肝癌细胞的增殖及黏附作用。

【参考文献】

[1] 曹琳娜，彭佩克，潘志强.木通属植物提取物抗肿瘤作用的研究进展 [J].中草药，2022, 53(13):4187-4197.

[2] 柳岳超.木通苯乙醇苷 B 通过激活 ATF3 信号阻滞肝癌细胞周期 [D].十堰：湖北医药学院，2020.

[3] 王枭宇, 卢涛, 梁超, 等. 预知子种子提取物对核糖体蛋白抑制 HepG2 肝癌细胞增殖调控作用研究 [J]. 中华肿瘤防治杂志, 2019, 26(16):1156-1162.

[4] 宋秋佳, 卢文丽, 方肇勤, 等. 预知子种子提取物抑制 HepG2 肝癌细胞的增殖及黏附作用及相关机制 [J]. 中国实验方剂学杂志, 2018, 24(24):146-151.

【附注】除木通外, 同属植物尚有白木通 *Akebia trifoliata*（Thunb.）Koidz. var. *australis*（Diels）Rehd.、三叶木通 *Akebia trifoliata*（Thunb.）Koidz. 亦供药用, 功效相近。

木槿（锦葵科）

【别名】篱障花、清明篱、鸡肉花、猪油花、朝开暮落花。

【基原】锦葵科植物木槿 *Hibiscus syriacus* Linn. 的花、根、根茎皮、叶及果实。

【原植物】落叶灌木。茎直立，分枝多。单叶互生，在短枝上也有 2～3 片簇生者；叶片菱状卵形，上半部常 3 裂，先端渐尖，基部宽楔形，边缘有不规则齿缺，幼叶被毛。夏季开花，单生叶腋；花冠浅蓝紫色、粉红色或白色；花瓣 5 或为重瓣。蒴果矩圆形，先端有短

四画

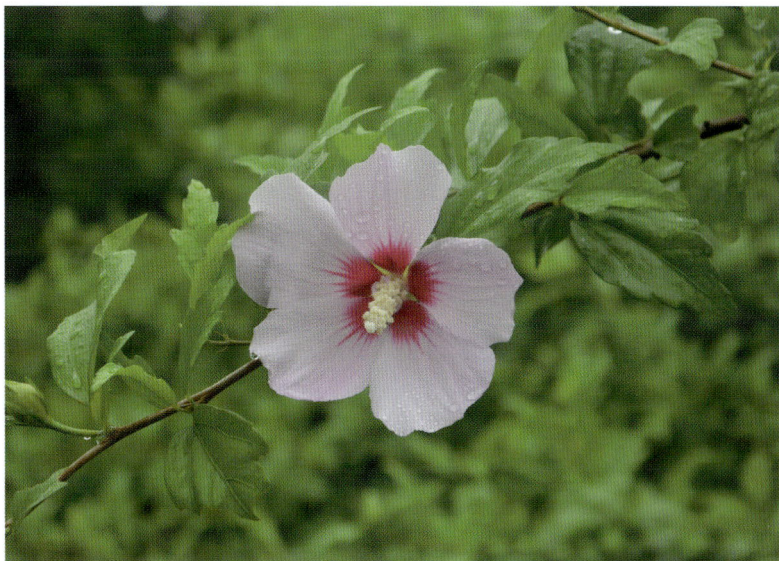

图 18 木槿

喙，密被茸毛及星状毛。种子多数，稍扁，黑色。花期 7～10 月。

【生境分布】多为栽培；分布于辽宁、河北、陕西、甘肃、宁夏、山东、江苏、浙江、江西、福建、河南、湖北、湖南、广西、广东、四川、贵州、云南及西藏等地。

【采收】根、皮、叶全年均可采收，花夏、秋季半开时采，鲜用或晒干。

【典籍说药】

1.《中华本草》载：花味甘、苦，性凉；归脾、肺、肝经；清热利湿，凉血解毒；主治肠风泻血，赤白下痢，痔疮出血，肺热咳嗽，咳血，白带，疮疖痈肿，烫伤；内服煎汤，3～9g，鲜者 30～60g；外用适量，研末或鲜品捣烂调敷。根味甘，性凉；归肺、大肠经；清热解毒，消痈肿；主治肠风，痢疾，肺痈，肠痈，痔疮肿痛，赤白带下，疥癣，肺结核；内服煎汤，15～25g，鲜品 50～100g；外用适量，煎水熏洗。根茎、皮味甘、苦，性微寒；归大肠、肝、脾经；清热利湿，杀虫止痒；主治湿热泻痢，肠风泻血，脱肛，痔疮，赤白带下，阴道滴虫，皮肤疥癣，阴囊湿疹；外用适量，酒浸搽擦或煎水熏洗；内服煎汤，3～9g；无湿热者慎服。叶味苦，性寒；归大肠、胃经；清热解毒；主治赤白痢疾，肠风，痈肿疮毒；内服煎汤，3～9g，鲜品 30～60g；外用适量捣敷。果实味甘，性寒；归肺经；清肺化痰，止头痛，解毒；主治痰喘咳嗽，支气管炎，偏正头痛，黄水疮，湿疹；内服煎汤，9～15g；外用适量煎水熏洗。

2.《中药大辞典》载：果实甘，寒；归肺经；清肺化痰，止痛，解毒；主治咳喘痰多，支气管炎，偏正头痛，黄水疮，湿疹；内服煎汤，9～15g；外用煎水熏洗。叶苦，寒；清热解毒；主治赤白痢疾，肠风，痈肿疮毒；内服煎汤，3～9g，鲜品 30～60g；

外用捣敷。皮甘、苦，微寒；归大肠、肝、脾经；清热利湿，杀虫止痒；主治湿热泻痢，肠风泻血，脱肛，痔疮，赤白带下，阴道滴虫，皮肤疥癣，阴囊湿疹；外用酒浸搽擦或煎水熏洗；内服煎汤，3～9g；体弱无湿热、虫疾者忌用。花味甘、苦，性凉；归脾、肺、肝经；清热凉血，解毒消肿；主治肠风泻血，赤白痢疾，肺热咳嗽，咳血，白带，疮疖痈肿，烫伤；内服煎汤，3～9g，鲜者30～60g；外用研末或鲜品捣烂调敷。根甘，凉；清热解毒，主治肠风泻血，痢疾，肺痈，肠痈，痔疮肿痛，赤白带下，疥癣，肺结核；内服煎汤，15～25g，鲜品50～100g；外用煎水熏洗。

3.《全国中草药汇编》载：甘，平；归脾、肺经；清热凉血，解毒消肿，利湿；适用于痢疾，痔疮出血，白带；外用治疮疖痈肿，烫伤。用量3～9g，鲜者30～60g；外用适量，研末或鲜品捣烂调敷。

4.《中国药用植物志》载：花可清湿热，凉血；用于痢疾，腹泻，痔疮出血，白带；外治疖肿。种子可清肺化痰，解毒止痛；用于痰喘咳嗽，神经性头痛；外用于黄水疮。叶清热解毒；用于赤白痢疾，肠风，痢疾，肺痈，肠痈，痔疮肿痛，赤白带下，疥癣，肺结核。

【化学成分】主要含木脂素类、曼松酮类、有机酸类、黄酮类、萜类等化合物。

【现代药理】具有抗炎抑菌、抗氧化、抗肿瘤等作用。

李海生等[1]用木槿花、果制成注射液，观察其对小白鼠移植性肿瘤的抑制作用，结果显示木槿花、果对肿瘤产生不同程度抑制作用。

【参考文献】

[1] 李海生,申爱军,李静.木槿果花对小白鼠移植性肿瘤抑制作用的观察[J].河南肿瘤学杂志,1994,7(3):175.

木鳖子（葫芦科）

【别名】土木鳖、木别子。

【基原】葫芦科植物木鳖子 *Momordica cochinchinensis*（Lour.）Spreng. 的干燥成熟种子。

【原植物】多年生粗壮大藤本。长达 15m，具板状根。全株近无毛和稍被短柔毛。卷须较粗壮，光滑无毛，不分歧。叶柄粗壮，初时被黄褐色柔毛，叶片卵状心形，质较硬，叶脉掌状。花冠黄色。

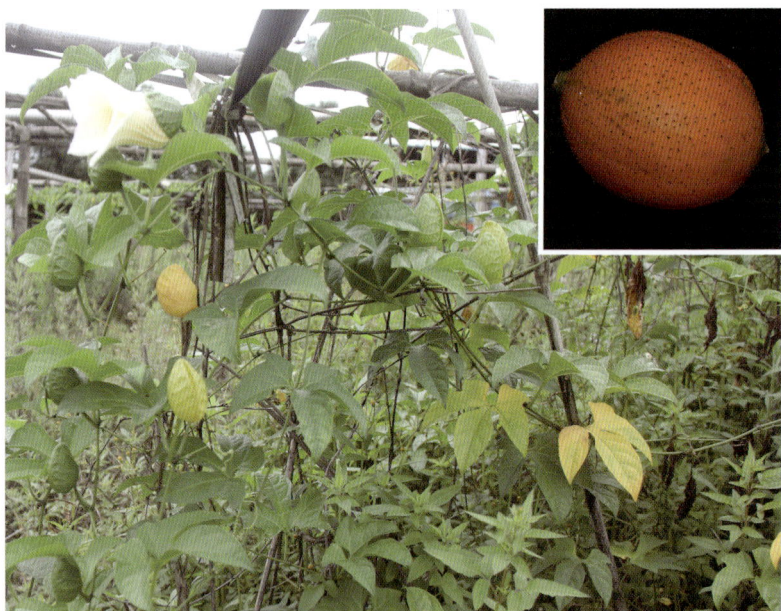

图 19　木鳖子

果实卵球形，成熟时红色。花期6~8月，果期8~10月。

【生境分布】生于山沟、林缘、路旁；分布于安徽、浙江、江西、福建、台湾、广东、广西、湖南、四川、贵州、云南、西藏等地。

【采收】冬季采收，晒干。

【典籍说药】

1.《中华人民共和国药典》载：苦、甘，凉；有毒；归肝、脾、胃经；散结消肿，攻毒疗疮；主治疮疡肿毒，乳痈，瘰疬，痔瘘，干癣，秃疮。内服煎汤，0.9~1.2g。外用适量，研末，用油或醋调涂患处。孕妇慎用。

2.《中华本草》载：味苦、微甘，性温；有毒；归肝、脾、胃经；消肿散结，解毒，追风止痛；主治痈肿，疔疮，无名肿毒，痔疮，癣刺，粉刺，乳腺炎，淋巴结结核，痢疾，风湿痹痛，筋脉拘挛，牙龈肿痛。内服煎汤，0.6~1.2g，多入丸、散。外用适量，研末调醋敷，磨汁涂或煎水熏洗。孕妇及体虚者禁服。

3.《中药大辞典》载：苦、微甘，温；有毒；归肝、脾、胃经；消肿散结，追风止痛；主治痈肿，疔疮，无名肿毒，痔疮，癣疮，粉刺，乳腺炎，淋巴结结核，痢疾，风湿痹痛，筋脉拘挛，牙龈肿痛。

4.《全国中草药汇编》载：苦、微甘，凉；归肝、脾、胃经；有毒；散结消肿，攻毒疗疮；适用于疮疡肿毒，乳痈，痔漏，干癣，秃疮。用量0.9~1.2g。外用适量，研末调醋，或油敷、磨汁涂，或煎水熏洗。本品有毒，要严格控制用量。孕妇及体虚者禁服。

5.《中国药用植物志》载：有毒；散结，消肿，解毒，疗疮，止痛；用于疮疡肿毒，乳痈，瘰疬，痔瘘，头癣，秃疮。

【化学成分】主要包括萜类、甾醇类、脂肪酸类及挥发油等成分。

【现代药理】具有抗癌、抗炎、抗菌、抗溃疡、抗氧化、调节免疫等多种药理作用。

1. 木鳖子醇提物体外对人肿瘤细胞增殖有明显的抑制作用，其抗肿瘤机制可能与阻滞肿瘤细胞周期和诱导凋亡有关[1]。

2. 木鳖子提取物含有的胰蛋白酶抑制剂活性成分具有抗癌作用[2]。

3. 木鳖子单体化合物对羟基桂皮醛能够抑制小鼠黑色素瘤移植瘤的生长和转移，其作用机制可能与抑制 wnt/β-catenin 通路的活性相关[3]。

4. 在体内外实验中，中药木鳖子乙酸乙酯提取部位可通过抑制表皮生长因子受体（EGFR）蛋白及相关通路蛋白活性，显著抑制肿瘤的生长[4]。

【参考文献】

[1] 赵连梅，韩丽娜，单保恩，等. 木鳖子提取物体外抗肿瘤活性的初步研究 [J]. 癌变·畸变·突变，2010, 22(1):19-23.

[2] LIN Z Y, YU Z H, CHEN C, et.al.An HPLC method for the assay of trypsin inhibitors and its application to the study of Momordica cochinchinesis extract[J].Journal of Chinese Pharmaceutical Science, 2011, 20:353-359.

[3] 韩丽娜，张璁，魏思思，等. 木鳖子提取物对羟基桂皮醛对小鼠黑色素瘤移植瘤生长和转移的影响及其作用机制 [J]. 中国肿瘤生物治疗杂志，2021, 28(6):590-597.

[4] 郑蕾，何昊，方怡，等. 木鳖子抗肿瘤有效作用部位筛选及作用机制探讨 [J]. 中国实验方剂学杂志，2017, 23(9):152-157.

水红花子（蓼科）

【别名】水红花子、红蓼、大蓼吊子。

【基原】蓼科植物红蓼 *Polygonum orientale* L. 的干燥成熟果实。

【原植物】一年生草本。茎直立，中空，有节，多分枝，遍体密被粗长毛。叶大，互生，广卵形或卵形。圆锥花序顶生，稍下垂，被柔毛；花白色或粉红色。子房稍圆形扁平状。瘦果扁平，略呈圆形，两面中部微凹，褐黑色，有光泽，包于宿存的花被内。花期 4～

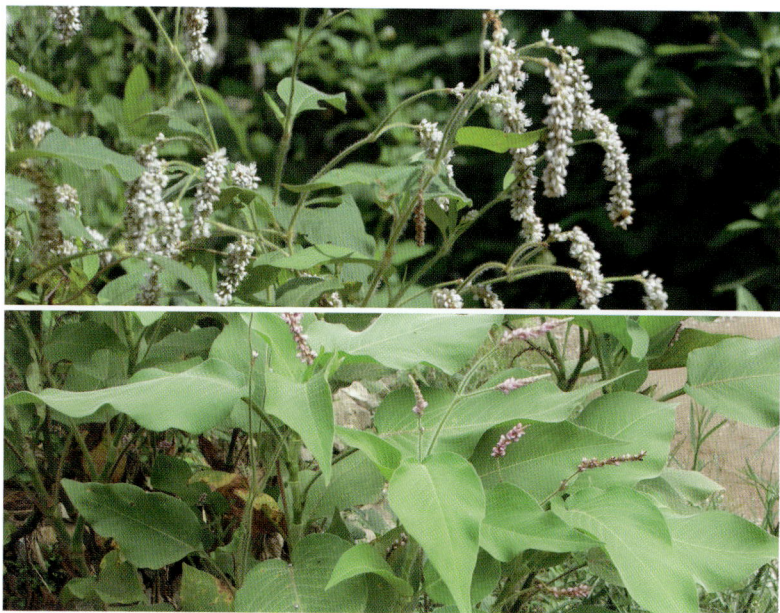

图 20　红蓼

6月，果期7～8月。

【生境分布】生于路边和水边湿地；分布于我国各地（除西藏外）。

【采收】秋季成熟时采，晒干。

【典籍说药】

1.《中华人民共和国药典》载：咸，微寒；归肝、胃经；散血消癥，消积止痛，利水消肿；用于癥瘕痞块，瘿瘤，食积不消，胃脘胀痛，水肿腹水。用量15～30g。外用适量，熬膏敷患处。

2.《中国药用植物志》载：散血消癥，消积止痛，利水消肿；用于癥瘕痞块，瘿瘤，食积不消，胃脘胀痛，水肿，腹水。

3.《全国中草药汇编》载：咸，微寒；归肝、胃经；散血消瘀，消积止痛，利水消肿；适用于癥瘕痞块，瘿瘤，食积不消，胃脘胀痛，水肿腹水。用量15～30g，研末，熬膏或浸酒。外用适量，熬膏敷患处，或捣烂敷。凡血分无瘀滞及脾胃虚寒者忌服。

4.《中药大辞典》载：咸，微寒；归肝、脾经；活血消积，清热利湿；主治癥积，水臌，胃痛，腹胀，消渴，目赤，疮肿，瘰疬。内服煎汤，3～10g，研末、熬膏或浸酒。外用熬膏，或捣烂外敷。脾胃虚寒者禁用。

5.《中华本草》载：味咸，性凉；归肝、脾经；活血消积，健脾利湿，清热解毒，明目；主治胁腹癥积，水臌，胃脘痛，食少腹胀，火眼，疮肿，瘰疬。内服煎汤，3～10g，或研末、熬膏或浸酒。外用适量，熬膏或捣烂外敷。凡血分无瘀滞及脾胃虚寒者慎服。

【化学成分】主要含黄酮类、酚酸类、烷烃类、木脂素类、酰胺类、挥发油和其他不规则杂环类化合物。

【现代药理】具有多种药理活性，包括肝损伤保护、抗氧化、抗衰老、保护神经、抗炎、镇痛、抗心肌缺血和抗肿瘤等。

1. 水红花子黄酮类成分通过调节人源肝癌 SMMC-7721 细胞的 G1/S 转变，阻断细胞 DNA 合成与复制，从而抑制肿瘤细胞的增殖[1]。

2. 水红花子的乙醇提取物对人肺癌高转移细胞（95-D）的增殖有明显的抑制作用，且乙酸乙酯和丙酮提取物的抗肿瘤活性更强[2]。

3. 在结肠癌动物模型中，水红花子圣草酚通过抗氧化防御机制降低脂质过氧化水平，抑制肿瘤前病变[3]。

【参考文献】

[1] 包永睿, 王帅, 孟宪生, 等. 水红花子黄酮类成分对人肝癌细胞株 SMMC-7721 的影响 [J]. 中药材, 2013, 36(2):255-259.

[2] 谢周涛, 田连起. 水红花子总提取物及各化学部位体外抗肿瘤活性研究 [J]. 中医学报, 2012, 27(12):1550-1551.

[3] MARIYAPPAN P, KALAIYARASU T, MANJU V.Effect of eriodictyol on preneoplastic lesions, oxidative stress and bacterial enzymes in 1, 2-dimethyl hydrazine-induced colon carcinogenesis[J]. Toxicol Res(Camb), 2017, 6(5):678-692.

四画

水杨梅（茜草科）

【别名】水杨柳、白消木、绣球柳、水荔枝。

【基原】茜草科植物细叶水团花 *Adina rubella* Hance 的根。

【原植物】落叶小灌木。小枝延长，具赤褐色微毛，后无毛。叶对生，近无柄，薄革质，卵状披针形或卵状椭圆形，全缘；托叶小，早落。头状花序单生，顶生或兼有腋生，总花梗略被柔毛；小苞片线形或线状棒形。果序直径 8 ~ 12mm；小蒴果长卵状楔形。

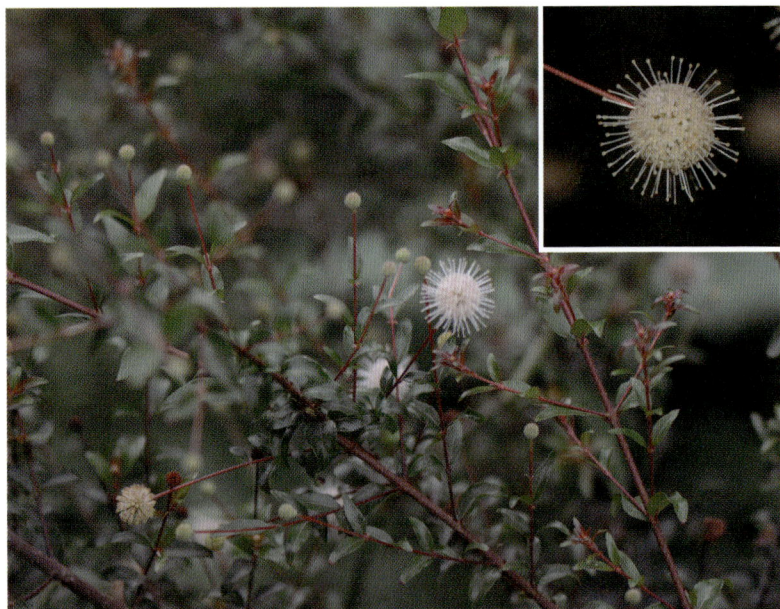

图 21 细叶水团花

花、果期 5～12 月。

【生境分布】生于溪边、堤畔、山谷及山间低湿处；分布于江苏、安徽、浙江、江西、福建、台湾、湖北、湖南、广东、广西、四川、贵州、云南等地。

【采收】全年均可采挖，鲜用或晒干。

【典籍说药】

1.《中华本草》载：味苦、涩，性凉；清利湿热，解毒消肿；主治湿热泄泻，痢疾，湿疹，疮疖肿毒，风火牙痛，跌打损伤，外伤出血。内服煎汤，15～30g。外用适量捣敷或煎水含漱。

2.《中药大辞典》载：苦、涩，凉；清热利湿，解毒消肿；主治湿热泄泻，痢疾，湿疹，疮疖肿毒，风火牙痛，跌打损伤，外伤出血。内服煎汤，15～30g。外用捣敷或煎水含漱。

3.《全国中草药汇编》载：苦、涩，凉；归肺、大肠经；清热解毒，散瘀止痛；适用于感冒发热，咽喉肿痛，腮腺炎，风湿疼痛。用量 15～30g。

【化学成分】主要含三萜及三萜皂苷类、色酮类、生物碱类等化合物。

【现代药理】水杨梅具有抗菌、抗病毒、抗肿瘤、保护黏膜等作用。

1. 乙酸乙酯提取部位是水杨梅抗肿瘤主要的活性部位，对直肠癌 LS174T 细胞表现出较强的抑制作用，在测定浓度范围内呈现出良好剂量依赖性抑制作用[1]。

2. 水杨梅根乙酸乙酯提取物可能通过上调 p53 基因、下调 survivin 表达，促进 Bel7402 细胞凋亡，从而在体外抑制 Bel7402 细胞增殖[2]。

【参考文献】

[1] 叶勇 , 涂先琴 , 宋兴文 , 等 . 水杨梅根提取物的体外抗肿瘤活性 [J]. 浙江中医药大学学报 , 2007(3):372-373.

[2] 王成功 , 马春月 , 张瑜 , 等 . 水杨梅根乙酸乙酯提取物对人肝癌 Bel7402 细胞凋亡及增殖的影响 [J]. 智慧健康 , 2021, 7(1):22-24.

毛花杨桃（猕猴桃科）

【别名】毛冬瓜、白藤梨、毛花阳桃、软毛猕猴桃、毛杨桃。

【基原】猕猴桃科植物毛花猕猴桃 *Actinidia eriantha* Benth. 的根。

【原植物】落叶藤本。小枝及叶柄密被白色柔毛，后变光滑，具长圆形皮孔；髓白色，片状。单叶互生；叶柄粗短；叶片厚纸质，卵形至阔卵形，先端短渐尖，基部圆形、截形或浅心形，边缘具硬

四画

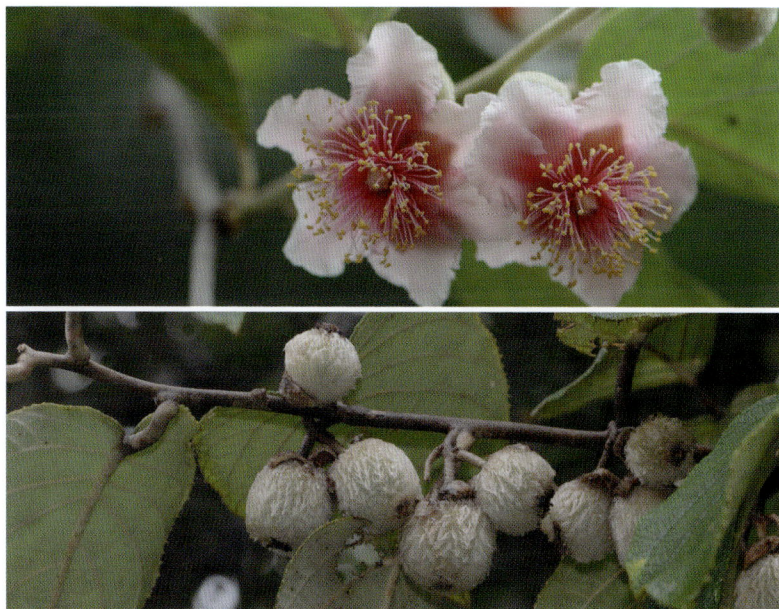

图 22　毛花猕猴桃

尖小齿，上面幼时散生糙伏毛，后仅中脉和侧脉上有少数糙毛，下面密被乳白色或淡污黄色星状绒毛。聚伞花序，具 1 ~ 3 花；花单性，雌雄异株或单性花与两性花共存；花瓣 5，淡红色。浆果柱状卵球形，密被乳白色不脱落的绒毛。花期 5 ~ 6 月，果熟期 8 ~ 9 月。

【生境分布】生于山地草丛、溪边及林边灌木丛中；分布于浙江、江西、福建、湖南、广东、广西、贵州等地。

【采收】全年均可采挖，鲜用或晒干。

【典籍说药】

1.《中华本草》载：味淡、微辛，性寒；解毒消肿，清热利湿；主治热毒痈肿，乳痈，肺热失音，湿热痢疾，淋浊，带下，风湿痹痛，胃癌，食管癌，乳癌；根皮外用治跌打损伤。内服煎汤，30 ~ 60g。外用适量捣敷。

2.《中药大辞典》载：淡、微辛，寒；清热解毒，利湿活血；主治热毒痈肿，乳痈，肺热失音，湿热痢疾，淋浊，带下，风湿痹痛，跌打损伤。内服煎汤，30 ~ 60g。外用捣敷。

3.《全国中草药汇编》载：微辛、淡，凉；清热利湿，解毒消肿；适用于湿热痢疾，淋浊，带下，肺热失音，热毒痈肿，乳痈，风湿痹痛，胃癌，食管癌，乳癌；根皮外用适用于跌打损伤。用量 30 ~ 60g。外用适量捣敷。

4.《中国药用植物志》载：活血消肿，清热解毒；用于胃癌，乳腺癌，食管癌，腹股沟淋巴结炎，疮疖，皮炎。

【化学成分】主要含三萜类和多糖类等化合物。

【现代药理】具有抗肿瘤和免疫调节作用。

王晓明等[1]用系统溶剂法对毛冬瓜 80% 甲醇微波提取物进行分离，发现氯仿提取物和乙酸乙酯提取物对肝癌细胞株 SMMC-7721

有生长抑制作用。

【参考文献】

[1] 王晓明, 杨祖立, 施意, 等. 毛冬瓜对肝癌细胞株 SMMC-7721 的抑制作用 [J]. 浙江理工大学学报, 2011, 28(4):606-610.

四画

毛茛（毛茛科）

【别名】老虎脚迹、火筒青、辣子草、老虎须、老鼠脚底板。

【基原】毛茛科植物毛茛 *Ranunculus japonicus* Thumb. 的全草。

【原植物】多年生草本。须根多数簇生。茎直立，中空，有开展或贴伏的柔毛。基生叶为单叶；叶片圆心形或五角形，基部心形或截形，通常 3 深裂不达基部，中裂片倒卵状楔形或宽卵圆形或菱形，3 浅裂，边缘有粗齿或缺刻，侧裂片不等 2 裂，两面贴生柔毛，下面或幼时的毛较密；下部叶与基生叶相似，渐向上叶柄变短，叶片较

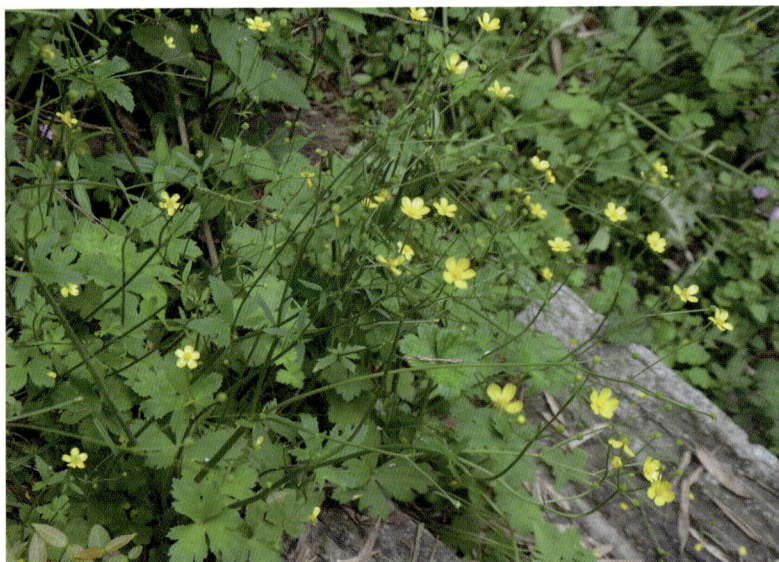

图 23 毛茛

小，3深裂；最上部叶线形，全缘，无柄。聚伞花序有多数花；花瓣5，倒卵状圆形。聚合果近球形；瘦果扁平。花、果期4~9月。

【生境分布】生长于河沟、池沼、水堤旁及阴湿的草丛中；分布于我国大部分地区（除西藏外）。

【采收】夏、秋季采收，鲜用或晒干。

【典籍说药】

1.《中华本草》载：味辛，性温；有毒；退黄，定喘，截疟，镇痛，消翳；主治黄疸，哮喘，疟疾，偏头痛，牙痛，鹤膝风，风湿关节痛，目生翳膜，瘰疬，痈疮肿毒。外用适量，捣敷患处或穴位，使局部发赤起疱时取去，或煎水洗。本品有毒，一般不作内服。皮肤有破损及过敏者禁用，孕妇慎用。

2.《中药大辞典》载：辛，温；有毒；退黄，定喘，截疟，镇痛，消翳；主治黄疸，哮喘，疟疾，偏头痛，牙痛，鹤膝风，风湿关节痛，目生翳膜，瘰疬，痈疮肿毒。外用捣敷患处或穴位，使局部发赤起疱时取去，或煎水洗。本品有毒，一般不作内服。皮肤有破损及过敏者禁用，孕妇慎用。

3.《全国中草药汇编》载：辛，温；归肝、胆、心、胃经；有毒；退黄，定喘，截疟，镇痛，消翳；适用于黄疸，哮喘，疟疾，偏头痛，牙痛，鹤膝风，风湿关节痛，目生翳膜，瘰疬，痈疮肿毒。外用适量，捣敷患处或穴位，使局部发赤起疱时取去，或煎水洗。本品有毒，不作内服。皮肤有破损及过敏者禁用，孕妇慎用。

4.《中国药用植物志》载：清热，清肝利胆，退黄，定喘，截疟，消肿，镇痛，消翳，杀虫；用于黄疸，哮喘，疟疾，胃痛，偏头痛，牙痛，鹤膝风，风湿关节痛，目生翳膜，瘰疬，痈疮肿毒，关节结核，骨结核，跌打损伤。

【化学成分】主要含黄酮类、内酯类、甾体类、生物碱类等成分。

【现代药理】具有抗肿瘤、抗炎镇痛、抗衰老等生物活性。

1. 毛茛总苷可通过调控 circ_0079593/miR-324-5p 通路降低肝癌细胞增殖、迁移及侵袭能力[1]。

2. 毛茛总苷可有效抑制人胃癌 MGC803 细胞黏附、细胞迁移及 MGC803 细胞介导的体外血管生成，明显抑制 MGC803 细胞血管生成拟态相关基因血管内皮钙黏蛋白（VE-cadherin）、血清可溶性信号素 4D（sema 4D）和整合素（integrin）β5 的表达[2]。

3. 毛茛总苷在体外可以明显抑制人胃癌细胞 MGC803 和人胰腺癌 PATU8988 的增殖，其作用机制可能与诱导细胞凋亡有关，而与细胞周期阻滞无关[3]。

【参考文献】

[1] 杜红蕾，张锋，张咏华，等.毛茛总苷通过 circ_0079593/miR-324-5p 通路抑制肝癌细胞增殖、迁移及侵袭的机制研究 [J].肝癌电子杂志，2022, 9(1):48-54.

[2] 傅士龙，朱峰妍，曹志飞，等.毛茛总苷对人胃癌 MGC803 细胞血管生成拟态的影响及其机制 [J].中草药，2013, 44(16):2267-2271.

[3] 朱峰妍，傅士龙，成旭东，等.毛茛总苷对人胃癌细胞和胰腺癌细胞增殖作用的初步研究 [J].抗感染药学，2013, 10(1):24-28.

长春花（夹竹桃科）

【别名】三万花、日日新、日日春、四时花。

【基原】夹竹桃科植物长春花 *Catharanthus roseus*（Linn.）G. Don 的全草。

【原植物】半灌木或多年生草本。茎近方形，有条纹。叶对生，膜质，倒卵状长圆形，先端浑圆，有短尖头，基部广楔形渐狭成叶柄。聚伞花序腋生或顶生。花冠红色，高脚碟状，花冠筒圆筒状，花冠裂片宽倒卵形。蓇葖果 2，直立，平行或略叉开，外果皮厚纸

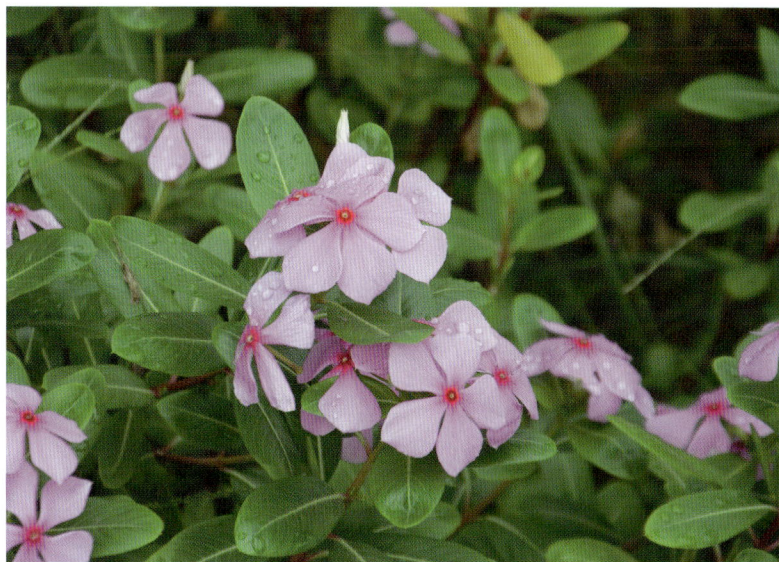

图 24　长春花

质。种子黑色，长圆筒形，两端截形，有颗粒状小瘤凸起。花果期全年。

【生境分布】多为栽培；分布于我国华东、中南、西南地区。

【采收】9～10月采收地上部分，晒干。

【典籍说药】

1.《中华本草》载：味苦，性寒；有毒；解毒抗癌，清热平肝；主治多种癌肿，高血压，痈肿疮毒，烫伤。内服煎汤，5～10g，或将提取物制成注射剂静脉注射。外用适量捣敷，或研末调敷。长春花多用于癌肿，多用其提取物静脉注射，但可引起白细胞减少、食欲减退、恶心呕吐、腹痛、便秘、肌肉酸痛、手指麻木、深肌腱反射消失、复视、脱发等毒副反应，故必须在医师指导下使用。此外，本品注射剂局部刺激可引起栓塞性静脉炎，注射时切勿使药液漏出血管外，以免发生局部组织坏死。

2.《中药大辞典》载：苦，寒；有毒；解毒抗癌，清热平肝；主治多种癌肿，高血压，痈肿疮毒，烫伤。内服煎汤，5～10g，或将提取物制成注射剂静脉注射。外用捣敷或研末调敷。长春花多用于癌肿，多用其提取物静脉注射，但可引起白细胞减少、食欲减退、恶心呕吐、腹痛、便秘、肌肉酸痛、手指麻木、深肌腱反射消失、复视、脱发等毒副反应，故必须在医师指导下使用。此外，本品注射剂局部刺激可引起栓塞性静脉炎，注射时切勿使药液漏出血管外，以免发生局部组织坏死。

3.《全国中草药汇编》载：苦，寒；归肝、肾经；有毒；解毒抗癌，清热平肝；适用于多种癌肿，高血压，痈肿疮毒，烫伤。用量5～10g，或将提取物制成注射剂静脉注射。外用适量，捣敷或研末调敷。

4.《中国药用植物志》载：有毒；清热解毒，清肝降火，镇静安神，凉血；用于急性淋巴细胞白血病，霍奇金病，淋巴肉瘤，肺癌，绒毛膜上皮癌，子宫癌，巨滤泡性淋巴瘤，高血压，烧烫伤等。

【化学成分】主要含萜类生物碱、二聚吲哚生物碱、单吲哚生物碱等多种生物碱类活性成分和黄酮类成分。

【现代药理】具有抗肿瘤、降血压、扩血管、降血糖和降血脂作用。

1. 正丁醇提取物部分是长春花体外肝癌细胞毒活性部位[1]。

2. 长春花碱与 NVP-BEZ235 联合制剂能够诱导人肾肿瘤细胞凋亡，并且其诱导凋亡机制与上调 Caspase-3 水平及下调骨髓细胞白血病序列 -1（Mcl-1）水平相关[2]。

3. 通过网络药理学技术研究发现，长春花通过多组分、多靶点、多途径的协同调控实现抗癌作用[3]。

【参考文献】

[1] 曾艳波, 梅文莉, 董文化, 等. 长春花 4 种提取物肝癌细胞毒活性的研究 [J]. 热带农业科学, 2012, 32(9):41-43.

[2] 秦丹, 万思宇, 徐芳. 长春花碱与 NVP-BEZ235 联合制剂诱导人肾肿瘤细胞凋亡活性的研究 [J]. 临床肾脏病杂志, 2018, 18(2):115-119.

[3] 张玉倩, 牛海英, 靳怡然. 基于网络药理学技术探讨长春花治疗癌症的作用机制 [J]. 中国药学（英文版）, 2023, 32(11):911-922.

四画

化香树（胡桃科）

【别名】花龙树、山麻柳、白皮树、饭香树、花笼树、皮子树。

【基原】胡桃科植物化香树 *Platycarya strobilacea* Sieb. et Zucc. 的果实。

【原植物】落叶小乔木。树皮灰褐色，不规则纵裂；枝条暗褐色，有小皮孔；冬芽被芽鳞，髓部实心。奇数羽状复叶互生，卵状披针形或长椭圆状披针形，边缘有重锯齿，无柄。花单性，雌雄同株，穗状花序，伞房状排列。果序球果状，长椭圆形；小坚果扁

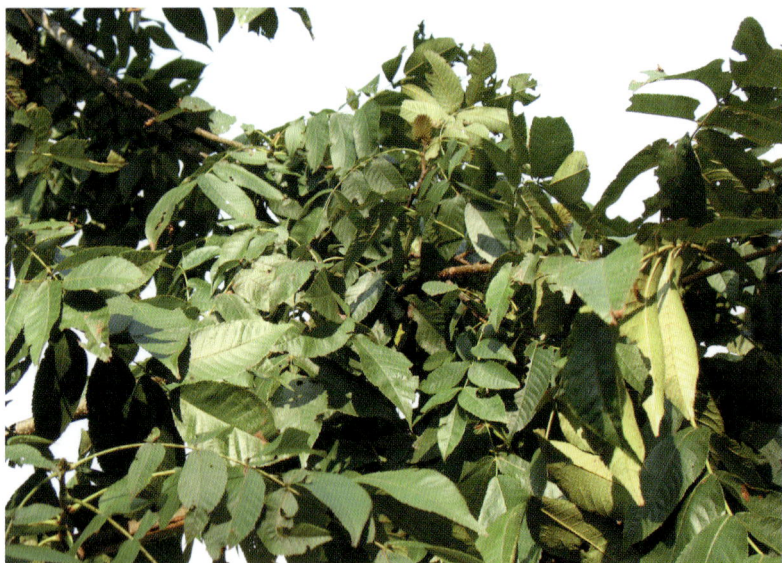

图25　化香树

平，圆形，两侧具狭翅。花期 5 ~ 6 月，果期 7 ~ 10 月。

【生境分布】多生于山坡向阳地或林中；分布于我国华东地区，以及河南、湖北、湖南、四川、贵州、云南和陕西南部等地。

【采收】秋季果实近成熟时采，鲜用或晒干。

【典籍说药】

1.《中华本草》载：味辛，性温；活血行气，止痛，杀虫止痒；主治内伤胸腹胀痛，跌打损伤，筋骨疼痛，痈肿，湿疮，疥癣。内服煎汤，10 ~ 20g。外用煎水洗，或研末调敷。

2.《中药大辞典》载：活血行气，止痛，杀虫止痒；主治内伤胸腹胀痛，跌打损伤，筋骨疼痛，痈肿湿疮，疥癣。内服煎汤，10 ~ 20g。外用煎水洗，或研末调敷。

3.《全国中草药汇编》载：辛，温；归心、脾经；有毒；解毒，止痒，杀虫；适用于疮疖肿毒，阴囊湿疹，顽癣。外用适量，煎水洗或嫩叶擦患处；熏烟可以驱蚊，投入粪坑、污水中可以灭蛆杀孑孓。不能内服。

4.《中国药用植物志》载：活血，行气止痛，杀虫止痒；用于内伤胸胀，腹痛，跌打损伤，湿疹，疥癣。民间用化香树果穗汤剂治疗鼻炎。

【化学成分】主要含黄酮类、萜类、鞣质类、芳基庚烷类、萘醌类等化学成分。

【现代药理】具有抗肿瘤、抗病毒、抗炎抑菌、抗衰老、促生长、降压镇静等药理活性。

1. 化香树果序醇提取物可通过调控癌蛋白（RAS）/MAPK 信号通路诱导人鼻咽癌 CNE1、CNE2 细胞发生巨泡式死亡（methuosis）[1]。

2. 化香树果序醇提取物在体内外均有明显抗肿瘤作用，并通过抑制二磷酸腺苷核糖基化因子 6（ARF6）/ERK（细胞外信号调节激酶）1/2/ 原癌基因（c-fos）通路和双特异性磷酸酶 1（DUSP1）磷酸化诱导人鼻咽癌 CNE1/2 细胞发生巨泡式死亡[2]。

【参考文献】

[1] 刘金坤, 应敏, 敖利, 等. 化香树果序乙醇提取物调控 RAS/MAPK 通路对鼻咽癌细胞的影响 [J]. 中国实验方剂学杂志, 2018, 24(20):145-152.

[2] 涂维, 刘金坤, 沈鸿贵, 等. 化香树果序醇提物诱导人鼻咽癌 CNE1/2 细胞发生巨泡式死亡的机制 [J]. 暨南大学学报 (自然科学与医学版), 2021, 42(5):478-489.

火炭母（蓼科）

【别名】赤地利、水沙柑子、白饭藤、信饭藤。

【基原】蓼科植物火炭母 *Persicaria chinensis*（L.）H. Gross 的全草。

【原植物】多年生草本。茎近直立或蜿蜒，无毛。叶互生，具柄，叶柄基部两侧有耳垂形小裂片；叶片卵形或长圆状卵形，全缘，上面鲜绿色或有"V"形黑纹。头状花序；小花白色、淡红色或

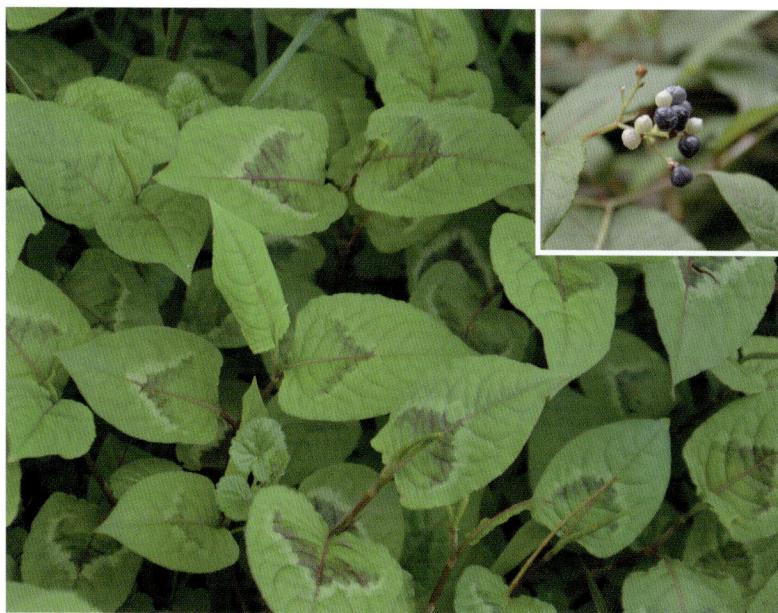

图26 火炭母

紫色。瘦果卵形，黑色，具三棱。花期 7~9 月，果期 8~10 月。

【生境分布】生于丘陵地带向阳草坡、林边、路旁湿润土壤；分布于福建、浙江、江西、广东、广西、云南、四川、台湾、湖南、湖北、海南、西藏、贵州等地。

【采收】夏、秋季采收，鲜用或晒干。

【典籍说药】

1.《中华本草》载：味辛、苦，性凉；清热利湿，凉血解毒，平肝明目，活血舒筋；主治痢疾，泄泻，咽喉肿痛，白喉，肺热咳嗽，百日咳，肝炎，带下，痈肿，中耳炎，湿疹，眩晕耳鸣，角膜云翳，跌打损伤。内服煎汤，9~15g，鲜品 30~60g。外用适量捣敷，或煎水洗。

2.《中药大辞典》载：地上部分辛、苦，凉；有毒；清热利湿，凉血解毒，活血舒筋；主治泄泻，痢疾，咽喉肿痛，白喉，肺热咳嗽，百日咳，肝炎，带下，痈肿，湿疹，中耳炎，眩晕耳鸣，角膜云翳，跌打损伤；内服煎汤，9~15g，鲜品 30~60g；外用捣敷或煎水洗，或捣汁滴耳。根辛、甘、平；补益脾肾，清热解毒，活血消肿；主治体虚乏力，耳鸣耳聋，头目眩晕，白带，乳痈，肺痈，跌打损伤；内服煎汤，9~15g，鲜品可用至 60g；外用研末调敷。

3.《全国中草药汇编》载：微酸、微涩，凉；清热解毒，利湿消滞，凉血止痒，明目退翳；适用于痢疾，肠炎，消化不良，肝炎，感冒，扁桃体炎，咽喉炎，白喉，百日咳，角膜云翳，乳腺炎，霉菌性阴道炎，白带，疖肿，小儿脓疱疮，湿疹，毒蛇咬伤。用量 9~15g，鲜品 30~60g。外用适量，鲜品捣敷或煎水洗。

4.《中国药用植物志》载：全草清热利湿，凉血，活血止痛，清肝明目；用于痢疾，泄泻，白喉，中耳炎，肺热咳嗽，带下，跌打损伤，湿疹。近年来，临床上用火炭母治疗乳腺增生、小儿细菌性痢疾、急性肠炎等疾病均取得一定效果。根、根状茎益气行血；用于气虚头晕、耳鸣耳聋，跌打损伤。

【化学成分】主要含 β- 谷甾醇、山柰酚、并没食子酸、没食子酸、3-O- 甲基并没食子酸、山柰酚 -7-O- 葡萄糖苷、山柰酚 -3-O 葡萄糖醛酸苷等成分。

【现代药理】具有抗菌、抗乙型肝炎病毒、抗肿瘤、降压、中枢抑制等作用。

1. 火炭母乙酸乙酯供试液能抑制人结肠癌 HCT116 细胞增殖并诱导细胞凋亡[1]。

2. 火炭母水提液中，以柯里拉京为代表的多羟基酚酸可以显著抑制人宫颈癌 SiHa 细胞株增殖，是一种潜在的抗宫颈癌活性物质[2]。

【参考文献】

[1] 黄桥华，刘小云，潘静，等 . 火炭母提取物抑制人结肠癌 HCT-116 细胞体外增殖研究 [J]. 环球中医药 , 2018, 11(2):203-206.

[2] 陈爱娟，蒋春波，陈伟，等 . 火炭母抑制人宫颈癌 SiHa 细胞增殖的效果研究 [J]. 现代医药卫生 , 2022, 38(4):541-545.

四画

功劳木（小檗科）

【别名】土黄柏、八角刺、土黄连、老鼠刺、鸟不宿。

【基原】小檗科植物阔叶十大功劳 *Mahonia bealei*（Fort.）Carr. 的干燥茎。

【原植物】常绿灌木。羽状复叶互生，小叶 9～15，宽卵形或长卵形，先端渐尖，边缘锯齿，基部近心形而不相等；上面绿色，下面带灰白色。总状花序丛生茎顶，花密聚，黄色；花瓣 6。浆果卵形，暗蓝色，被蜡粉。花期 5～7 月，果熟期 11 月至翌年 1 月。

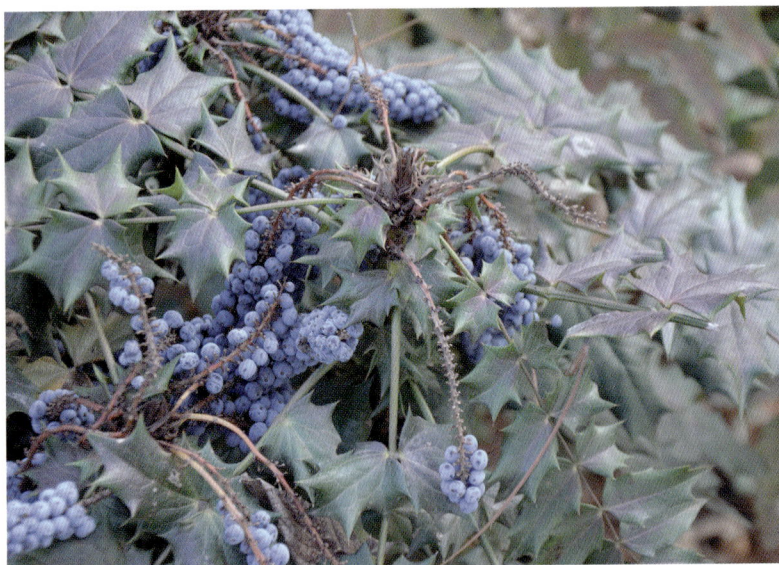

图 27　阔叶十大功劳

【生境分布】生于山坡及灌丛中；分布于江苏、浙江、江西、福建、湖北、湖南、广东等地。

【采收】全年均可采收，鲜用或晒干。

【典籍说药】

1.《中华人民共和国药典》载：苦，寒；归肝、胃、大肠经；清热燥湿，泻火解毒；主治湿热泻痢，黄疸尿赤，目赤肿痛，胃火牙痛，疮疖痈肿。内服煎汤，9～15g。外用适量。

2.《中华本草》载：味苦，性寒；归肺、肝、大肠经；清热，燥湿，解毒；主治肺热咳嗽，黄疸，泄泻，痢疾，目赤肿痛，疮疡，湿疹，烫伤。内服煎汤，5～10g。外用适量，煎水洗，或研末调敷。体质虚寒者忌用。

3.《全国中草药汇编》载：苦，寒；归脾、肝、大肠经；清热燥湿，解毒消肿；适用于湿热泻痢，黄疸，咽喉肿痛，目赤肿痛，湿疹，疮疡肿毒，肺痨咯血。用量9～30g。外用适量。

4.《中国药用植物志》载：清热燥湿，泻火解毒；用于湿热泻痢，黄疸尿赤，目赤肿痛，胃火牙痛，疮疖痈肿，痢疾，黄疸型肝炎。

【化学成分】主要含小檗碱、巴马汀、阿莫灵等生物碱类化合物。

【现代药理】具有抗炎、保肝、扩张血管、抗肿瘤等作用。

1. 阔叶十大功劳可通过 AURKA 靶点调控铁死亡而干预肝癌[1]。

2. 阔叶十大功劳可通过抑制脂肪酸结合蛋白5（FABP5）的高表达而调控肿瘤免疫[2]。

3. 研究表明，阔叶十大功劳的化学成分小檗碱可以抑制肝癌细胞增殖及诱导肝癌细胞凋亡，可通过靶向血清特异性蛋白1（Sp1）上调 miR-22-3p 并抑制核转录因子（NF-κB）p65 及肝癌相关途径

（如小檗碱与 β- 连环蛋白拮抗的途径、抑制 PI3K/Akt 途径）抑制癌细胞生长、迁移和侵袭，并诱导细胞凋亡，降低肝癌细胞活性[3-6]。

【参考文献】

[1] 李军，杨凯平，林登梅，等 . 阔叶十大功劳作用于 AURKA 调控铁死亡干预肝癌的作用 [J]. 河北大学学报 (自然科学版), 2023, 43(6):603-615.

[2] 张楠楠，林登梅，杨凯平，等 . 阔叶十大功劳作用于 FABP5 介导免疫细胞干预肝癌的研究 [J]. 中华中医药学刊 , 2024, 42(5):201-294.

[3]ZHU Y, XIE N, CHAI Y, et al.Apoptosis Induction, a Sharp Edge of Berberine to Exert Anti-Cancer Effects, Focus on Breast, Lung, and Liver Cancer[J].Frontiers in Pharmacology, 2022, 13:803717.

[4]LI M, ZHANG M, ZHANG Z L, et al.Induction of Apoptosis by Berberine in Hepatocellular Carcinoma HepG2 Cells via Downregulation of NF-κB[J].Oncology Research, 2017, 25(2):233-239.

[5]VISHNOI K, KE R, SAINI K S, et al.Berberine Represses β-Catenin Translation Involving 4E-BPs in Hepatocellular Carcinoma Cells[J].Molecular Pharmacology, 2021, 99(1):1-16.

[6]SONG L, LUO Y, WANG X, et al.Exploring the active mechanism of berberine against HCC by systematic pharmacology and experimental validation[J].Molecular Medicine Reports, 2019, 20(5):4654-4664.

【附注】除阔叶十大功劳外，同属植物华南十大功劳 *Mahonia japonica*（Thunb.）DC.、细叶十大功劳 *Mahonia fortunei*（Lindl.）Fedde 亦供药用，功效相近。

石韦（水龙骨科）

【别名】大号七星剑、大金刀、飞剑草、石剑、金茶匙。

【基原】水龙骨科植物石韦 *Pyrrosia lingua*（Thunb.）Farw. 的全草。

【原植物】多年生草本。根状茎长而横走，密被鳞片。叶远生，近二型；叶柄与叶片大小和长短变化很大。不育叶片近长圆形，或长圆状披针形，下部1/3处为最宽，向上渐狭，全缘，干后革质，上面灰绿色，近光滑无毛，下面淡棕色或砖红色，被星状毛；能育

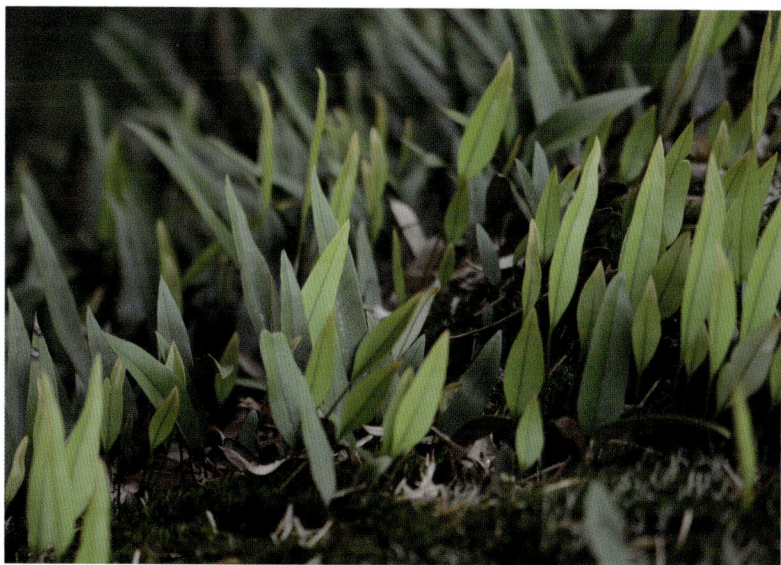

图28　石韦

叶约长过不育叶 1/3。孢子囊群近椭圆形，在侧脉间整齐成多行排列，布满整个叶片下面，或聚生于叶片的大上半部，初时为星状毛覆盖而呈淡棕色，成熟后孢子囊开裂外露而呈砖红色。

【生境分布】生于山野的岩石上，或树上；分布于安徽、江苏、浙江、福建、台湾、广东、广西、江西、湖北、四川、贵州、云南等地。

【采收】全年均可采收，鲜用或晒干。

【典籍说药】

1.《中华人民共和国药典》载：甘、苦，微寒；归肺、膀胱经；利尿通淋，清肺止咳，凉血止血；主治热淋，血淋，石淋，小便不通，淋沥涩痛，肺热喘咳，吐血，衄血，尿血，崩漏。内服煎汤，6～12g。

2.《中华本草》载：味苦、甘，性寒；归肺、肾、膀胱经；利水通淋，清肺化痰，凉血止血；主治淋病，水肿，小便不利，痰热咳喘，咯血，吐血，衄血，崩漏及外伤出血。内服煎汤，9～15g，或研末。外用适量，研末调敷。阴虚及无湿热者禁服。

3.《中药大辞典》载：苦、甘，寒；归肺、肾、膀胱经；利水通淋，清肺化痰，凉血止血；主治淋证，水肿，小便不利，痰热咳喘，咯血，吐血，衄血，崩漏及外伤出血。内服煎汤，9～15g，或研末。外用研末涂敷。无湿热者勿用。根通淋，消胀，除劳热，止血；主治淋证，胸膈气胀，虚劳蒸热，吐血，外伤出血。内服煎汤，4.5～9g。外用研末撒。

4.《全国中草药汇编》载：甘、苦，微寒；归肺、肾、膀胱经；利尿通淋，清肺止咳，凉血止血；适用于热淋，血淋，石淋，小便不通，淋沥涩痛，肺热喘咳，吐血，衄血，尿血，崩漏。用量6～12g，或研末吞服。外用适量，研末涂敷。阴虚及无湿热者禁服。

5.《中国药用植物志》载：利尿通淋，清热止血；用于热淋，血淋，石淋，小便不通，淋沥涩痛，呕血，衄血，尿血，崩漏，肺热咳嗽。

【化学成分】 主要含有山槐素、槲皮素、山柰酚、异热马酮、β-谷甾醇和杧果醇酸等多种化学成分。

【现代药理】 具有抗炎、抗肿瘤、免疫调节等作用，常用于治疗泌尿系统疾病，对前列腺炎也有良好的治疗效果。

郭文花[1]基于网络药理学的研究发现，石韦的活性成分如β-谷甾醇、山柰酚和槲皮素可作用于肿瘤坏死因子（TNF）、JUN原癌基因、白细胞介素-6（IL-6）、网状内皮细胞过多症病毒肿瘤同源物A（RELA）、IFNG等重要的肿瘤相关基因，通过调控TNF等信号通路，调节机体的免疫反应，诱导细胞凋亡，抑制癌细胞的基因表达、转移，从而可能发挥抗前列腺癌的作用。

【参考文献】

[1] 郭文花.基于网络药理学分析中药石韦治疗前列腺癌的作用机制[D].太原：山西师范大学,2022.

石见穿（唇形科）

【别名】紫参、小红参、小丹参、紫丹花、石打穿。

【基原】唇形科植物华鼠尾草 *Salvia chinensis* Benth. 的全草。

【原植物】一年生草本。根略肥厚，多分枝，紫褐色。茎直立或基部倾卧，单一或分枝，钝四棱形，被短柔毛或长柔毛。叶全为单叶或下部具 3 小叶的复叶，叶片卵圆形或卵圆状椭圆形，先端钝或锐尖，基部心形或圆形，边缘有圆齿或钝锯齿，两面除叶脉被短柔

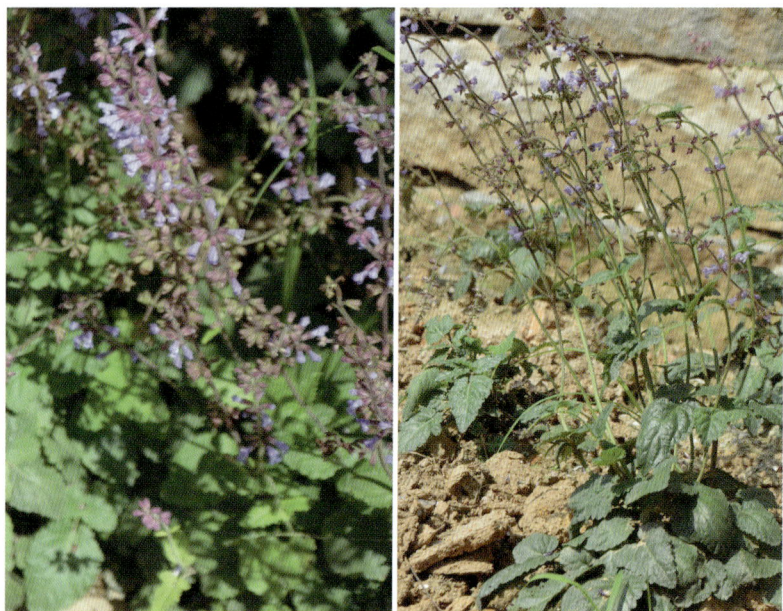

图29　华鼠尾草

毛外余部近无毛。轮伞花序 6，下部较疏离，上部较密集，组成顶生的总状花序或总状圆锥花序。花冠蓝紫或紫色，伸出花萼，冠檐二唇形。小坚果椭圆状卵圆形，褐色，光滑。花期 8～10 月。

【生境分布】生长在路边、山坡及田野草丛中；分布于我国华东地区，以及湖北、四川、广西、广东、湖南等地。

【采收】夏、秋季采收，鲜用或晒干。

【典籍说药】

1.《中华本草》载：味辛、苦，性微寒；归肝、脾经；活血化瘀，清热利湿，散结消肿；主治月经不调，痛经，经闭，崩漏，便血，湿热黄疸，热毒血痢，淋痛，带下，风湿骨痛，瘰疬，疮肿，乳痈，带状疱疹，麻风，跌打伤肿。内服煎汤，6～15g，或绞汁。外用适量，捣敷。

2.《中药大辞典》载：辛、苦，微寒。化瘀散结，清热利湿；主治噎膈，痰喘，瘰疬，痈肿，痛经，经闭，湿热黄疸，痢疾，带下。内服煎汤，6～15g，或绞汁。外用捣敷。

3.《全国中草药汇编》载：辛、苦，微寒；归肝、脾经；活血化瘀，清热利湿，散结消肿；适用于月经不调，痛经，经闭，崩漏，便血，湿热黄疸，热毒血痢，淋痛，带下，风湿骨痛，瘰疬，疮肿，乳痈，带状疱疹，麻风，跌打伤肿。用量 6～15g，或绞汁。外用适量，鲜品捣烂敷患处。

4.《中国药用植物志》载：清热利湿，活血化瘀，散结消肿；用于急慢性肝炎，脘肋胀痛，痰喘，噎膈，湿热带下，乳痈，痈肿，瘰疬。

【化学成分】主要含糖类、三萜类、多酚类等成分。

【现代药理】具有抗炎、抗氧化和抗肿瘤作用。

1. 石见穿可干预食管癌的发生发展，其机制可能与核受体共激活因子 4（NCOA4）介导的铁蛋白吞噬作用相关[1]。

2. 石见穿对裸鼠移植瘤有明显抑制作用。石见穿通过调控 AMPK/ULK1（unc-51 样激酶 1）信号通路诱导细胞自噬。石见穿可能通过诱导细胞自噬从而抑制食管癌细胞移植瘤生长[2]。

3. 石见穿抑制食管癌 KYSE-150 细胞裸鼠皮下移植瘤的生长。石见穿通过抑制肿瘤微血管生长从而发挥抑制食管肿瘤组织生长的作用。石见穿抑制血管内皮细胞的增殖与抑制 VEGF、白细胞介素 -8（IL-8）、碱性成纤维细胞生长因子（BFGF）分泌相关[3]。

4. 石见穿多糖可抑制宫颈癌 SiHa 细胞的增殖并促进其凋亡，作用机制可能与调控 circ-PRMT5/miR-432-5p 轴有关[4]。

5. 石见穿体内活性成分较为丰富，主要通过调节药物反应、质膜作用、酶结合等，发挥抑制增殖、迁移，诱导凋亡，降低耐药等作用而治疗胃癌[5]。

6. 石见穿总甾醇可能通过 STAT3 信号通路和活化的半胱氨酸天冬氨酸蛋白酶 -3（Cleaved Caspase-3）蛋白水平抑制乳腺癌细胞增殖，诱导乳腺癌细胞的分化和凋亡[6]。

【参考文献】

[1] 林鑫荣，贾蕾，李丽峰，等. 石见穿诱导铁死亡抑制小鼠食管癌发生发展的研究 [J]. 中国全科医学，2024, 27(30):3784-3789.

[2] 贾蕾. 石见穿通过 AMPK/ULK1 途径诱导食管癌自噬的机制研究 [D]. 石家庄：河北医科大学，2023.

[3] 王一然. 石见穿抑制食管癌肿瘤新生血管的作用及机制研究 [D]. 石家庄：河北医科大学，2023.

[4] 耿玉娥，仇春侠，李卫平，等. 石见穿多糖通过调控 circ-

PRMT5/miR-432-5p 轴对宫颈癌细胞增殖和凋亡的影响 [J]. 中国性科学 , 2022, 31(6):27-30.

[5] 黄雯洁 , 阮帅 , 温芳 , 等 . 基于 HPLC-Q-TOF-MS/MS 技术的石见穿化学成分分析及其治疗胃癌的网络药理学探究 [J]. 四川大学学报 (自然科学版), 2020, 57(6):1198-1208.

[6] 戴少华 , 丁云 , 曾凡宁 , 等 . 石见穿总甾醇调控乳腺癌细胞增殖分化凋亡的研究 [J]. 临床和实验医学杂志 , 2018, 17(12):1268-1271.

石蝉草（胡椒科）

【别名】火伤叶、胡椒草、石瓜子、散血胆、豆瓣绿。

【基原】胡椒科植物石蝉草 *Peperomia blanda*（Jacq.）Kunth 的全草。

【原植物】一年生肉质草本。茎直立或基部匍匐状，分枝，被短柔毛。叶对生或 3 ~ 4 片轮生，膜质，有腺点，菱状椭圆形或倒卵形，顶端圆或钝，基部阔楔形或圆形，全缘，两面被短柔毛。穗状

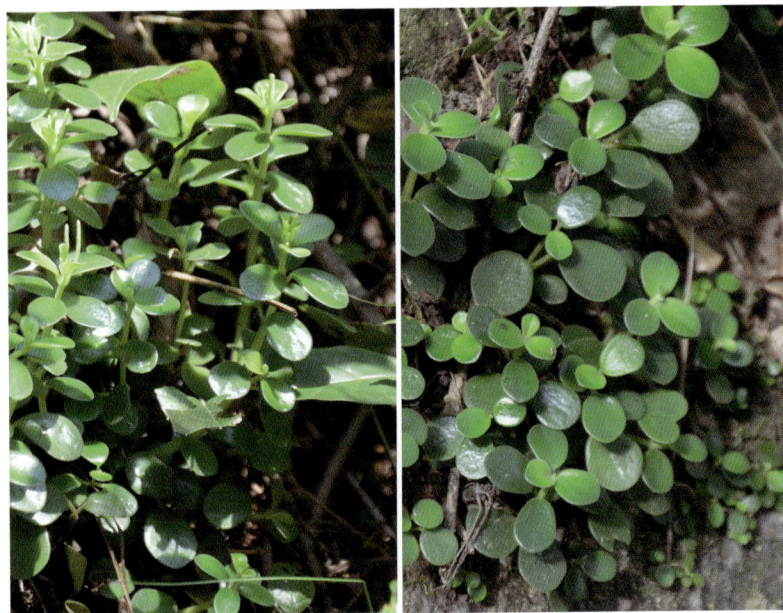

图 30 石蝉草

花序腋生或顶生，单条或 2～3 条聚生；花小，两性，疏生于肉质花序轴上。浆果球形，顶端稍尖。花期 4～7 月及 10～12 月。

【生境分布】常生于山谷、溪边或林下石缝内；分布于云南、广西、广东、福建、台湾、海南、贵州等地。

【采收】夏、秋季采收，鲜用或晒干。

【典籍说药】

1.《中华本草》载：味辛，性凉；归肺、肝、膀胱经；清热解毒，化瘀散结，利水消肿；主治肺热咳喘，麻疹，疮毒，癌肿，烧、烫伤，跌打损伤，肾炎水肿。内服煎汤，10～30g，鲜品加倍，或浸酒。外用适量，鲜品捣敷或捣烂绞汁涂。

2.《中药大辞典》载：辛，凉；清热解毒，化瘀散结，利水；主治肺热咳喘，麻疹，疮毒，恶性肿瘤，烧伤，跌打损伤，肾炎水肿。内服煎汤，10～30g，鲜品加倍，或浸酒。外用鲜品捣敷或捣烂绞汁涂。

3.《全国中草药汇编》载：辛、淡，凉；清热化痰，利水消肿，祛瘀散结；适用于支气管炎，哮喘，肺结核，肺癌，胃癌，食道癌，肝癌，乳腺癌，肾炎水肿；外用治跌打损伤，烧、烫伤，痈肿疮疖。用量 9～30g，或泡酒服。外用适量，鲜品捣烂敷患处。

4.《中国药用植物志》载：清热解毒，化瘀散结，利水消肿；用于肺热咳喘，麻疹，疮毒，癌肿，烧、烫伤，跌打损伤，肾炎水肿。

【化学成分】主要含断联木脂素类、四氢呋喃木脂素类、黄酮苷类，带有脂肪长链取代基的聚酮、少量的甾类、高级脂肪酸类、简单的苯和酚的衍生物等成分。

【现代药理】具有抗肿瘤的作用。

五画

陈立[1]研究发现，石蝉草的乙醇提取物中氯仿部位对肿瘤细胞株抑制作用最强，分离得到的 3 个断联木脂素对肿瘤细胞株有较强的抑制作用。

【参考文献】

[1] 陈立 . 石蝉草化学成分及抗肿瘤活性的研究 [D]. 北京 : 中国人民解放军军事医学科学院 , 2007.

龙葵（茄科）

【别名】天茄子、天泡果、野辣子、野辣椒树、乌归菜、龙眼草、黑茄、地泡子、山辣椒、耳坠菜。

【基原】茄科植物少花龙葵 *Solanum americanum* Mill. 的全草。

【原植物】一年生草本。茎直立，有棱角，近无毛。叶互生；卵形，基部宽楔形并下延至叶柄，叶缘具波状粗锯齿。伞状聚伞花序侧生，花柄下垂，每花序有 4～10 花，花白色。浆果球状，有光

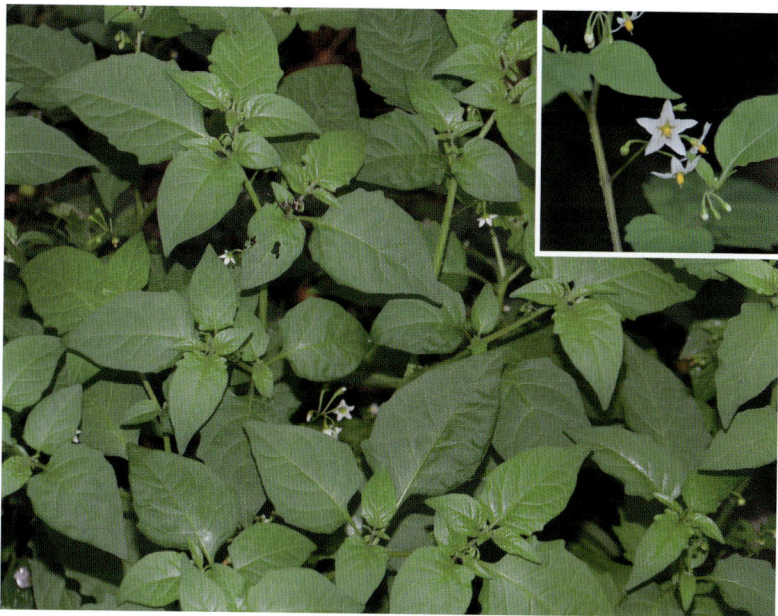

图 31　少花龙葵

泽，成熟时红色或黑色。种子扁圆形。花果期 9～10 月。

【生境分布】生于路旁或田野中；分布于我国各地。

【采收】夏、秋采收，鲜用或晒干。

【典籍说药】

1.《中华本草》载：味苦，性寒；清热解毒，活血消肿；主治疗疮，痈肿，丹毒，跌打损伤，慢性气管炎，肾炎水肿。内服煎汤，15～30g。外用适量，捣敷或煎水洗。

2.《中药大辞典》载：苦，寒；清热解毒，活血消肿；主治疗疮，痈肿，丹毒，跌打扭伤，咳嗽，水肿。内服煎汤，15～30g。外用捣敷或煎水洗。

3.《全国中草药汇编》载：微苦，寒；归肺、膀胱经；有小毒；清热解毒，利水消肿，利尿消肿；适用于感冒发热，牙痛，慢性支气管炎，痢疾，泌尿系感染，乳腺炎，白带，癌症；外用治痈疖疔疮，天疱疮，蛇咬伤。用量 15～30g。外用适量，鲜品捣烂敷患处或煎水洗。脾胃虚弱者勿服。

4.《中国药用植物志》载：清热解毒，活血消肿；用于疗疮肿毒，丹毒，跌打损伤，慢性支气管炎，急性肾炎。

【化学成分】主要含生物碱、皂苷、非皂苷类，多糖、维生素A 类、维生素 C、色素、树脂、酯、羧基化合物、甾醇、酚性化合物、氨基酸、蛋白质等。

【现代药理】具有抗肿瘤、抑菌、抗病毒、保护肾脏、保护肝脏、调节免疫、解热镇痛、抗炎与抗休克、镇静、祛痰止咳的作用，还有降压、抗过敏的作用。

1. 龙葵提取物高浓度组 800mg/L 对人类多发性骨髓瘤 U266 细胞株的体外抑制率达 90% 以上；90% 龙葵醇提取物能有效延长荷

瘤小鼠生存时间，最大生命延长率为 83.46%，且中剂量与高剂量组可明显延长荷瘤 H_{22} 小鼠的生存时间；对 S180 的最大抑制率为 50.47%[1]。

2. 高剂量组（37.50mg/kg）龙葵碱可使 S180（小鼠肉瘤 180 腹水型）和小鼠肝 H_{22} 肿瘤细胞 RNA 水平明显降低，DNA 水平明显增高，即降低 S180 小鼠肿瘤细胞 RNA 和 DNA 的比值。这说明肿瘤细胞内 DNA 转录形成 RNA 的代谢受到抑制，即肿瘤细胞内基因产物——蛋白质的合成受阻，从而抑制肿瘤细胞的生长[2]。

3. 高剂量（37.50mg/kg）组和中剂量（18.75mg/kg）组龙葵碱对 S180 小鼠肿瘤细胞膜 Na^+，K^+-ATPase 具有明显的抑制作用（$P < 0.05$），并且抑制作用呈量效正相关。高剂量组（37.50mg/kg）和中剂量组（18.75mg/kg）龙葵碱对 H_{22} 小鼠肿瘤细胞膜 Na^+，K^+-ATP 酶具有明显的抑制作用（$P < 0.01$），并且抑制作用呈量效正相关[3]。

【参考文献】

[1] 梅全喜. 广东地产药材研究 [M]. 广州：广东科技出版社，2011:247-249.

[2] 季宇彬，王宏亮，高世勇. 龙葵碱对荷瘤小鼠肿瘤细胞 DNA 和 RNA 的影响 [J]. 中草药，2005, 36(8):1200-1202.

[3] 季宇彬，王宏亮，高世勇. 龙葵碱对肿瘤细胞膜 ATP 酶活性的影响 [J]. 哈尔滨商业大学学报，2005, 21(2):127-129.

五画

叶下珠（大戟科）

【别名】阴阳草、假油树、珍珠草。

【基原】大戟科植物叶下珠 *Phyllanthus urinaria* L. 的全草。

【原植物】一年生草本，茎通常直立，基部多分枝，枝倾卧而后上升。叶片纸质，因叶柄扭转而呈羽状排列，长圆形或倒卵形，下面灰绿色。花雌雄同株；雄花2～4朵簇生于叶腋，通常仅上面1朵开花，下面的很小；雌花单生于小枝中下部的叶腋内。蒴果圆球状，红色，表面具小凸刺；种子橙黄色。花期4～6月，果期7～11月。

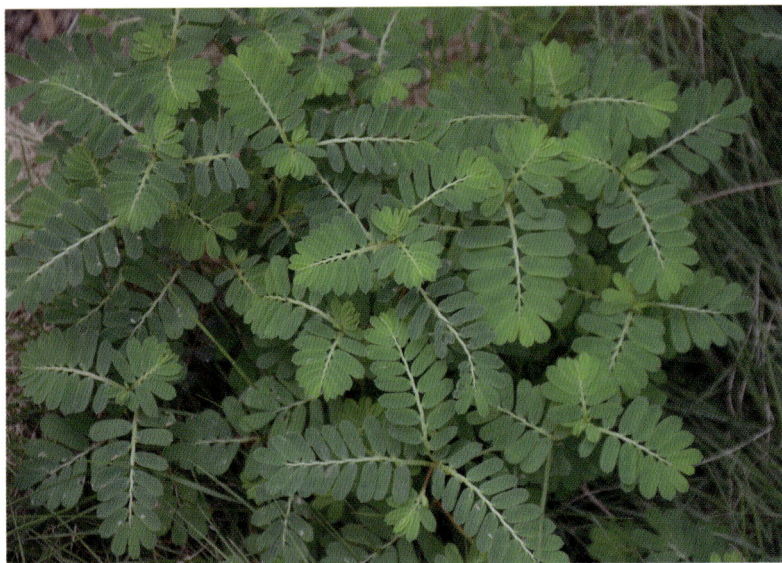

图 32　叶下珠

【生境分布】生于旷野平地、旱田、山地路旁或林缘；分布于江苏南部、安徽、浙江、江西、福建、台湾、湖北、湖南、广东、海南、广西、四川、贵州、云南等地。

【采收】夏、秋季采收，鲜用或晒干。

【典籍说药】

1.《中华本草》载：味微苦，性凉；归肝、脾、胃经；清热解毒，利水消肿，明目，消积；主治痢疾，泄泻，黄疸，水肿，热淋，石淋，目赤，夜盲，疳积，痈肿，毒蛇咬伤。内服煎汤，15～30g。外用适量，捣敷。

2.《中药大辞典》载：微苦，凉；清热，利尿，明目，消积；主治痢疾，泄泻，黄疸，水肿，热淋，石淋，目赤，夜盲，疳积，痈肿，毒蛇咬伤。内服煎汤，15～30g。外用捣敷。

3.《全国中草药汇编》载：微苦、甘，凉；归肝、脾、肾经；清热解毒，利水消肿，明目，消积；适用于肠炎，痢疾，泄泻，热淋，石淋，肾炎水肿，目赤，夜盲，小儿疳积，眼结膜炎，黄疸型肝炎；外用治青竹蛇咬伤。用量15～30g。外用适量捣敷。

4.《中国药用植物志》载：平肝消积，清热，解毒，明目，利水渗湿；用于肠炎，泄泻痢疾，传染性肝炎，黄疸型肝炎，泌尿系统感染，肾炎水肿，小便淋痛，尿路结石，小儿疳积，赤眼目翳，眼结膜炎，夜盲症，口疮头疮，无名肿毒。

【化学成分】主要含有生物碱类、黄酮类、木脂素类、萜类、鞣质类等多种成分。

【现代药理】具有抗乙型肝炎病毒、保肝护肝、抗肿瘤、抗病原微生物、抗氧化、抗血栓等作用。

1.叶下珠具有杀伤人肝癌 SMMC-7221 细胞和抑制其增殖作用[1]。

2. 研究表明，5%、10% 叶下珠药液及含药血清均能够诱导人肝癌细胞 Bel-7402 向正常方向分化，可预防原发性肝癌的发生[2]。

3. 研究表明，5%、10% 叶下珠药物血清能诱导肝癌细胞向正常方向分化的抑制机制，可能为通过抑制该细胞系生长，抑制克隆形成，减少甲胎蛋白和 γ- 谷氨酰转肽酶的合成与分泌，促进白蛋白合成与分泌，且呈现一定的浓度、时间相关关系，诱导细胞形态向正常方向分化[3]。

【参考文献】

[1] 王昌俊，袁德培，陈伟，等 . 叶下珠对人肝癌细胞的影响 [J]. 时珍国药研究，1997(6):22-23.

[2] 黄育华，张建军，晏雪生，等 . 叶下珠对人肝癌细胞 Bel-7402 诱导分化的影响 [J]. 湖北中医学院学报，2000, 2(1):10-12.

[3] 张建军，黄育华，晏雪生，等 . 叶下珠药物血清对人肝癌细胞株的诱导分化作用的实验研究 [J]. 中国中医药科技，2002, 9(5):289-291.

田基黄（藤黄科）

【别名】地耳草、雀舌草、七寸金、一条香、寸金草。

【基原】藤黄科金丝桃属植物地耳草 *Hypericum japonicum* Thunb. ex Murray 的全草。

【原植物】一年生小草本。全株无毛。根多须状，茎丛生。单叶对生，无叶柄，叶片卵形或广卵形，先端钝，基部抱茎，全缘，上面有微细透明油点。聚伞花序顶生而成叉状分歧。花瓣黄色，卵状

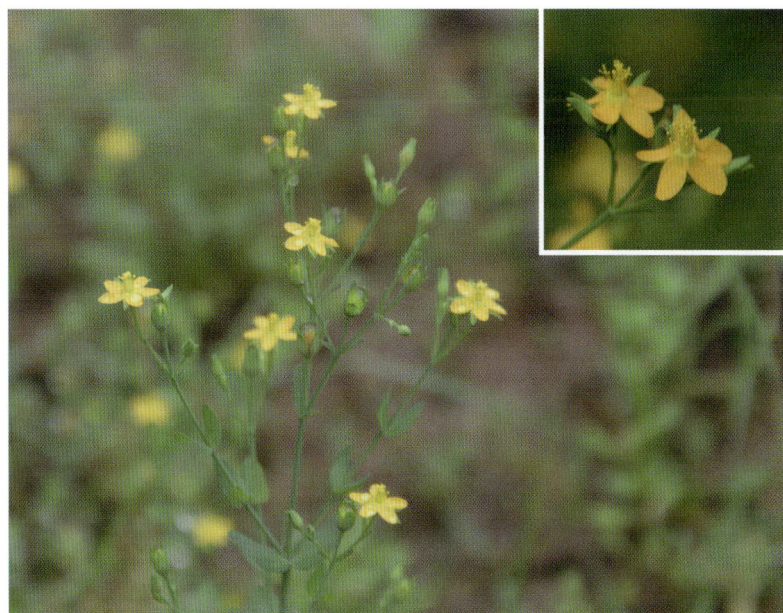

图 33　地耳草

长椭圆形。蒴果椭圆形。种子多数。花期 5～6 月，果期 9～10 月。

【生境分布】生于田野较湿润处；分布于江苏、浙江、江西、福建、湖南、广西、广东、四川、贵州、云南等地。

【采收】春、夏开花时采收，鲜用或晒干。

【典籍说药】

1.《中华本草》载：味甘、微苦，性凉；归肝、胆、大肠经；清热利湿，解毒，散瘀消肿，止痛；主治湿热黄疸，泄泻，痢疾，肠痈，肺痈，痈疖肿毒，乳蛾，口疮，目赤肿痛，毒蛇咬伤，跌打损伤。内服煎汤，15～30g，鲜品 30～60g，大剂量可用至 90～120g，或捣汁。外用适量，捣烂外敷，或煎水洗。

2.《中药大辞典》载：甘、微苦，凉；清热利湿，解毒消肿；主治湿热黄疸，泄泻，痢疾，肠痈，肺痈，痈疖肿毒，乳蛾，口疮，目赤肿痛，毒蛇咬伤，跌打损伤。内服煎汤，15～30g，鲜品 30～60g，大剂量可用至 90～120g，或捣汁。外用捣烂外敷，或煎水洗。

3.《全国中草药汇编》载：甘、微苦，凉；清热利湿，解毒，散瘀消肿，止痛；适用于湿热黄疸，泄泻，痢疾，肠痈，痈疖肿毒，乳蛾，口疮，赤目肿痛，毒蛇咬伤，跌打损伤。用量 15～30g，鲜用 30～60g，大剂量可用至 90～120g，或捣汁服。外用适量，鲜品捣烂外敷，或煎水洗。

【化学成分】主要含黄酮类、双苯吡酮类、间苯三酚类等成分。

【现代药理】具有抑菌、抗病毒、抗氧化、抗肝损伤、抑制癌细胞、改善肾组织纤维化、降低血脂等作用。

田基黄对人舌癌 TSCCa 细胞株、喉癌 Hep-2 细胞、鼻咽癌 CNE-2 细胞株、宫颈癌 Hela 细胞株及肝癌细胞 HepG2 细胞等均有抑制作用[1-3]。

【参考文献】

[1] 金辉喜 , 李金荣 . 田基黄对人舌癌细胞株 TSCCa 细胞毒作用的研究 [J]. 临床口腔医学杂志 , 1997, 13(1):19-20.

[2] 肖大江 , 朱国臣 , 王亚平 , 等 . 田基黄对人鼻咽癌细胞株 CNE-2 细胞生长抑制的体外实验 [J]. 现代肿瘤医学 , 2008, 16(1):15-16.

[3] 林久茂 , 王瑞国 , 陈旭征 , 等 . 田基黄对人肝癌细胞 HepG2 增殖的影响 [J]. 中药药理与临床 , 2007, 23(5):136-137.

五画

仙人掌（仙人掌科）

【别名】霸王树、观音掌、观音刺、扁金刚、神仙掌、火掌。

【基原】仙人掌科植物仙人掌 *Opuntia dillenii*（Ker Gawl.）Haw. 的茎、茎汁凝块、花、果实。

【原植物】多年生肉质植物，常丛生，灌木状。茎下部稍木质，近圆柱形，上部肉质，扁平，绿色，具节；每节卵形至矩圆形，光亮，散生多数瘤体，每一小瘤体上密生黄褐色卷曲的柔毛，并有利刺。叶肉质细小，披针形，先端尖细，紫红色，基部绿色，生于每

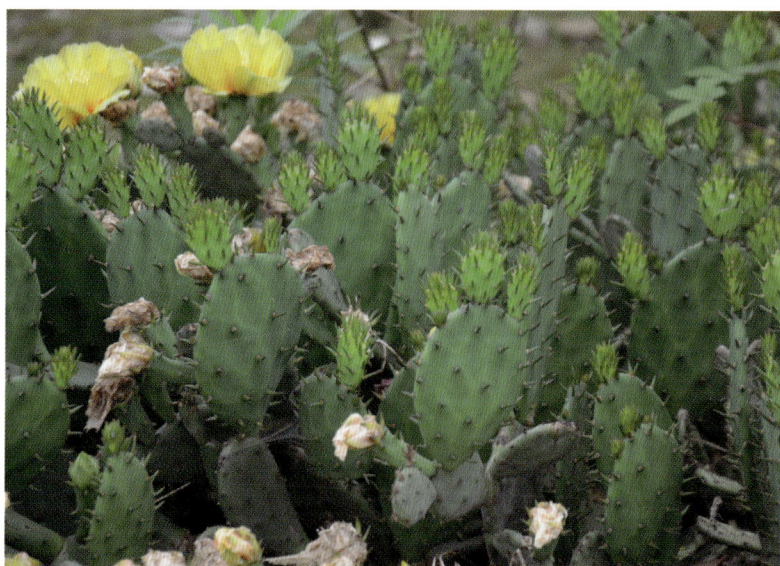

图34　仙人掌

个小瘤体的刺束之下，早落。花黄色，单生或数朵丛生于扁化茎顶部边缘。浆果，肉质，卵圆形，紫红色，被细硬毛。

【生境分布】生于沿海沙滩的空旷处，向阳干燥的山坡、石上、路旁或村庄；分布于云南、四川、贵州、广东、广西、福建等地。

【采收】全年均可采收，鲜用或晒干。

【典籍说药】

1.《中华本草》载：味苦，性寒；归胃、肺、大肠经；行气活血，凉血止血，解毒消肿；主治胃痛，痞块，痢疾，喉痛，肺热咳嗽，肺痨咯血，吐血，痔血，疮疡疔疖，乳痈，痄腮，癣疾，蛇虫咬伤，烫伤，冻伤。内服煎汤，10~30g；或焙干研末，3~6g。外用适量，鲜品捣敷。孕妇慎服。

2.《中药大辞典》载：苦，寒；行气活血，凉血止血，解毒消肿；主治胃痛，痞块，痢疾，喉痛，肺热咳嗽，肺痨咯血，吐血，痔血，疮疡疔疖，乳痈，痄腮，癣疾，蛇虫咬伤，烫伤，冻伤。内服煎汤，10~30g，或捣汁；或焙干研末，3~6g。外用鲜品捣敷。虚寒证及孕妇慎用。

3.《全国中草药汇编》载：苦，寒；归胃、肺、大肠经；有小毒；行气活血，凉血止血，解毒消肿；适用于胃痛，瘤块，痢疾，喉痛，肺热咳嗽，肺痨咯血，吐血，痔血，疮疡疔毒，乳痈，痄腮，癣疾，烫伤，冻伤，蛇虫咬伤。用量鲜品10~30g；或烘干研末，3~6g。外用鲜品适量，去刺捣烂敷患处。其汁入目，使人失明。孕妇忌服。本品忌与酸、辣等刺激性食物同服。

4.《中国药用植物志》载：茎清肺止咳，清热解毒，凉血止血，活血祛瘀，消肿，健胃止痛；用于肺热咳嗽，痢疾，乳痈，体内出血，腮腺炎，疔疮，水火烫伤，蛇虫咬伤，乳腺炎，痈疖肿毒。茎汁凝块用于便血，疗肿。花凉血止血；用于吐血。果实生津止渴；用于胃阴不足，烦热口渴。

【化学成分】主要含生物碱类、黄酮类、甾醇类、萜类、多糖类、有机酸类及挥发油等成分。

【现代药理】具有消炎、镇痛、降血糖、降血脂、抗肿瘤、抗氧化、抗疲劳、抗病毒等多种生物活性。

1. 吴迪等[1]研究发现，仙人掌多糖对体外培养肺鳞癌 SK-MES-1 细胞生长抑制作用。

2. 胡齐莉等[2]研究发现，仙人掌的醇提取物和水提取物对 S180 小鼠的肿瘤有抑制作用，也能延长艾氏腹水瘤（EAC）小鼠的存活期，无论抑瘤率还是生命延长率，醇提取物均强于水提取物。

3. 刘华钢等[3]研究发现，仙人掌果多糖提取物具有明显降低链脲佐菌素诱导的糖尿病大鼠血糖、高血脂症大鼠血脂。

【参考文献】

[1] 吴迪，魏斌，王双，等.野生仙人掌多糖对肺鳞癌细胞 SK-MES-1 生长的抑制作用 [J]. 现代生物医学进展，2012,12(9):1651-1654.

[2] 胡齐莉，冯治字.两种仙人掌多糖对肿瘤细胞膜脂流动性的影响 [J]. 中国现代中药，2006, 8(11):17-19.

[3] 刘华钢，梁秋云，黄慧学，等.仙人掌果多糖的药效研究 [J]. 中国实验方剂学杂志，2011, 17(19):170-173.

仙鹤草（蔷薇科）

【**别名**】龙牙草、白芽蒿、脱力草、黄龙尾。

【**基原**】蔷薇科植物龙芽草 *Agrimonia pilosa* Ledeb. 的干燥地上部分。

【**原植物**】多年生草本。根多呈块茎状，周围长出若干侧根，根茎短，基部常有数个地下芽。茎被疏柔毛及短柔毛。叶为间断奇数羽状复叶，通常有小叶 3～4 对，稀 2 对，向上减少至 3 小叶，叶柄被稀疏柔毛或短柔毛；小叶片无柄或有短柄，倒卵形、倒卵状椭圆

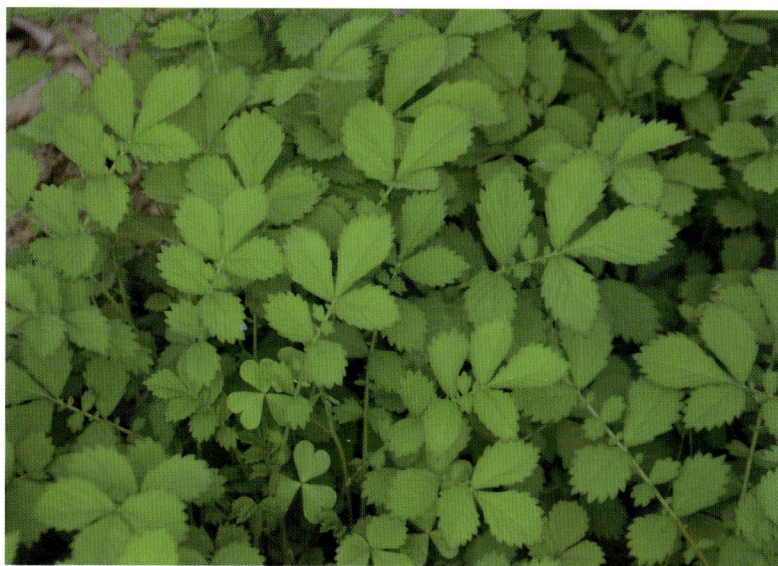

图 35　龙芽草

形或倒卵状披针形，边缘有急尖到圆钝锯齿；托叶草质，绿色，镰形，稀卵形。花序穗状总状顶生，分枝或不分枝，花序轴被柔毛；花瓣黄色，长圆形。果实倒卵状圆锥形，顶端有数层钩刺，幼时直立，成熟时靠合。花果期 5 ~ 12 月。

【生境分布】生于路旁、草地、灌丛、林缘及疏林下；分布于我国南北各地。

【采收】夏、秋季采收，鲜用或晒干。

【典籍说药】

1.《中华人民共和国药典》载：苦、涩，平；归心、肝经；收敛止血，截疟，止痢，解毒，补虚；主治咯血，吐血，崩漏下血，疟疾，血痢，痈肿疮毒，阴痒，带下，脱力劳伤。内服煎汤，6 ~ 12g。外用适量。

2.《中华本草》载：味苦、涩，性平；归肺、肝、脾经；收敛止血，止痢，杀虫；主治咯血，吐血，衄血，尿血，便血，崩漏及外伤出血，腹泻，痢疾，脱力劳伤，疟疾，滴虫性阴道炎。内服煎汤，10 ~ 15g，大剂量可用 30 ~ 60g，或入散剂。外用适量，捣敷，或熬膏涂敷。

3.《中药大辞典》载：苦、涩，平；归肺、肝、脾经；收敛止血，消积止痢，解毒消肿；主治咯血，吐血，衄血，尿血，便血，崩漏及外伤出血，腹泻，痢疾，脱力劳伤，疟疾，疔疮痈肿，滴虫性阴道炎。内服煎汤，10 ~ 15g，大剂量可用 30 ~ 60g，或入散剂。外用捣敷，或熬膏涂敷。

4.《全国中草药汇编》载：苦、涩，平；归肺、肝、脾经；收敛止血，止痢，杀虫；适用于脱力劳伤，咯血，吐血，衄血，尿血，便血，崩漏及外伤出血，腹泻，痢疾，疟疾，滴虫性阴道炎。

用量 10 ~ 15g，大剂量可用 30 ~ 60g，或入散剂。外用适量捣敷或熬膏涂敷。外感初起、泄泻发热者忌用。

5.《中国药用植物志》载：收敛止血，截疟止痢，解毒补虚；用于咯血，吐血，衄血，尿血，便血，外伤出血，阴痒，带下，崩漏下血，腹泻疟疾，痈肿疮毒，脱力劳伤。

【化学成分】主要含黄酮类、三萜类、鞣质类、酚类及挥发油等成分。

【现代药理】具有降血糖、抗肿瘤、镇痛抗炎、杀虫、止血、止痢、抗疟、抗氧化、抗心律失常等多种药理作用。

1. 仙鹤草内酯可通过抑制 Wnt/β-catenin 信号通路诱导细胞凋亡来抑制前列腺癌细胞增殖和侵袭[1]。

2. 仙鹤草抑制肝癌裸鼠移植瘤的生长，可能参与机制为诱导肿瘤细胞凋亡和自噬，抑制肿瘤细胞增殖[2]。

3. 仙鹤草配方可治疗肠癌、胃癌、肺癌等肿瘤疾病。研究表明，其抗肿瘤的主要化学成分是仙鹤草鞣酸，抗肿瘤机制包括细胞毒作用、诱导肿瘤细胞凋亡、增强免疫等。仙鹤草既可用于防治癌前病变、肿瘤各阶段，亦可用于晚期肿瘤姑息性治疗，可能通过多途径、多靶点发挥抗肿瘤作用[3]。

4. 仙鹤草水提液可通过或部分通过诱导胰腺癌 BXPC-3 细胞和 PANC-1 细胞的凋亡，抑制胰腺癌细胞的增殖，发挥抗胰腺癌作用[4]。

【参考文献】

[1] 聂伟东，贾默然，邵轶群，等.仙鹤草内酯通过 Wnt/β-catenin 信号通路抑制前列腺癌细胞的增殖和侵袭 [J]. 现代肿瘤医学，2024，32(4):589-595.

[2] 姚雪瑞，党振，孙雪，等.仙鹤草通过诱导肿瘤细胞凋亡和自

五画

噬抑制肝癌裸鼠移植瘤生长 [J]. 承德医学院学报 , 2022, 39(6):460-464.

[3] 彭丽蓉 , 彭海燕 . 仙鹤草抗癌作用的临床与实验研究进展 [J]. 中华中医药杂志 , 2022, 37(7):3992-3994.

[4] 蔡田恬 , 赵敏 , 王建平 . 仙鹤草水提液对胰腺癌细胞 BXPC-3 和 PANC-1 增殖的抑制作用研究 [J]. 中国现代应用药学 , 2018, 35(8):1208-1211.

白花蛇舌草（茜草科）

【别名】蛇舌草、蛇舌癀、细叶柳子、尖刀草、珠仔草。

【基原】茜草科植物白花蛇舌草 *Scleromitrion diffusum*（Willd.）R. J. Wang 的全草。

【原植物】一年生草本。茎纤弱，略带方形或圆柱形，无毛。叶对生，具短柄或无柄；叶片线形至线状披针形，革质；托叶膜质，基部合生成鞘状。花单生或双生于叶腋，无柄或近于无柄；花冠漏

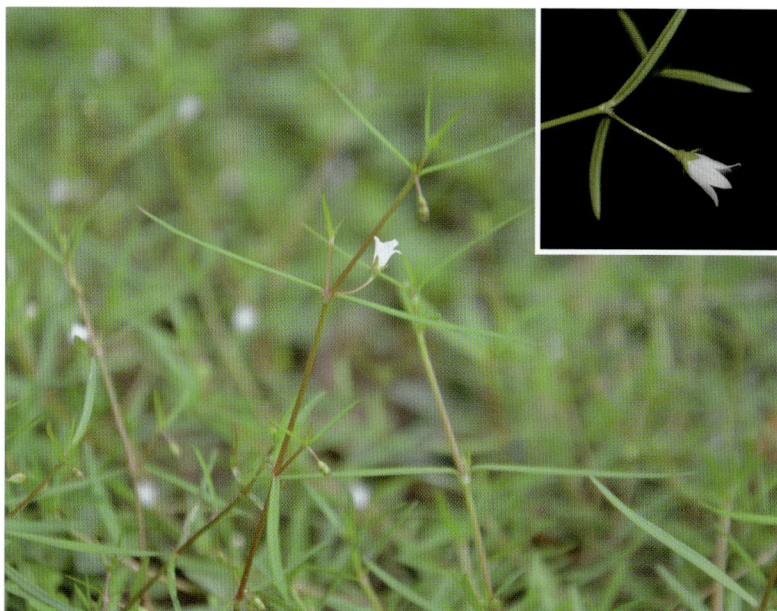

图36　白花蛇舌草

斗形，纯白色。蒴果，扁球形，室背开裂，花萼宿存。种子棕黄色，极细小。花期 7～9 月，果期 8～10 月。

【生境分布】生于山坡、路边、溪畔草丛中；分布云南、广东、广西、福建、浙江、江苏、安徽等地。

【采收】夏、秋季采收，鲜用或晒干。

【典籍说药】

1.《中华本草》载：味苦、甘，性寒，无毒；入心、肝、脾三经；清热解毒，利湿；主治肺热喘嗽，咽喉肿痛，肠痈，疔肿疮疡，毒蛇咬伤，热淋涩痛，水肿，痢疾，肠炎，湿热黄疸，癌肿。内服煎汤，15～30g，大剂量可用至 60g，或捣汁。外用适量，捣敷。孕妇慎用。

2.《中药大辞典》载：苦、甘，寒；归心、肺、肝、大肠经；清热解毒，活血消肿，利湿退黄；主治肺热喘嗽，肺痈，咽喉肿痛，肠痈，疔肿疮疡，毒蛇咬伤，热淋涩痛，水肿，痢疾肠炎，湿热黄疸，癌肿。内服煎汤，15～30g，大剂量可用至 60g，或捣汁服。外用捣敷。孕妇慎用。

3.《全国中草药汇编》载：甘、淡，凉；归心、肝、脾经；清热解毒，活血利尿，消炎止痛；适用于扁桃体炎、咽喉炎、阑尾炎、黄疸、肝炎、小儿疳积、痢疾、尿路感染、痈肿疔疮、毒蛇咬伤；外用于白泡疮；蛇癞疮。现代中医临床将其广泛用于治疗胃癌、食管癌、肠癌、子宫癌、鼻咽癌等多种癌症。用量 15～30g，大剂量可用至 60g。外用适量，捣碎敷患处。孕妇慎用。个别病例连续服药后有口干现象。其注射剂大剂量静脉注射，可使白细胞数轻度下降，停药后可恢复正常。偶见红疹和呼吸困难等过敏反应，停药后缓解。

4.《中国药用植物志》载：清热解毒，利湿，消痈，抗癌；用于恶性肿瘤，肠痈，肝癌，肺癌，胃癌，风湿病，关节炎，阑尾炎，咽喉肿痛，湿热黄疸，小便不利。

【化学成分】主要含蒽醌类、黄酮类、萜类、甾体类、烷烃类、多糖类、微量元素类及挥发油等，其中具有抗癌活性的主要成分为蒽醌类、黄酮类、萜类及甾体类中的某些化合物。

【现代药理】具有增强免疫、抗化学诱变、抗肿瘤、抗菌、保肝利胆、镇静等作用。

1. 张岩岩等[1]发现，白花蛇舌草多糖提取物（HDPE）可能通过抑制喉癌 Hep-2 细胞内质网自噬，促进细胞内质网应激凋亡，进而抑制 Hep-2 细胞增殖能力。

2. 王自闯等[2]研究发现，白花蛇舌草提取物可能通过活化河马（Hippo）-Yes 相关蛋白（YAP）信号通路抑制胰腺癌 SW1990 细胞上皮细胞间质转化（EMT）的发生。

3. 杜洋等[3]研究发现，在终浓度为 20 ~ 40μg/ml 的范围时，白花蛇舌草能够降低人胃癌 MNK45 细胞线粒体膜电位，诱导细胞凋亡，并可上调细胞色素 c（Cytc）、Caspase-3 和 Caspase-9 基因表达。

【参考文献】

[1] 张岩岩，刘华，宋扬，等.白花蛇舌草多糖提取物对喉癌 Hep-2 细胞内质网自噬的影响 [J]. 中国应用生理学杂志，2021, 37(6):660-664.

[2] 王自闯，张娟，陈小永.白花蛇舌草提取物通过 Hippo-YAP 信号通路抑制胰腺癌 SW1990 细胞上皮细胞间质转化 [J]. 中国免疫学杂志，2020, 36(16):1957-1966.

[3] 杜洋，邵淑丽，焦凯贺，等.白花蛇舌草对人胃癌细胞 MNK-45 线粒体膜电位及凋亡相关基因表达的影响 [J]. 中国应用生理学杂志，2020, 36(2):171-175.

五画

白英（茄科）

【**别名**】蜀羊泉、鬼目菜、天灯笼、和尚头草、白毛藤、毛燕仔。

【**基原**】茄科植物白英 *Solanum lyratum* Thunb. 的全草。

【**原植物**】草质藤本，茎、叶和叶柄密被具节长柔毛。叶互生，叶片多戟形或琴形。聚伞花序顶生或腋外生，花冠蓝紫色或白色，花冠筒隐于萼内。浆果球状，成熟时红黑色；种子近盘状，扁平。花期 7～9 月，果期 10～11 月。

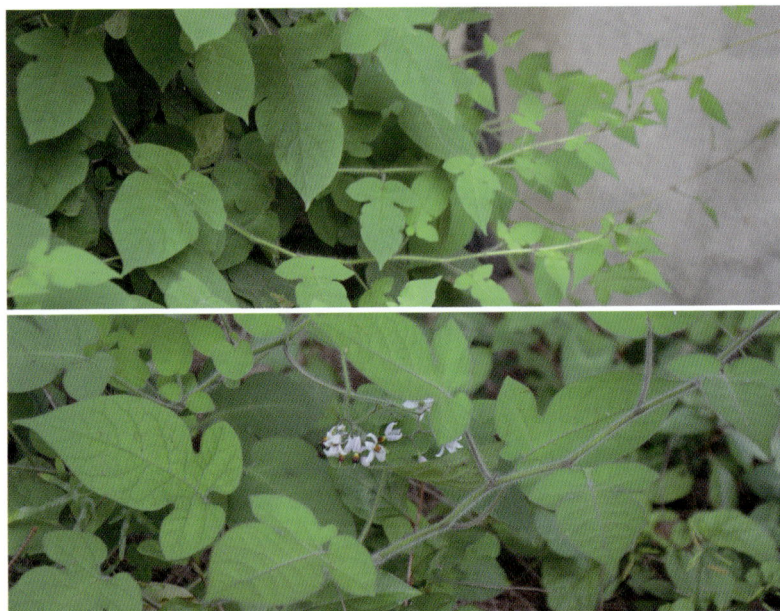

图 37　白英

【生境分布】野生于路边、山野或灌木丛中；分布于我国华东、中南、西南地区，以及山西、陕西、甘肃等地。

【采收】春至秋季采收，鲜用或晒干。

【典籍说药】

1.《中华本草》载：味甘、苦，性寒；有小毒；归肝、胆、肾经；清热利湿，解毒消肿；主治湿热黄疸，胆囊炎，胆石症，肾炎水肿，风湿关节痛，妇女湿热带下，小儿高热惊搐，痈肿瘰疬，湿疹瘙痒，带状疱疹。内服煎汤，15～30g，鲜者30～60g，或浸酒。外用适量，煎水洗，捣敷或捣汁涂。白毛藤有小毒，不宜过量服用，否则会出现咽喉灼热感及恶心、呕吐、眩晕、瞳孔散大等中毒反应。

2.《中药大辞典》载：甘、苦，寒；有小毒；归肝、胆、肾经；清热利湿，解毒消肿；主治湿热黄疸，胆囊炎，胆石症，肾炎水肿，风湿关节痛，妇女湿热带下，小儿高热惊搐，痈肿瘰疬，湿疹瘙痒，带状疱疹。内服煎汤，15～30g，鲜品30～60g，或浸酒。外用煎水洗、捣敷或捣汁涂，滴耳。本品有小毒，不宜过量服用，过服会出现咽喉灼热感及恶心、呕吐、眩晕、瞳孔散大等中毒反应。

3.《全国中草药汇编》载：苦，平；归肝、胆、肾经；有小毒；清热解毒，祛风利湿，化瘀；适用于湿热黄疸，胆囊炎，胆石症，肾炎水肿，风湿关节痛，妇女湿热带下，小儿高热惊搐，痈肿瘰疬，湿疹瘙痒，带状疱疹。用量15～30g。外用适量，鲜全草捣烂敷患处。

4.《中国药用植物志》载：地上部分清热利湿，祛风，解毒；有小毒；用于湿热黄疸，水肿，淋证，风湿关节痛，带下病，瘰疬，丹毒，疔疮，带状疱疹。根清热解毒，消肿止痛；用于风火牙痛，头痛，瘰疬，肿毒，痔漏。

【化学成分】主要含生物碱类、甾体皂苷类、黄酮类、倍半萜类、有机酸类、香豆素及不饱和酮类等成分。

【现代药理】具有抗肿瘤、增强免疫、抗炎、抗菌、抗病毒、抗过敏、抗氧化、保护肝脏等作用，还有抑制中枢神经系统胆碱酯酶活性的作用。

1. 严杰等[1-2]研究发现，白英甾体皂苷组分在体外对人卵巢癌SKOV3细胞及人宫颈癌ME180细胞的生长有显著抑制作用。

2. 朱海静等[3-4]研究发现，白英含药血清能明显抑制体外培养的A2780、Hela、SGC-7901细胞的生长，并能明显抑制S180移植性肉瘤实体瘤重和延长荷瘤小鼠存活时间。

3. 杨旭东等[5-6]研究发现，白英总苷能抑制人乳腺癌MCF-7细胞、人食管癌Ec-9706细胞增殖，诱导其细胞凋亡，浓度越大作用越明显。

【参考文献】

[1] 严杰, 潘瑞乐, 唐劲天, 等. 白英留体皂苷组分抗肿瘤作用初步研究 [J]. 中华中医药学刊, 2008(5):930-931.

[2] 严杰, 罗菁, 何凯毅, 等. 白英甾体皂苷组分诱导人卵巢癌细胞 SKOV3 凋亡的研究 [J]. 世界科学技术 - 中医药现代化, 2008, 10(1):60-63.

[3] 朱海静, 王开平, 王瑞. 白英抗肿瘤作用的实验研究 [J]. 科学技术与工程, 2009, 9(9):2304-2317.

[4] 朱海静, 王开平, 王瑞. 白英对 A2780 人卵巢癌细胞增殖的抑制作用 [J]. 西南国防医药, 2009, 19(5):509-511.

[5] 杨旭东, 张杰, 赵容杰. Survivin 和 bax 在人乳腺癌 MCF-7 细

胞中表达及中药干预作用 [J]. 中国新药杂志 , 2011, 20(12):1123-1126.

[6] 杨旭东 , 张杰 , 王崴 .Survivin 和 bax 在人食管癌细胞 Ec-9706 细胞中表达及中药干预作用 [J]. 中医药通报 , 2010, 9(3):61-62.

【附注】本植物的根（白毛藤根）、果实（鬼目）亦供药用。

半边莲（桔梗科）

【别名】急解索、奶浆草、半边花、蛇共眠、蛇利草、细灯草、蛇仁草。

【基原】桔梗科植物半边莲 *Lobelia chinensis* Lour. 的干燥全草。

【原植物】多年生草本。茎细弱，匍匐，节上生根，分枝直立，无毛。叶互生，无柄或近无柄，椭圆状披针形至条形，先端急尖，基部圆形至阔楔形，全缘或顶部有明显的锯齿，无毛。花通常

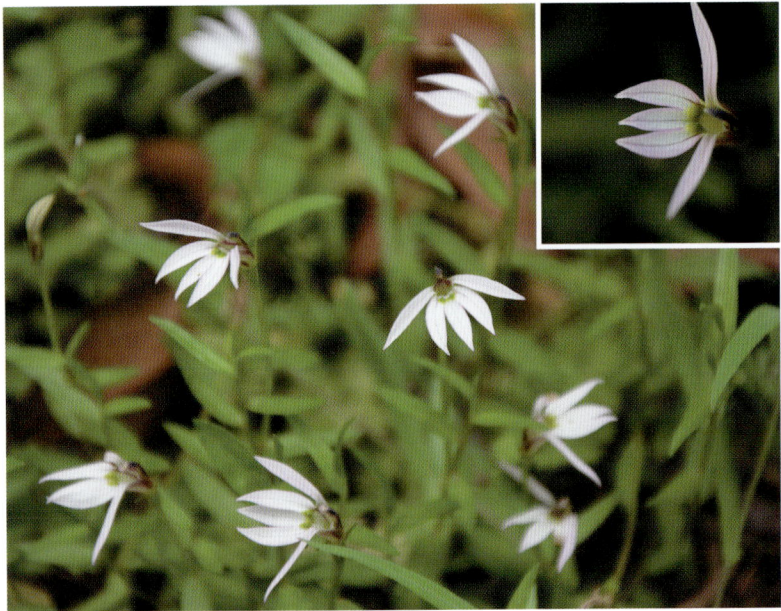

图 38　半边莲

1朵，生分枝的上部叶腋；花冠粉红色或白色，背面裂至基部，裂片全部平展于下方，呈一个平面。蒴果倒锥状。种子椭圆状，稍扁压，近肉色。花果期5～10月。

【生境分布】生长于稻田岸畔、沟边或潮湿的荒地；分布于江苏、浙江、安徽、四川、湖南、湖北、江西、福建、台湾、广东、广西等地。

【采收】夏、秋季采收，鲜用或晒干。

【典籍说药】

1.《中华人民共和国药典》载：辛，平；归心、小肠、肺经；清热解毒，利尿消肿；主治痈肿疔疮，蛇虫咬伤，臌胀水肿，湿热黄疸，湿疹湿疮。内服煎汤，9～15g。

2.《中华本草》载：味甘，性平；归心、肺、小肠经；清热解毒，利水消肿；主治毒蛇咬伤，痈肿疔疮，扁桃体炎，湿疹，足癣，跌打损伤，湿热黄疸，阑尾炎，肠炎，肾炎，肝硬化腹水及多种癌症。内服煎汤，15～30g，或捣汁。外用适量捣敷或捣汁调涂。虚证水肿者禁服。

3.《中药大辞典》载：甘、平；归心、肺、小肠经；清热解毒，利水消肿；主治毒蛇咬伤，多种癌症，痈肿疔疮，扁桃体炎，漆疮，湿热黄疸，臌胀水肿，湿疹足癣，跌打扭伤肿痛。内服煎汤，15～30g，或捣汁。外用捣敷或捣汁调涂，或滴耳。

4.《全国中草药汇编》载：辛、平；归心、肺、小肠经；清热解毒，利尿消肿；用于痈肿疔疮，蛇虫咬伤，臌胀水肿，湿热黄疸，湿疹湿疮。用量9～15g。虚证水肿者禁服，脾胃虚寒者慎用。

5.《中国药用植物志》载：清热解毒，利水消肿；用于痈肿疔疮，蛇虫咬伤，臌胀水肿，湿热黄疸，湿疹湿疮。

五画

【化学成分】主要含酚类、生物碱类、脂肪酸类、甾醇类及氨基酸等化学成分。

【现代药理】具有抗肿瘤、利胆、保护血管内皮细胞、抑菌、增加静脉张力、改善微循环、抗炎、抗氧化等多种药理作用。

1. 杨传广等[1]研究表明，半边莲提取物通过 miR-20a-3p/ 脆性组氨酸三联体（FHIT）促进结直肠癌细胞凋亡，抑制其增殖、迁移、侵袭。

2. 夏雪竹等[2]认为，复方半边莲口服液能够抑制乳腺癌荷瘤小鼠肿瘤的生长，增强荷瘤小鼠抗肿瘤免疫功能，值得临床推广应用。

3. 孙尧等[3]研究表明，半边莲中的生物碱对 Hela 细胞癌症模型起抑制作用。

4. 刘晓宇等[4]研究证实，半边莲煎剂具有明显的抑瘤作用，其作用机制可能与上调 P27 和下调 Bcl-2 表达有关。

【参考文献】

[1] 杨传广，席作武，王凯，等 . 半边莲提取物通过 miR-20a-3p/FHIT 调控结直肠癌细胞增殖、凋亡、迁移、侵袭 [J]. 中国老年学杂志，2021, 41(20):4509-4515.

[2] 夏雪竹，董永强，刘翠红，等 . 复方半边莲口服液对乳腺癌荷瘤小鼠抗肿瘤免疫的影响 [J]. 川北医学院学报，2020, 35(2):203-206.

[3] 孙尧，张皓，孙佳明，等 . 半边莲生物碱类物质鉴定及对 Hela 细胞抑制作用研究 [J]. 吉林中医药，2018, 38(9):1078-1081.

[4] 刘晓宇，张红 . 半边莲煎剂对肝癌的抑制作用及对 P27 和 BCL-2 表达的影响 [J]. 大连医科大学学报，2016, 38(1):20-23.

半边旗（凤尾蕨科）

【别名】半边蕨、半凤尾草、凤凰尾巴草、单边旗、半边梳。

【基原】凤尾蕨科植物半边旗 *Pteris semipinnata* L. 的全草。

【原植物】多年生草本。根茎短，匍匐，密被狭披针形、黑褐色鳞片。叶簇生；叶柄粗壮，深褐色，或近基部呈黑色，光亮；叶近革质，两面无毛，卵状披针形；二回半边羽状分裂，上部羽状深裂达于叶轴，裂片线形椭圆形。孢子囊群线形，连续排列于叶缘，子

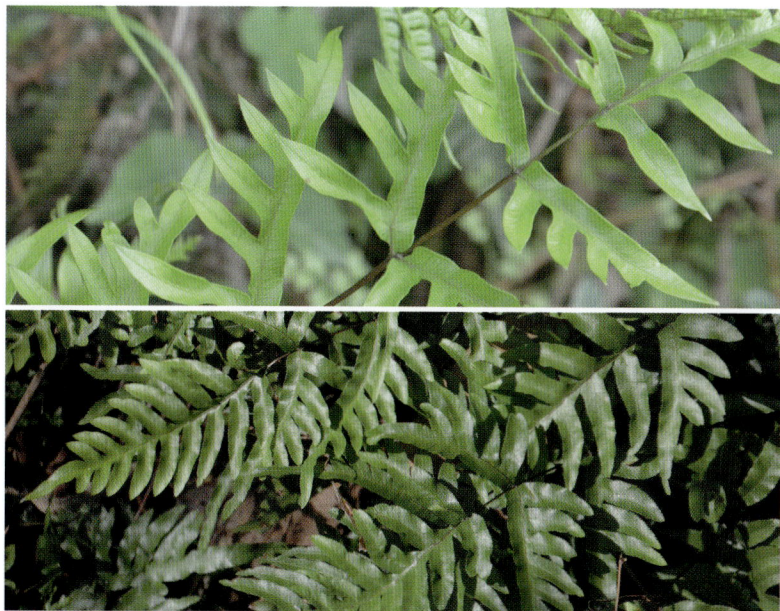

图 39　半边旗

囊群盖线形，膜质。

【生境分布】生于林下、溪边或墙上等阴湿地；分布于我国华南、西南地区，以及浙江、江西、福建、台湾、湖南等地。

【采收】全年均可采收，鲜用或晒干。

【典籍说药】

1.《中华本草》载：味苦、辛，性凉；归肝、大肠经；清热利湿，凉血止血，解毒消肿；主治泄泻，痢疾，黄疸，目赤肿痛，牙痛，吐血，痔疮出血，外伤出血，跌打损伤，皮肤瘙痒，毒蛇咬伤。内服煎汤，9～15g。外用适量，捣敷，或研末撒，或煎水熏洗。

2.《中药大辞典》载：苦、辛，凉；归肝、大肠经；清热利湿，凉血止血，解毒消肿；主治泄泻痢疾，黄疸，目赤肿痛，牙痛，吐血，痔疮出血，外伤出血，跌打损伤，疔疮疖肿，乳痈，皮肤瘙痒，毒蛇咬伤。内服煎汤，9～15g。外用捣敷、研末撒，或煎水洗。

3.《全国中草药汇编》载：苦、辛，凉；清热解毒，消肿止血；适用于细菌性痢疾，急性肠炎，黄疸型肝炎，结膜炎，外用治跌打肿痛，外伤出血，疮疡疖肿，湿疹，毒蛇咬伤。用量9～15g。外用适量捣敷，研末撒或煎水熏洗。

4.《中国药用植物志》载：清热利湿，凉血止血，解毒消肿；用于痢疾，泄泻，黄疸，目赤肿痛，牙痛，呕血，痔疮出血，外伤出血，跌打损伤，皮肤瘙痒，毒蛇咬伤。

【化学成分】主要含二萜类、黄酮类、木脂素类、鞣质类和有机酸类等化学成分。

【现代药理】具有抗肿瘤、抗炎和抗菌等生物活性。

1.吴科锋等[1]研究发现，半边旗提取物二萜类化合物5F（11α-

羟基 -15- 氧 -16- 烯 - 对映贝壳杉烷 -19- 酸，Psl5F）能有效抑制 NSCLC（细胞株的体外增殖）。

2. 戴滨等 [2] 研究表明，半边旗提取物对 SPCA-1、K562 瘤株有显著的体外抗肿瘤作用，对小鼠 HepGA 肝癌也有抗肿瘤活性，对荷艾氏腹水癌小鼠的生命有延长作用，同时对免疫系统有一定抑制作用。

3. 吴珏堃等 [3] 观察发现，中草药半边旗提取物 5F 可抑制三阴型乳腺癌细胞的增殖，抑制效果与 5F 浓度和作用时间相关，其作用机制之一可能是诱导细胞凋亡。

【参考文献】

[1] 吴科锋, 刘义, 吕应年, 等. 半边旗提取物 5F 对不同类型 NSCLC 细胞的增殖抑制作用 [J]. 山东医药 , 2009,49(52):6-8.

[2] 戴滨, 崔燎, 吴铁, 等. 半边旗提取物对 HepGA 荷瘤小鼠的抑瘤作用及对免疫功能的影响 [J]. 陕西中医 , 2006, 27(3):370-373.

[3] 吴珏堃, 刘威, 龙梅珺, 等. 半边旗提取物 5F 对三阴型乳腺癌细胞的抑制作用及其机制 [J]. 中华实验外科杂志 , 2014, 31(11):2414-2416.

五画

半枝莲（唇形科）

【别名】并头草、牙刷草、小韩信草、耳挖草、虎咬红。

【基原】唇形科植物半枝莲 *Scutellaria barbata* D. Don 的干燥全草。

【原植物】多年生草本。根须状。茎直立，四棱形，叶对生；卵形至披针形，基部截形或心脏形，先端钝形，边缘具疏锯齿。花轮有花2朵并生，集成顶生和腋生的偏侧总状花序；花萼钟形；花冠浅蓝紫色，管状，顶端2唇裂。小坚果球形，横生，有弯曲的柄。

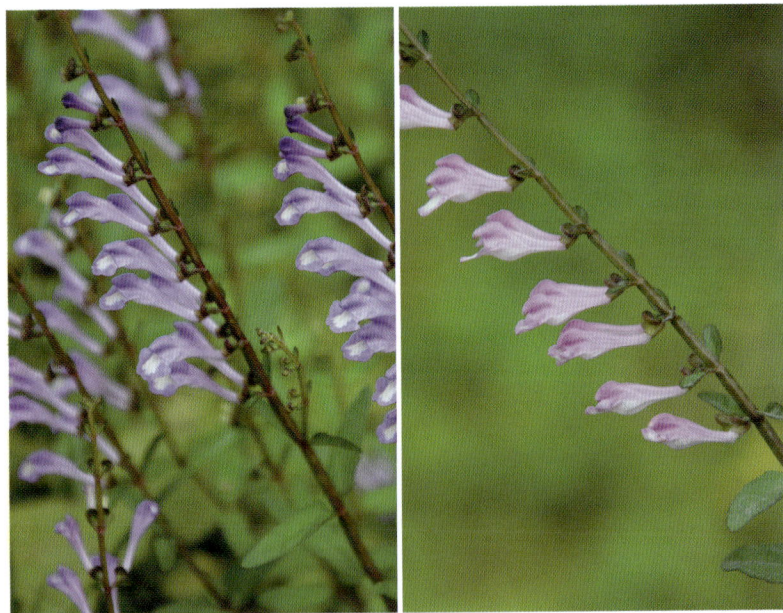

图40 半枝莲

花期 5~6 月，果期 6~8 月。

【生境分布】生长于池沼边、田边或路旁潮湿处；分布于江苏、广西、广东、四川、河北、山西、陕西、湖北、安徽、江西、浙江、福建、贵州、云南、台湾、河南等地。

【采收】夏、秋季采收，鲜用或晒干。

【典籍说药】

1.《中华人民共和国药典》载：辛、苦，寒；归肺、肝、肾经；清热解毒，化瘀利尿；主治疔疮肿毒，咽喉肿痛，跌扑伤痛，水肿，黄疸，蛇虫咬伤。内服煎汤，15~30g。

2.《中华本草》载：味辛、苦，性寒；归肺、肝、肾经；清热解毒，散瘀止血，利尿消肿；主治热毒痈肿，咽喉疼痛，肺痈，肠痈，瘰疬，毒蛇咬伤，跌打损伤，吐血，衄血，血淋，水肿，腹水及癌症。内服煎汤，15~30g，鲜品加倍，或入丸、散。外用适量，鲜品捣敷。体虚者及孕妇慎服。

3.《中药大辞典》载：辛、苦，寒；归肺、肝、肾经；清热解毒，止血，消肿；主治热毒痈肿，咽喉疼痛，肺痈肠痈，瘰疬，毒蛇咬伤，跌打损伤，各种出血，水肿，腹水及癌症。内服煎汤，15~30g，鲜品加倍，或入丸、散。外用鲜品捣敷，或捣汁涂，或点眼。体虚者及孕妇慎服。

4.《全国中草药汇编》载：辛、苦，寒；归肺、肝、肾经；清热解毒，化瘀利尿；适用于疔疮肿毒，咽喉肿痛，跌扑伤痛，水肿，黄疸，蛇虫咬伤。内服 15~30g。体虚者及孕妇慎服。

5.《中国药用植物志》载：清热解毒，化瘀利尿；用于疔疮肿毒，咽喉疼痛，跌扑伤痛，水肿，黄疸，蛇虫咬伤。

【化学成分】主要含黄酮类、二萜类、内酯类等成分。

【现代药理】 具有抗肿瘤、抗菌、抗炎、抗病毒、抗氧化、免疫调节、保肝、解热、降血糖等作用。

1. 据报道，二萜类、黄酮类及多糖类成分是半枝莲发挥抗肿瘤作用的主要成分，对肝癌、卵巢癌、结直肠癌、肺癌、白血病等多种癌症有显著的活性[1-2]。

2. 半枝莲乙醇提取物可抑制血管内皮生长因子 -A（VEGF-A）的表达，推测其可能是通过抑制 SHH 介导的肿瘤血管生成抑制结直肠癌体内生长[3]。

3. 低、高剂量的半枝莲水提物能够有效地抑制大鼠的肝癌恶化[4]。

【参考文献】

[1]LI H, SU J, JIANG J, et al.Characterization of polysaccharide from Scutellaria barbata and its antagonistic effect on the migration and invasion of HT-29 colorectal cancer cells induced by TGF-β1[J].Int J Biol Macromol, 2019, 131:886-895.

[2]SUN P, SUN D, WANGX.Effects of Scutellaria barbata polysaccharide on the proliferation, apoptosis and EMT of human colon cancer HT29 Cells[J].Carbohyd Polym, 2017, 167:90-96.

[3]WEI L, LIN J, XU W, et al.Scutellaria barbata D.Don inhibits tumor angiogenesis via suppression of hedgehog pathway in a mouse model of colorectal cancer[J].Int J Mol Sci, 2012, 13(8):9419-9430.

[4] 蔡林雪，刘澍楠 . 半枝莲提取物对黄曲霉素 B1 所诱发肝癌 Notch1 的影响 [J]. 世界中医药 , 2015, 10(1):83-85.

竹柏（罗汉松科）

【别名】青柏木、罗汉柴、船家树、铁甲树。

【基原】罗汉松科植物竹柏 *Nageia nagi*（Thunb.）Kuntze 的叶、根及树皮。

【原植物】常绿乔木。树皮近光滑，红褐色或暗紫红色，成小块薄片脱落。枝开展。叶交互对生或近对生，排成 2 列，厚革质，长卵形或椭圆状披针形，上面深绿色，有光泽，下面浅绿色，先端渐

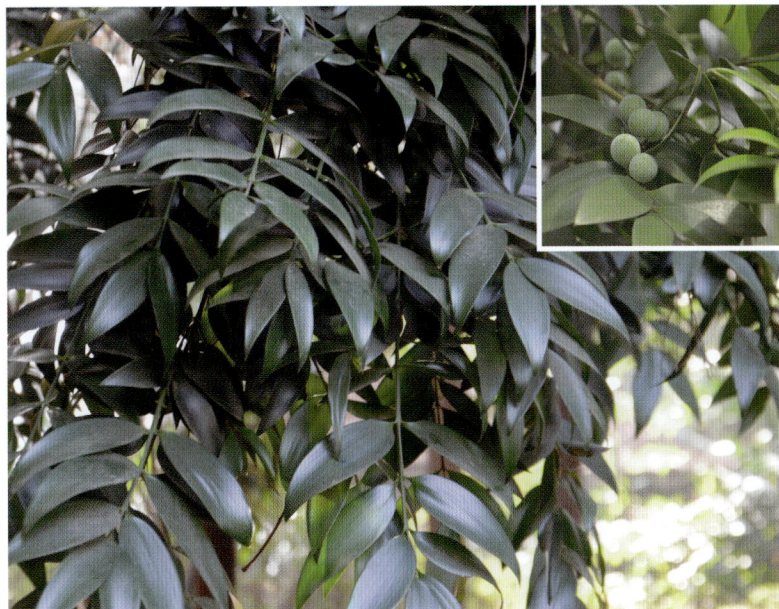

图 41　竹柏

窄，基部楔形，向下窄成柄状。雌雄异株；雄球花穗状，常分枝，单生叶腋；雌球花单生叶腋，稀成对腋生。种子球形，成熟时假种皮暗紫色，有白粉。花期 3～4 月，种子 10 月成熟。

【生境分布】散生于低海拔常绿阔叶林中；分布于浙江、江西、福建、台湾、湖南、广东、广西、四川等地。

【采收】全年均可采收，鲜用或晒干。

【典籍说药】

1.《中华本草》载：止血，接骨；主治外伤出血，骨折。外用适量，鲜品捣敷，或干品研末调敷。

2.《中国药用植物志》载：根、树皮祛风除湿；用于风湿痹痛。枝叶止血，接骨，消肿；用于外伤出血，骨折。

【化学成分】主要含黄酮类、去甲基二萜双内酯、挥发油等多种化合物，黄酮类化合物、挥发油是其重要的活性成分之一。

【现代药理】具有抗炎、抗氧化、抗病毒、抗肿瘤、抗污染、驱除蚊虫等多种药理作用。抗肿瘤活性较强的果皮挥发油中主要成分为石竹烯。

1. 石竹烯氧化物能抑制线粒体电子传递链复合物 I，从而抑制呼吸链，具有细胞毒性。石竹烯细胞毒作用可能通过抑制呼吸链而达到抑制肿瘤细胞的增殖[1]。

2. 竹柏果皮中含有能显著抑制人鼻咽癌 CNE 细胞增殖作用的成分[2]。

【参考文献】

[1] MONZOTE L, STAMBERG W, STANIEK K, et al.Toxic effects of carvacrol, caryophyllene oxide, and ascaridole from essential oil of Chenopodium ambrosioides on mitochondria[J]. Toxicol Appl Pharmacol,

2009, 240(3):337-347.

　[2] 廖泽勇，韦玮. 竹柏果皮和果壳中挥发油成分及其抗肿瘤活性研究 [J]. 医药导报，2015, 34(5):609-612.

六画

羊角藤（茜草科）

【**别名**】白面麻、红头根、山八角、穿骨虫、放筋藤、牛的藤、乌藤、假巴戟天、乌苑藤。

【**基原**】茜草科植物羊角藤 *Morinda umbellata* L. subsp. *obovata* Y. Z. Ruan 的根或根皮。

【**原植物**】藤本、攀缘或缠绕，有时呈披散灌木状。叶纸质或革质，倒卵形、倒卵状披针形或倒卵状长圆形，顶端渐尖或具小短尖，基部渐狭或楔形，全缘，上面常具蜡质，光亮，干时淡棕色至棕黑

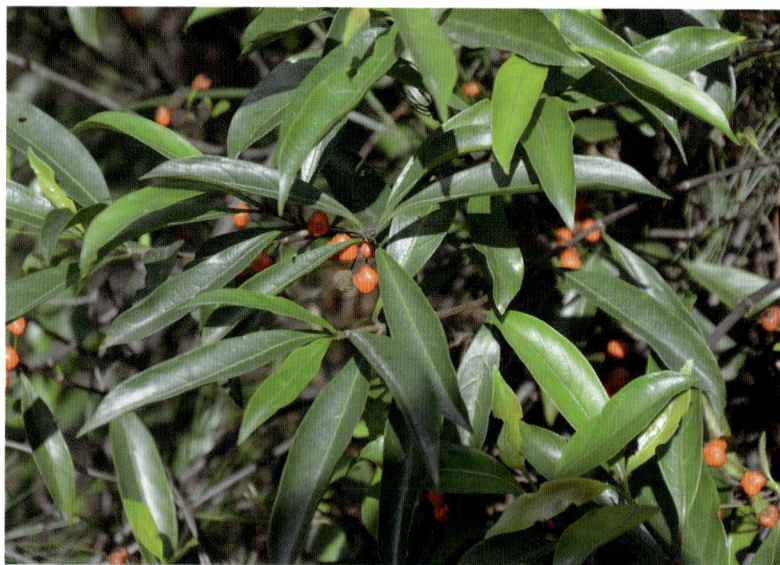

图 42　羊角藤

色，无毛，下面淡棕黄色或禾秆色。花序 3 ~ 11 伞状排列于枝顶；头状花序具花 6 ~ 12；花冠白色，稍呈钟状。聚合果由 3 ~ 7 花发育而成，成熟时红色，近球形或扁球形。花期 6 ~ 7 月，果熟期 10 ~ 11 月。

【生境分布】生于山野林缘小树丛中；分布于福建、广东、云南等地。

【采收】全年均可采收，鲜用或晒干。

【典籍说药】

1.《中华本草》载：味辛、甘，性温；祛风除湿，补肾止血；主治风湿关节痛，肾虚腰痛，阳痿，胃痛。内服煎汤，15 ~ 60g。

2.《中药大辞典》载：辛、甘，温；祛风除湿，补肾止痛；主治风湿关节痛，肾虚腰痛，阳痿，胃痛。内服煎汤，15 ~ 60g。

3.《全国中草药汇编》载：甘，凉；祛风除湿，止痛，止血；适用于胃痛，风湿关节痛；叶外用治创伤出血。用量 15 ~ 30g。外用适量。

【化学成分】主要含醌和环烯醚萜类化合物。

【现代药理】

1. 目前对羊角藤化学成分的研究很少，仅有 2 篇文章报道了具有细胞毒或肝保护活性的醌和环烯醚萜类化合物 [1]。

2. 羊角藤蒽醌类化合物在体内外有抗肿瘤活性 [2]。

【参考文献】

[1] 李常康，苏现明，李锋华，等 . 羊角藤的化学成分及药理活性研究 [C]// 中国化学会 . 中国化学会第十二届全国天然有机化学学术会议论文摘要集 . 中国医学科学院北京协和医学院药物研究所天然药物活性物质与功能国家重点实验室，2018:1.

[2] 张鹏，陈家福 . 羊角藤抗肿瘤蒽醌类化合物的分离及其性质 [J]. 四川肿瘤防治，1996, 9(3):49.

六画

羊蹄（蓼科）

【别名】败毒菜根、土大黄、野菠菜、牛大黄、羊蹄酸模。

【基原】蓼科植物羊蹄 *Rumex japonicus* Houtt. 的根。

【原植物】多年生草本。根粗大，断面黄色。茎直立，通常不分枝。单叶互生，具柄；叶片长圆形至长圆状披针形，基生叶较大，先端急尖，基部圆形至微心形，边缘微波状皱褶。总状花序顶生，每节花簇略下垂；花两性。瘦果宽卵形，有3棱，先端尖，角棱锐利，光亮。花期4月，果期5月。

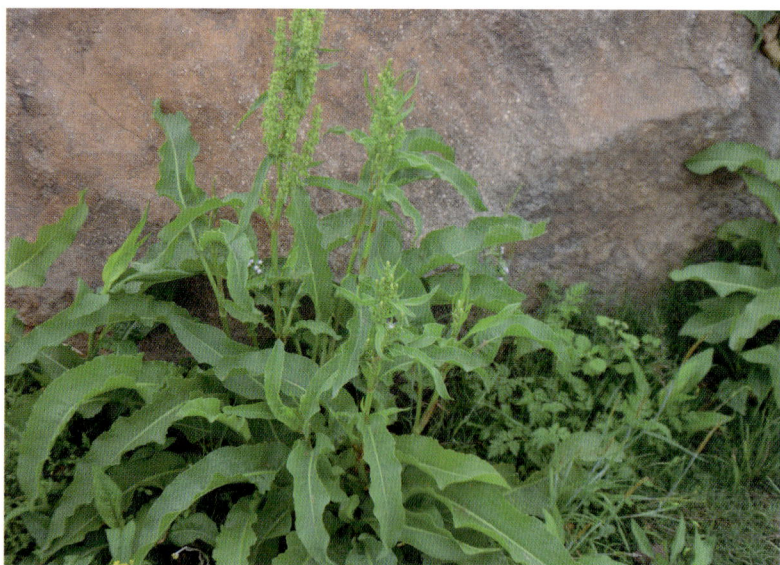

图43　羊蹄

【生境分布】生于山野、路旁、湿地；分布于我国东北、华北、华东、中南地区。

【采收】夏、秋季采挖，鲜用或晒干。

【典籍说药】

1.《中华本草》载：味苦，性寒；归心、肝、大肠经；清热通便，凉血止血，杀虫止痒；主治大便秘结，吐血衄血，肠风便血，痔血，崩漏，疥癣，白秃，痈疮肿毒，跌打损伤。内服煎汤，9～15g，捣汁，或熬膏。外用适量，捣敷，磨汁涂，或煎水洗。脾胃虚寒者禁服。

2.《中药大辞典》载：苦，寒；归心、肝、大肠经；清热通便，止血，解毒杀虫；主治大便秘结，吐血，衄血，肠风便血，痔血，崩漏，疥癣，白秃，痈疮肿毒。内服煎汤，9～15g，捣汁，或熬膏。外用捣敷，磨汁涂，或煎水洗。

3.《全国中草药汇编》载：苦，酸，寒；有小毒；清热解毒，止血，通便，杀虫；适用于鼻出血，功能性子宫出血，血小板减少性紫癜，慢性肝炎，肛门周围炎，大便秘结；外用治外痔，急性乳腺炎，黄水疮，疖肿，皮癣。用量9～15g，鲜品30～60g。外用适量，煎水洗或捣烂敷患处。本品有小毒，内服需谨慎。

4.《中国药用植物志》载：清热解毒，利水消肿，通便，凉血止血，杀虫止痒；用于热秘，热淋，湿热黄疸，体内出血，疥癣，痈疽，痢疾，血小板减少性紫癜，慢性肝炎，肛门周围炎。

【化学成分】主要含蒽醌类、萘醌类、黄酮类等成分，其中萘醌类化合物具有抗肿瘤活性。

【现代药理】具有抗细菌、抗真菌、抗白血病、止血、抗肿瘤等药理作用。

1. 研究发现，从羊蹄中分离得到的大黄素甲醚通过调节 ROS/miR-27a/ZBTB10 信号通路，抑制转录因子血清特异性蛋白 1（Sp1）的表达，导致人鼻咽癌细胞的凋亡和自噬[1-2]。

2. 从羊蹄中分离的胡桃醌类化合物对人肝癌 HepG-2 细胞、人宫颈癌 Hela 细胞和肺癌 A549 细胞都具有中等强度的抑制作用[3]。

【参考文献】

[1] 邱小梅, 邹剑成, 王定勇. 羊蹄根的化学成分研究 [J]. 中国药房, 2009, 20(9):681-682.

[2] PANG M J, YANG Z, ZHANG X L, et al.Physcion, a naturally occurring anthraquinone derivative, induces apoptosis and autophagy in human nasopharyngeal carcinoma[J].Acta Pharmacol Sin, 2016, 37(12):1623-1640.

[3] 吴琪, 黄璐, 茹梦, 等. 羊蹄化学成分及其抗肿瘤活性研究 [J]. 药学与临床研究, 2013, 21(3):227-229.

【附注】 羊蹄实、羊蹄叶亦供药用。

农吉利（豆科）

【别名】佛指甲、山油麻、野芝麻、狗铃草、野百合。

【基原】豆科植物农吉利 *Crotalaria sessiliflora* L. 的全草。

【原植物】直立草本。基部常木质，单株或茎上分枝，被紧贴粗糙的长柔毛。托叶线形；单叶，叶片形状常变异较大，通常为线形或线状披针形，两端渐尖，上面近无毛，下面密被丝质短柔毛；叶柄近无。总状花序顶生、腋生或密生枝顶形似头状，亦有叶腋生出单花，花1至多数；花萼二唇形，密被棕褐色长柔毛；花冠蓝色或

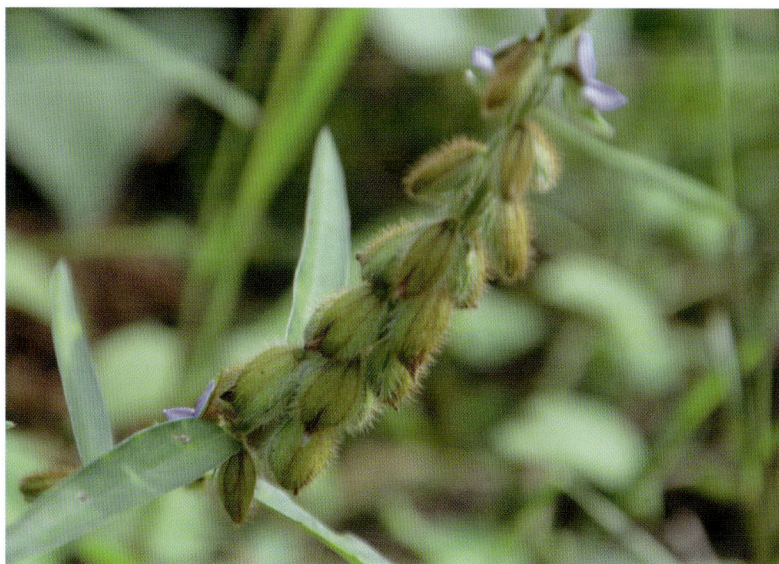

图44 农吉利

紫蓝色，包被萼内，旗瓣长圆形。荚果短圆柱形；种子 10～15。花果期 5 月至翌年 2 月。

【生境分布】生于山坡、路旁、村旁；分布于我国东北、华东、中南及西南地区。

【采收】夏、秋季采收，鲜用或晒干。

【典籍说药】

1.《中华本草》载：味甘、淡，性平；有毒；清热，利湿，解毒，消积；主治痢疾，热淋，喘咳，风湿痹痛，疔疮疖肿，毒蛇咬伤，小儿疳积，恶性肿瘤。内服煎汤，15～60g。外用适量，研末调敷或撒敷，或鲜品捣敷，或煎水洗。本品有毒，内服宜慎，肝肾疾病者禁服。

2.《中药大辞典》载：甘、淡，平；归脾、肾经；有毒；清热解毒，祛风除湿，消积；适用于热淋，痢疾，疔疮肿毒，风湿痹痛，毒蛇咬伤，小儿疳积，恶性肿瘤，盗汗。用量 15～30g，外用研末调敷或撒敷，或鲜品捣敷，或煎水洗。种子及全草含农吉利素，即野百合碱，具有强烈毒性。野百合碱毒性主要损害肝脏，同时对肺、肾也具有毒性影响。另有报道指出，野百合碱有致癌作用，应予注意。本品有毒，内服宜慎。肝肾疾病者忌服。

3.《全国中草药汇编》载：苦、淡，平；解毒，抗癌；主治疔疮，皮肤鳞状上皮癌，食道癌，宫颈癌。外用适量，鲜品捣烂敷患处，或制成农吉利甲素盐酸盐注射液作肌内注射，每天 2 次，每次100mg。

4.《中国药用植物志》载：清热解毒，利湿消积，抗癌；用于痢疾，热淋，喘咳，风湿痹痛，疔疮疖肿，小儿疳积，毒蛇咬伤，皮肤鳞状上皮癌，食道癌，宫颈癌；有毒。

【化学成分】主要成分为生物碱（如野百合碱，即农吉利甲素）、糖和多糖、黄酮类化合物及有机酸。

【现代药理】具有抗肿瘤、抗炎、抗肝毒性、抗疟等活性，还能对平滑肌起到解痉作用，可轻度抑制呼吸频率和深度等。

1. 体外实验表明，野百合碱对人体肝癌细胞株 BEL-7402、KB 等均有显著细胞毒作用[1]。

2. 体内实验表明，野百合碱对 S180、W256 等多种瘤株有显著抑制作用；对淋巴肉瘤腹水型 L1、S37、L615、淋巴细胞白血病 L1210、艾氏腹水癌、Lewis 癌转移型、黑色素瘤 B16、地鼠浆细胞瘤和腺癌 755 等均有较高的抑制作用[2]。

3. 野百合碱外敷或注射对多种实验性肿瘤有抑制作用，其主要供局部应用，对皮肤鳞癌和基底细胞癌疗效较好[3]。

【参考文献】

[1] KUPCHAN S M, DOSKOTCH R W, WANEVENHOVEN P W.Tumor inhibitors.3.monocrotaline, the active principle of Crotalaria spectabilis[J].J Pharm Sci, 1964, 53:343-345.

[2] 季宇彬, 张广美. 中药抗肿瘤有效成分药理与应用 [M]. 哈尔滨: 黑龙江科学技术出版社, 1998.

[3] 陈新谦, 金有豫. 新编药物学 [M]. 北京: 人民卫生出版社, 1983.

六画

阴地蕨（阴地蕨科）

【别名】一朵云、独立金鸡、背蛇生、小春花、蛇不见。

【基原】阴地蕨科植物阴地蕨 *Sceptridium ternatum*（Thunb.）Lyon 的全草。

【原植物】多年生草本。根茎短而直立，有一簇肉质根。总叶柄短，细弱。营养叶三角形，三回羽状分裂，有长柄，呈长三角形，其上各羽片渐次无柄，呈披针形，裂片长卵形至卵形，边缘有细锯齿。孢子叶有长梗，孢子囊穗集成圆锥状，孢子囊圆球形无柄，黄色，沿小穗内侧成两行排列。

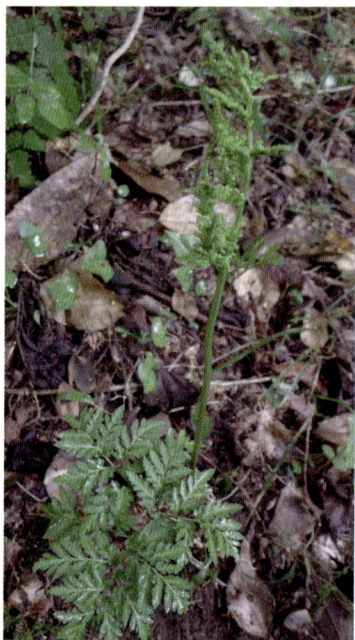

图45 阴地蕨

【生境分布】生于丘陵灌丛或山坡草丛阴湿处；分布于陕西、江苏、湖北、湖南、江西、安徽、浙江、台湾、福建、贵州、四川、广东、广西等地。

【采收】冬、春季采收，鲜用或晒干。

【典籍说药】

1.《中华本草》载：味甘、苦，性微寒；归肺、肝经；清热解毒，平肝息风，止咳，止血，明目去翳；主治小儿高热惊搐，肺热咳嗽，咳血，百日咳，癫狂，痫疾，疮疡肿毒，瘰疬，毒蛇咬伤，目赤火眼，目生翳障。内服煎汤，6~12g，鲜品15~30g。外用适量，捣烂敷。虚寒、体弱及腹泻者禁服。

2.《中药大辞典》载：甘、苦、微寒；清热，止咳，平肝，解毒，明目；主治小儿高热惊搐，肺热咳嗽，咳血，百日咳，癫狂，痫疾，疮疡肿毒，瘰疬，目赤火眼，目生翳障。内服煎汤，3~6g。外用研末敷或煎水洗。

3.《全国中草药汇编》载：甘、苦、微寒；归肺、肝经；清热解毒，平肝息风，止咳化痰；适用于小儿高热惊搐，百日咳，支气管炎，肺炎，哮喘，肺结核咯血，淋巴结结核，角膜云翳，毒蛇咬伤。用量3~15g。外用适量，鲜草捣烂敷患处。虚寒、体弱、腹泻者禁用。

4.《中国药用植物志》载：清热解毒，散结，止咳；用于毒蛇咬伤，痈疖肿毒，淋巴结核，肺结核咳喘，小儿惊风。

【化学成分】主要含皂苷、酚类、糖类及多糖、有机酸、鞣质、蛋白质、香豆素、内酯、强心苷、黄酮、挥发油、甾体和三萜类化合物等成分。

【现代药理】具有利尿、抗菌、抑制肿瘤细胞增殖、祛痰、纠正高尿酸血症、增强免疫功能等作用。

1.基于细胞增殖检测（MTS）/PMS法检测阴地蕨对A549细胞增殖的影响，25μg/mL的阴地蕨对肿瘤细胞增殖有抑制作用，并且能明显抑制肿瘤细胞的黏附[1-2]。

2.小春花生物活性成分主要是黄酮类结构的化合物，其中以特有的阴地蕨素（Tematin）及其苷类衍生物为主。研究表明，Ternatin

具有很好的抗炎、抗过敏、抗氧化的作用，可以对抗化学诱癌物所致的细胞增生[3]。

【参考文献】

[1] 王少明.阴地蕨对 A549 肿瘤细胞增殖、黏附及迁移能力的影响 [J].中国医院药学杂志, 2011, 31(24):2008-2010.

[2] Kimi U S, Rosa G.Association of uricemia with biochemical and dietary factors in human adults with metabolic syndrome genotyped to C677T polymorphism in the methylenetetrahydrofolate reductase gene[J]. Nutr Hosp, 2011, 26(2):298-303.

[3] 阮君山.小春花及其有效成分研究进展 [C]// 中国药理学会制药工业专业委员会.中国制药工业药理学会 20 周年学术会议论文集.2002.

杠板归（蓼科）

【别名】老虎利、蛇不过、蛇倒退、刺酸浆、酸藤、刺犁头。

【基原】蓼科植物杠板归 *Persicaria perfoliata*（L.）H. Gross 的全草。

【原植物】多年生蔓生草本。全株无毛；茎有棱，棱上有倒钩刺。叶互生；叶柄盾状着生，几乎与叶片等长；托叶鞘叶状，圆形或卵形，抱茎；叶片近三角形，淡绿色，下面叶脉疏生钩刺，有时

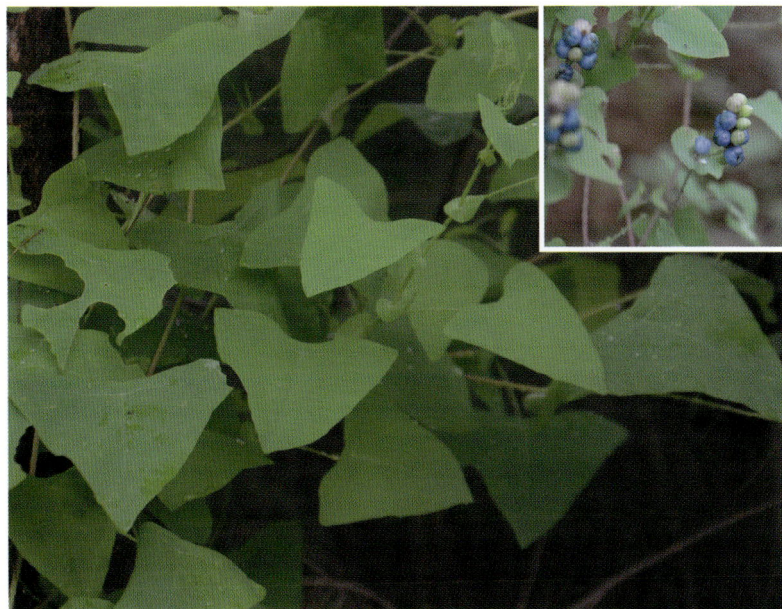

图46　杠板归

叶缘也散生钩刺。短穗状花序顶生或生于上部叶腋，两性花；花小，多数，具苞，苞片圆形，花被白色或淡红色，果时增大，肉质，变为深蓝色。瘦果球形，暗褐色，有光泽。花期 6 ~ 8 月，果期 9 ~ 10 月。

【生境分布】生于荒芜的沟岸、河边及村庄附近；分布于我国各地。

【采收】夏、秋季采收，鲜用或晒干。

【典籍说药】

1.《中华本草》载：味酸、苦，性平；归肺、小肠经；清热解毒，利湿消肿，散瘀止血；主治疔疮痈肿，丹毒，痄腮，乳腺炎，聤耳，喉蛾，感冒发热，肺热咳嗽，百日咳，瘰疬，痔瘘，鱼口便毒，泻痢，黄疸，臌胀，水肿，淋浊，带下，疟疾，风火赤眼，跌打肿痛，吐血，便血，蛇虫咬伤。内服煎汤，10 ~ 15g，鲜品 20 ~ 45g。外用适量，捣敷，或研末调敷，或煎水洗。体质虚弱者及孕妇慎服。

2.《中药大辞典》载：酸、苦，平；归肺、小肠经；清热解毒，利湿消肿；主治感冒发热，肺热咳嗽，百日咳，疟疾泻痢，黄疸，臌胀，水肿，淋浊带下，吐血，便血，疔疮痈肿，丹毒，痄腮，乳腺炎，聤耳，喉蛾，瘰疬，痔瘘，鱼口便毒，风火赤眼，跌打肿痛，蛇虫咬伤。内服煎汤，10 ~ 15g，鲜品 20 ~ 45g。外用捣敷，或研末调敷，或煎水熏洗。体质虚弱者及孕妇慎服。

3.《全国中草药汇编》载：酸，苦，平；归肺、小肠经；清热解毒，利尿消肿；适用于腹泻，痢疾，呼吸道感染，气管炎，百日咳，急性扁桃体炎，肾炎水肿；外用于带状疱疹，湿疹，痈疖肿毒，蛇咬伤。用量 15 ~ 30g；外用适量，鲜品捣烂敷或干品煎水洗患处。

4.《中国药用植物志》载：清热解毒，利水消肿，化瘀止血；用于水肿，肾炎，黄疸，泄泻，疟疾，痄腮，痢疾，热淋，目赤，跌打损伤，体内出血，湿疹，疥癣，丹毒，瘰疬。

【化学成分】主要含黄酮类，如槲皮素、异鼠李素、金丝桃苷、槲皮苷等；还含有苯丙苷类、醌类、甾体与萜类、酚酸类等物质。

【现代药理】具有抗炎、抗菌、保肝、抗病毒、抗癌等作用。

1.体外实验发现，杠板归乙酸乙酯提取物对多种肿瘤细胞均有显著的增殖抑制作用，其中对人结肠腺癌 Colo320 细胞、人结肠腺癌 HL-60 细胞、人结肠腺癌 PC-3 细胞、人胃腺癌 SGC-7901 细胞敏感度高，对小鼠移植性 S-180 肉瘤也具有较强的体内抗肿瘤作用[1]。

2.8- 羰基 - 松脂酚（8-oxo-pinoresinol）为杠板归植物中的化合物之一，对乳腺癌 Bcap-37 细胞株、人结肠癌 RKO 细胞、SMMC-7721、前列腺癌 PC3 细胞、白血病 K562 细胞等显示出细胞毒性[2]。

【参考文献】

[1] 陶锋 , 张如松 . 杠板归的体内外抗肿瘤作用实验研究 [J]. 中华中医药学刊 , 2013, 31(9):2019-2021.

[2] WANG K W, ZHU J R, SHEN L Q.A new lignan with anti-tumour activity from Polygonum perfoliatum L.[J]. Natural Product Research, 2013, 27(6):568-573.

七画

苏铁（苏铁科）

【别名】凤尾蕉、凤尾松、铁树、避火蕉、大凤尾、铁甲松。

【基原】苏铁科植物苏铁 *Cycas revoluta* Thunb. 的叶、根、花及果实。

【原植物】常绿木本植物，不分枝。密被宿存的叶基和叶痕。羽状叶从茎的顶部生出，基部两侧有刺，羽片达 100 对以上，条形，厚革质，先端锐尖，边缘显著向下卷曲。雌雄异株，雄球花圆柱形；大孢子叶扁平，密生淡黄色或淡灰黄色绒毛，上部顶片宽卵

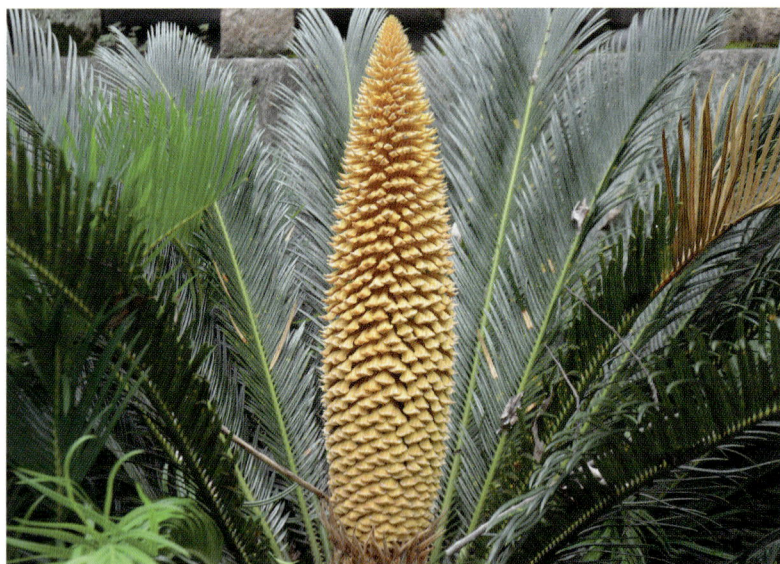

图 47　苏铁

形，边缘羽状分裂，其下方两侧着生数枚近球形的胚珠。种子卵圆形，微扁，顶凹，熟时朱红色。花期 6～7 月，种子 10 月成熟。

【生境分布】分布于福建、台湾、广东等地。

【采收】全年均可采挖，晒干。

【典籍说药】

1.《中华本草》载：味甘、淡，性平；有小毒；祛风通络，活血止血；主治风湿麻木，筋骨疼痛，跌打损伤，劳伤吐血，腰痛，白带，口疮。内服煎汤，10～15g，或研末。外用适量，水煎含漱。

2.《中药大辞典》载：根祛风通络，活血止血；主治风湿麻木，筋骨疼痛，跌打损伤，劳伤吐血，腰痛，白带，口疮；内服煎汤，10～15g，或研末；外用水煎含漱。果平肝降压，镇咳祛痰，收敛固涩；主治高血压，慢性肝炎，咳嗽痰多，痢疾，遗精，白带，跌打，刀伤；内服煎汤，9～15g，或研末；外用研末敷。种子及茎顶部的树心有毒，中毒症状为头晕、呕吐。叶甘、淡，平；有小毒；入肝、胃经；理气止痛，散瘀止血，消肿解毒；主治肝胃气滞疼痛，经闭，吐血，便血，痢疾，肿毒，外伤出血，跌打损伤；内服煎汤，9～15g，或烧存性，研末；外用烧灰，或煅存性研末敷。花理气祛湿，活血止血，益肾固精；主治胃痛，慢性肝炎，风湿疼痛，跌打损伤，咳血，吐血，痛经，遗精，带下；内服煎汤，15～60g。

3.《全国中草药汇编》载：甘，淡，平；有小毒。叶收敛止血，解毒止血；适用于各种出血，胃炎，胃溃疡，高血压，神经痛，闭经，癌症。花理气止痛，益肾固精；适用于胃痛，遗精，白带，痛经。种子平肝，降血压；适用于高血压。根祛风活络，补肾；适用于肺痨咯血，肾虚牙痛，腰痛，白带，风湿关节麻木疼痛，跌打损伤。叶、花用量 30～60g；种子、根用量 9～15g。苏铁种子和茎顶部树心有毒，用时宜慎。

4.《中国药用植物志》载：根可祛风活络，补肾止血，活血祛瘀，理气止痛，平肝；用于肺结核咯血，肾虚牙痛，腰痛，胃痛，带下病，风湿关节痛，跌打损伤，呕血。叶可理气止痛，散瘀止血，消肿解毒；用于肝气滞疼痛，经闭，呕血，便血，痢疾，肿毒，外伤出血，跌打损伤。大孢子叶可理气止痛，活血止血，益肾固精；用于胃痛，慢性肝炎，风湿疼痛，跌打损伤，咯血，呕血，痛经，遗精，带下。种子可平肝，祛痰止咳，收敛固涩；用于高血压，慢性肝炎，咳嗽痰多，痢疾，遗精，白带，跌打，刀伤。

【化学成分】主要含双黄酮化合物、苏铁苷、氨基酸等成分。苏铁内含铁树素及新铁树素甲、乙，具有抗癌活性。

【现代药理】具有抗肿瘤、抑菌、抗炎、利尿、止血及抗氧化等功效。苏铁中主要含有能用于肿瘤治疗的黄酮类化合物。

1. 林秋玉等[1]发现，苏铁叶总黄酮联合顺铂可抑制 Lewis 肺癌小鼠肿瘤生长及转移，同时可保护小鼠免疫系统，促进抗肿瘤免疫力的提升。

2. 孔繁翠等[2]发现，铁树提取物可抑制 A549 细胞 Bcl-2 和 Caspase-3 的 mRNA 表达，促进 Bax 的 mRNA 表达。

3. 孙玲玲等[3]研究发现，铁树叶提取液除对 K562 细胞增殖具有明显的抑制作用外，同时还可以显著抑制白血病 HL-60 细胞增殖，铁树叶提取液对肿瘤细胞增殖的抑制作用可能与铁树叶中的苏铁苷类成分有关，这为临床上用铁树叶治疗白血病奠定了一定的理论基础。

【参考文献】

[1] 林秋玉，李文琳，黎小年，等.苏铁叶总黄酮联合顺铂

对 Lewis 肺癌小鼠的抑瘤作用 [J]. 中国临床药理学杂志 , 2019, 35(16):1784-1787.

[2] 孔繁翠 , 顾昊 , 王鹤尧 , 等 . 铁树提取物对人肺腺癌细胞凋亡的诱导及相关机制的初步研究 [J]. 中国新药杂志 .2008.17(8):667-672.

[3] 孙玲玲 , 毕富勇 , 凌烈峰 , 等 . 铁树叶提取液对白血病细胞株 K562、HL-60 增殖抑制作用的实验研究 [J]. 九江医学 , 2001, 16(4):192-193.

【附注】苏铁果、苏铁花、苏铁叶亦供药用。苏铁种子含有苏铁苷，苏铁苷有致癌作用。野生苏铁为国家一级保护植物，应注意保护资源。

七画

杨梅叶蚊母树（金缕梅科）

【别名】飘柴、假五倍子。

【基原】金缕梅科植物杨梅叶蚊母树 *Distylium myricoides* Hemsl. 的根。

【原植物】常绿灌木或小乔木。嫩枝有鳞垢，老枝无毛，有皮孔。叶革质，矩圆形或倒披针形，先端锐尖，基部楔形，上面绿色，干后暗晦无光泽，下面秃净无毛；边缘上半部有数个小齿突；托叶早落。总状花序腋生。蒴果卵圆形，有黄褐色星毛，先端尖，裂4，基

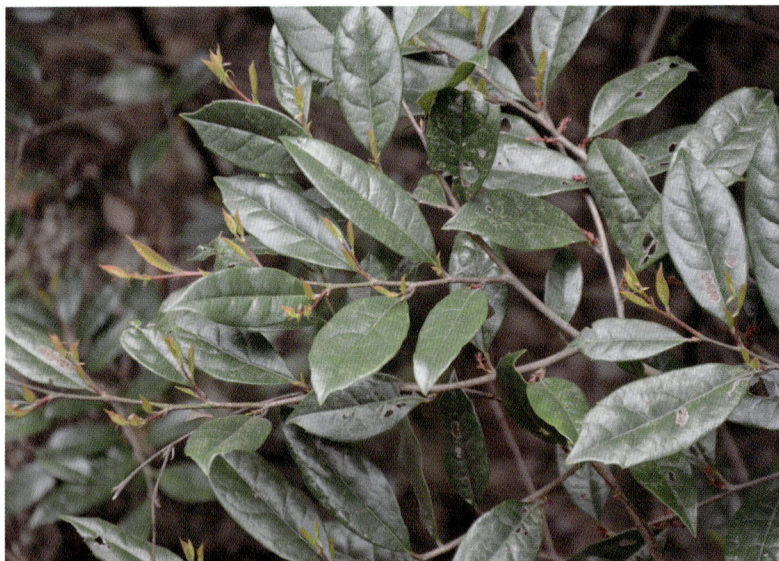

图48　杨梅叶蚊母树

部无宿存萼筒。种子褐色，有光泽。花期4~6月，果期6~8月。

【生境分布】多生于亚热带常绿林中；分布于安徽、浙江、江西、福建、广东、广西、四川、贵州、云南等地。

【采收】全年均可采收，鲜用或晒干。

【典籍说药】

1.《中华本草》载：味辛、微苦，性平；归脾、肝经；利水渗湿，祛风活络；主治水肿，手足浮肿，风湿骨节疼痛，跌打损伤。内服煎汤，6~12g。

2.《中国药用植物志》载：通络，消肿；用于跌打损伤，风湿骨节疼痛，手足水肿。

【化学成分】主要含有黄酮类、二苯并呋喃类和鞣质类成分。

【现代药理】民间有杨梅叶蚊母树治疗肿瘤的案例，但国内、外无杨梅叶蚊母树抗肿瘤化学成分及生物活性研究报道。

两面针（芸香科）

【别名】双面针、两背针、入地金牛。

【基原】芸香科植物两面针 *Zanthoxylum nitidum*（Roxb.）DC. 的干燥根。

【原植物】常绿木质藤本，长 3～5m。根皮淡黄色。老茎有皮孔，茎、枝、叶轴有刺，叶柄及小叶的中脉两面均有钩状皮刺。奇数羽状复叶互生，小叶对生，具短柄，革质而亮，卵形或卵状矩圆形，先端短尾状，基部圆形或宽楔形，边近全缘或微具波状疏锯

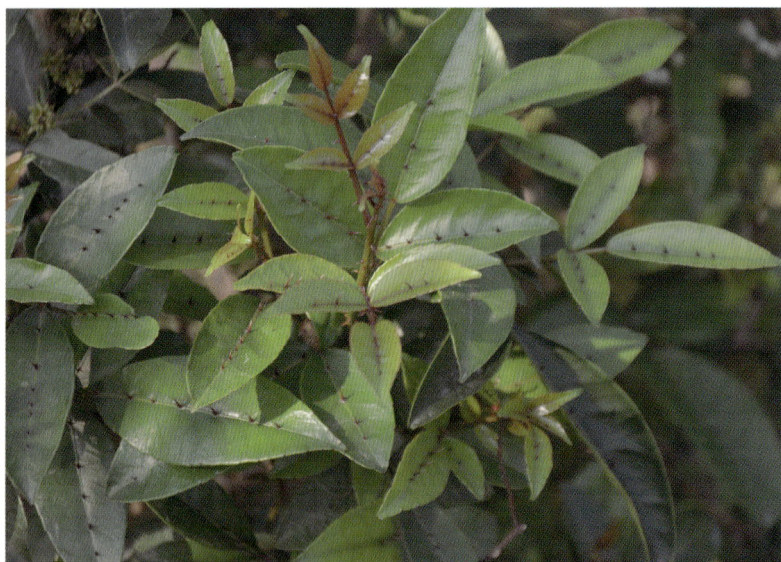

图 49　两面针

齿。春季开小白色花,伞房状圆锥花序腋生。蓇葖果成熟时紫红色,有粗大腺点,顶端具短喙。

【生境分布】生于山野坡地灌木丛中;分布于福建、台湾、湖南、广西、广东、云南等地。

【采收】全年均可采收,鲜用或晒干。

【典籍说药】

1.《中华人民共和国药典》载:苦、辛,平;有小毒;归肝、胃经;活血化瘀,行气止痛,祛风通络,解毒消肿;主治跌扑损伤,胃痛,牙痛,风湿痹痛,毒蛇咬伤;外用治烧、烫伤。内服煎汤 5~10g。外用适量,研末调敷或煎水洗患处。本品不能过量服用;忌与酸味食物同服。

2.《中国药用植物志》载:活血化瘀,行气止痛,祛风通络,解毒消肿;用于跌扑损伤,胃痛,牙痛,风湿痹痛,毒蛇咬伤;外用治烧、烫伤;有小毒。

3.《全国中草药汇编》载:苦、辛,平;归肝、胃经;有小毒;活血化瘀,行气止痛,祛风通络,解毒消肿;适用于跌扑损伤,胃痛,牙痛,风湿痹痛,毒蛇咬伤;外用于烧、烫伤。干根用量 5~10g,根皮用量 1.5~3g。外用适量,研末调敷或煎水洗患处。本品有毒,不能过量服用;忌与酸味食物同时服用。本品中毒后常引起腹痛、下痢;解救方法为导泻、服糖水或注射葡萄糖液。

4.《中药大辞典》载:辛、苦,微温;有小毒;祛风通络,胜湿止痛,解毒消肿;主治风寒湿痹,筋骨疼痛,跌打骨折,咽喉肿痛,牙痛,胃疼,蛔厥腹痛,疮痈瘰疬,烫伤。内服煎汤,4.5~9g,或研末 1.5~3g,或浸酒。外用煎水洗,或含漱,或鲜品捣敷。孕妇禁服。用量不能过大。

5.《中华本草》载：味辛、苦，微温；有小毒；祛风通络，胜湿止痛，消肿解毒；主治风寒湿痹，筋骨疼痛，跌打骨折，疝痛，咽喉肿痛，胃疼，蛔厥腹痛，牙痛，疮痈瘰疬，烫伤。内服煎汤，4.5～9g，研末 1.5～3g，或浸酒。外用适量，煎水洗，或含漱，或鲜品捣敷。孕妇禁服。用量过大会出现头晕、眼花、腹痛、呕吐等中毒症状。

【化学成分】 主要含生物碱类、木脂素类、香豆素类、脂肪酸类等化合物。

【现代药理】 具有抗炎、抗真菌、抗氧化、抗 HIV 和抗肿瘤的生物活性。

1.氯化两面针碱通过 MAPK 信号通路，抑制乳腺癌及肝癌细胞转移[1]。

2.miRNA 及 mRNA 调控网络是氯化两面针碱发挥抗肝细胞癌作用的分子机制之一[2]。

3.氯化两面针碱可通过抑制肿瘤蛋白 53（p53）泛素化降解，提升 p53 蛋白表达水平，恢复其抑癌功能，发挥抗宫颈癌作用[3]。

【参考文献】

[1] 钱峰.氯化两面针碱通过 MAPK 信号通路抑制乳腺癌及肝癌细胞转移的机制 [J].中国临床药学杂志, 2018, 27(3):143-148.

[2] 杨霞，赖泽锋，刘丽敏，等.基于 miRNA 及 mRNA 调控网络探讨氯化两面针碱干预肝细胞癌的作用机制 [J].中华中医药杂志, 2021, 36(10):5882-5886.

[3] 石忠秀，黄勇，赵欢欢，等.氯化两面针碱通过抑制 p53 泛素化降解诱导宫颈癌细胞凋亡的机制 [J].中国药理学通报, 2023, 39(10):1891-1899.

佛甲草（景天科）

【别名】火烧草、火焰草、佛指甲、禾雀舌、鼠牙半支。

【基原】景天科植物佛甲草 *Sedum lineare* Thunb. 的全草。

【原植物】多年生肉质草本，全体无毛。茎纤细倾卧，着地部分节节生根。叶 3～4，轮生，近无柄，线形至倒披针形，先端近短尖，基部有短矩。聚伞花序顶生，花黄色，细小。蓇葖果。花期春末夏初。

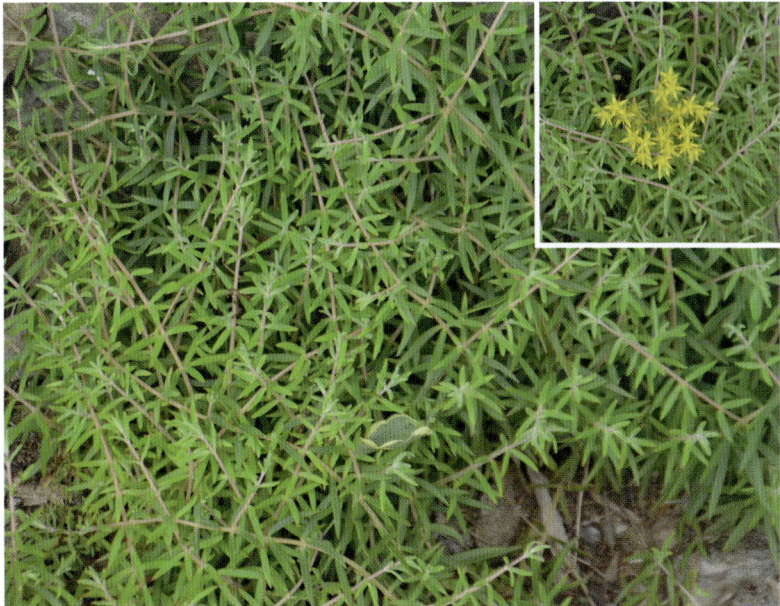

图 50 佛甲草

七画

【生境分布】生于山野水湿地及岩石上；分布于我国中南地区，以及陕西、甘肃、江苏、安徽、浙江、江西、福建、台湾、四川、贵州、云南等地。

【采收】夏、秋季采收，鲜用或晒干。

【典籍说药】

1.《中国药用植物志》载：清热解毒，消肿；用于咽喉肿痛、肝炎，热淋，痈肿，水火烫伤，蛇虫咬伤，接骨，劳伤咳嗽。

2.《全国中草药汇编》载：甘、淡，寒；清热解毒，消肿止血，抗癌；适用于咽喉炎，肝炎，胰腺癌等多种癌症；外用治烧、烫伤，外伤出血，带状疱疹，疮疡肿毒，毒蛇咬伤。用量30～60g。外用适量，鲜草捣烂敷患处。

3.《中药大辞典》载：甘、淡，寒；清热解毒，利湿，止血；治咽喉肿痛，目赤肿痛，疔疮，丹毒，缠腰火丹，烫火伤，毒蛇咬伤，黄疸，湿热泻痢，便血，崩漏，外伤出血，扁平疣。内服煎汤，9～15g，鲜品20～30g，或捣汁。外用鲜品捣敷，或捣汁含漱、点眼。

4.《中华本草》载：味甘、淡，性寒；归肺、肝经；清热解毒，利湿，止血；主治咽喉肿痛，目赤肿痛，热毒痈肿，疔疮，丹毒，缠腰火丹，烫火伤，毒蛇咬伤，黄疸，湿热泻痢，便血，崩漏，外伤出血，扁平疣。外用适量，鲜品捣敷，或捣汁含漱、点眼。内服煎汤，9～15g，鲜品20～30g，或捣汁。已溃者勿用。

【化学成分】主要含黄酮类、生物碱类、香豆素类、甾体类及三萜类等化合物。

【现代药理】具有抗炎、调节免疫、抗氧化、抗肿瘤、抗疲劳、缓解肝损伤、降低缺氧性心脑损伤等作用。其中以总黄酮提取物的抗肿瘤活性最强。

1. 陈雨洁等[1]发现，佛甲草提取物对人肝癌 HepG2 细胞株、人食管癌 EC109 细胞及人结肠癌 SW480 细胞株的体外增殖有明显抑制作用，并呈良好的剂量依赖性。

2. 王璐瑶[2]等研究发现，佛甲草中总黄酮化合物及其单体化合物对人肺癌 A549 细胞、人口腔癌 Accm 细胞有抑制作用。

3. 周青等[3]发现，佛甲草可通过增强荷瘤小鼠抗肿瘤免疫应答功能，发挥抗肿瘤活性。

4. 杨洁等[4]发现，佛甲草提取物在一定程度上表现出对 HepG2 和 Hep3B 细胞的抑制作用，可以初步推测佛甲草的甲醇提取物具有一定的抗肝癌活性。

【参考文献】

[1] 陈雨洁，林亲雄，万定荣，等. 景天属三种植物药不同提取部位及总黄酮抗肿瘤作用研究 [J]. 中央民族大学学报 (自然科学版)，2011, 20(2):88-92.

[2] 王璐瑶. 佛甲草等景天属植物药中黄酮类物质的抗肿瘤活性研究及含量测定 [D]. 武汉：中南民族大学，2013.

[3] 周青，连磊凡，吴丽珍，等. 佛甲草对 S180 小鼠肿瘤组织 IL-10、TNF-α、NF-κB 表达的影响 [J]. 中药药理与临床，2015, 31(2):52-54.

[4] 杨洁，文琰章，麻新华，等. 佛甲草中细胞毒活性成分的研究 [J]. 华中师范大学学报 (自然科学版)，2018, 52(3):347-354.

灵芝（灵芝科）

【别名】三秀、茵、灵芝草、木灵芝、菌灵芝。

【基原】多孔菌科真菌赤芝 *Ganoderma lucidum*（Leyss. ex Fr.）Karst. 的干燥子实体。

【原植物】担子果一年生。有柄，栓质。菌盖半圆形或肾形，盖表褐黄色或红褐色，盖边渐趋淡黄，有同心环纹，微皱或平滑，有亮漆状光泽，边缘微钝。菌肉乳白色，近管处淡褐色。菌柄圆柱形，侧生或偏生，偶中生。孢子卵形，双层壁，顶端平截，外壁透

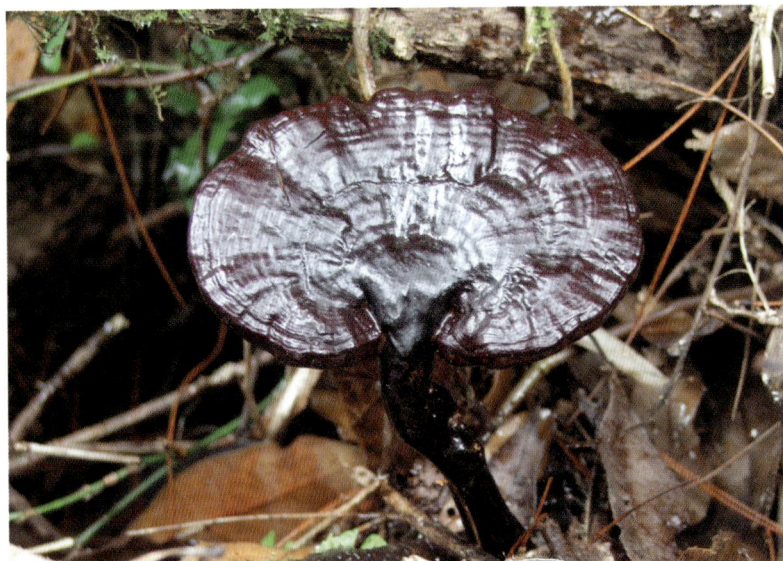

图 51 灵芝

明，内壁淡褐色，有小刺。担子果多在秋季成熟，华南及西南可延至冬季成熟。

【生境分布】生于向阳的壳斗科和松科松属植物等根际或枯树桩上；分布于我国各地。

【采收】秋季采收，鲜用或晒干。

【典籍说药】

1.《中华人民共和国药典》载：甘，平；归心、肺、肝、肾经；补气安神，止咳平喘；主治心神不宁，失眠心悸，肺虚咳喘，虚劳短气，不思饮食。内服煎汤，6～12g。

2.《中国药用植物志》载：补气安神，止咳平喘；用于眩晕不眠，心悸气短，虚劳咳喘，不思饮食及毒菌中毒。现代临床常用于神经衰弱，慢性支气管炎，急、慢性肝炎，糖尿病，也用于白血病与癌症的辅助治疗。

3.《全国中草药汇编》载：甘，平；归心、肺、肝、肾经；补气安神，止咳平喘；适用于心神不宁，失眠心悸，肺虚咳喘，虚劳短气，不思饮食。用量6～12g。

4.《中药大辞典》载：甘，平；归肺、心、脾经；益气强壮，养心安神；主治虚劳羸弱，食欲不振，心悸，失眠，头晕，神疲乏力，久咳气喘，冠心病，高血压，高脂血症，矽肺；亦用于肿瘤放化疗后体虚。内服煎汤，10～15g；研末，2～6g；或浸酒。

5.《中华本草》载：味甘，性平；归肺、心、脾经；益气血，安心神，健脾胃；主治虚劳，心悸，失眠，头晕，神疲乏力，久咳气喘，冠心病，矽肺，肿瘤。内服煎汤，10～15g；研末，2～6g；或浸酒。实证慎服。

【化学成分】主要含多糖、三萜类成分，并含有甾醇、蛋白质、多肽、生物碱等活性物质，灵芝所含蛋白质类化合物具有抗肿瘤活性。

【现代药理】具有镇静镇痛、提高耐缺氧能力、降低心率、抗肿瘤、保护肝脏、降血糖、平喘、镇咳、祛痰、抑菌、改善心肌缺血缺氧、改善冠脉血流等作用。灵芝可直接或间接作用于肿瘤细胞而发挥抗肿瘤作用。

1. 沈瑞等[1]通过研究发现，灵芝多糖通过抑制 PI3K/Akt 信号通路，进而抑制肝癌 SK-HEP-1 和 Huh-7 细胞增殖，诱导 G1 期细胞周期阻滞。

2. 贾怡等[2]发现，灵芝还可以通过调节细胞自噬等细胞程序性死亡的方式，引起肿瘤细胞的死亡。

3. 潘云霞等[3]通过研究发现，灵芝多糖可通过抑制抗氧化基因谷氨酸 - 半胱氨酸连接酶调节亚基（GCLM）的表达抑制谷胱甘肽的合成，从而诱导活性氧在细胞内大量累积，促进乳腺癌的细胞凋亡。

4. 邢会军等[4]通过实验发现，灵芝多糖可有效抑制人胃癌 MKN45、AGS 细胞生长，其作用与增加 Bax 基因表达，抑制 Bcl-2 基因表达，从而促进肿瘤细胞凋亡有关。

5. 李颖博等[5]研究发现，灵芝多糖能通过抑制人前列腺癌肿瘤细胞聚集并转移到其他组织从而显著减少人前列腺癌 PC-3M 细胞突变和迁移的数目。

【参考文献】

[1] 沈瑞，徐静，王雷，等．灵芝多糖调控 PI3K/Akt 信号通路抑制肝癌细胞恶性表型 [J]．中国实验方剂学杂志，2023,29(6):88-94.

[2] 贾怡，李艳，王晓琳，等．灵芝酸 A- 靛红拼合物的合成、抗

肿瘤活性及靶点预测研究 [J]. 中草药 , 2023, 54(7):2044-2055.

[3] 潘云霞 , 焦卓亚 , 彭灿 , 等 . 灵芝多糖调控抗氧化因子表达抑制乳腺癌恶性表型研究 [J]. 中草药 , 2022, 53(23):7440-7448.

[4] 邢会军 , 侯雷 , 孙勇 , 等 . 灵芝多糖对小鼠胃肿瘤活性的体内外抑制作用 [J]. 中国实验方剂学杂志 , 2017, 23(13):116-120.

[5] 李颖博 , 李宇华 , 王瑞 , 等 . 灵芝多糖对肿瘤细胞与内皮细胞相互作用的影响 [J]. 中国药理学通报 , 2008, 24(2):250-253.

【附注】紫芝亦供药用，性味功效与灵芝相似。

苦参（豆科）

【别名】地槐、苦骨、山槐子、臭槐棵、苦参麻。

【基原】豆科植物苦参 *Sophora flavescens* Ait. 的干燥根。

【原植物】亚灌木。根圆柱状，外皮黄色。茎枝草本状，绿色，具不规则的纵沟，幼时被黄色细毛。奇数羽状复叶，互生；小叶 5～21，有短柄，卵状椭圆形至长椭圆状披针形，先端圆形或钝尖，基部圆形或广楔形，全缘。总状花序顶生；花淡黄白色；萼钟

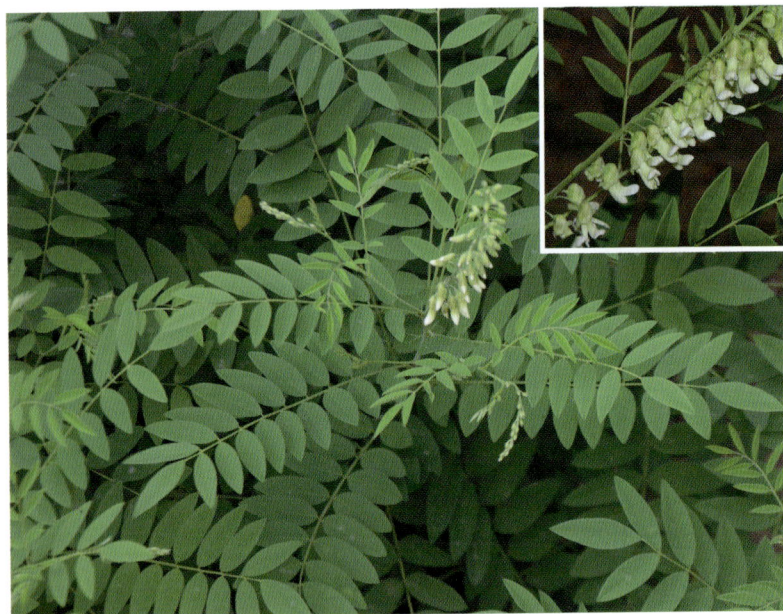

图 52　苦参

状；花冠蝶形，旗瓣较其他的花瓣稍长。荚果线形，先端具长喙，成熟时不开裂。种子3~7，种子间有缢缩，黑色，近球形。花期5~7月，果期7~9月。

【生境分布】生于山坡草地、平原、路旁、沙质地和红壤地的向阳处；分布于我国各地。

【采收】全年均可采收，鲜用或晒干。

【典籍说药】

1.《中华人民共和国药典》载：苦，寒；归心、肝、胃、大肠、膀胱经；清热燥湿，杀虫，利尿；主治热痢，便血，黄疸尿闭，赤白带下，阴肿阴痒，湿疹，湿疮，皮肤瘙痒，疥癣麻风；外治滴虫性阴道炎。内服煎汤，4.5~9g。外用适量，煎汤洗患处。注意本品不宜与藜芦同用。

2.《中华本草》载：味苦，性寒；归心、肺、肾、大肠经；清热燥湿，祛风杀虫；主治湿热泻痢，肠风便血，黄疸，小便不利，水肿，带下，阴痒，疥癣，麻风，皮肤瘙痒，湿毒疮疡。内服煎汤，3~10g，或入丸、散。外用适量，煎水熏洗，或研末撒，或浸酒搽。脾胃虚寒者禁服。本品反藜芦。

3.《中药大辞典》载：苦，寒；归心、肺、肾、大肠经；清热，燥湿，祛风杀虫；主治湿热泻痢，肠风便血，黄疸，小便不利，带下，阴痒，疥癣，麻风，皮肤瘙痒，湿毒疮疡。内服煎汤，3~10g，或入丸、散。外用煎水熏洗，或研末敷，或浸酒搽。脾胃虚寒者禁服。本品反藜芦。

4.《全国中草药汇编》载：苦，寒；归心、肝、胃、大肠、膀胱经；清热燥湿，杀虫，利尿；适用于热痢，便血，黄疸尿闭，赤白带下，阴肿阴痒，湿疹，湿疮，皮肤瘙痒，疥癣麻风；外用于滴虫性阴道炎。用量 4.5 ~ 9g；外用适量，煎水洗患处。本品不宜与藜芦同用。本品有小毒，用量不宜过大，中毒后出现流涎、步伐不整、呼吸、脉搏急速、惊厥，最后因呼吸停止而死亡。

5.《中国药用植物志》载：清热燥湿，杀虫，利尿；用于热痢，便血，黄疸尿闭，赤白带下，阴肿阴痒，湿疹，湿疮，皮肤瘙痒，疥癣麻风；外用治滴虫性阴道炎。

【化学成分】主要含苦参碱等生物碱类、黄酮类、脂肪酸类和挥发油等多种成分。苦参碱作为苦参的主要有效成分之一，具有良好的抗肿瘤作用，可通过抑制肿瘤细胞的增殖、促进其凋亡和提高免疫等途径发挥抗肝癌、肺癌等恶性肿瘤的作用。

【现代药理】具有抗滴虫、抗阿米巴原虫、抗肿瘤、利尿、抗过敏、平喘、抗胃溃疡、抑菌、抗过敏性休克、抗心律失常等作用。抗肿瘤的主要成分为苦参碱，可抑制多种肿瘤细胞的增殖、分化、迁移及代谢等生物学效应。其毒性作用为麻痹中枢神经。

1. 苦参碱在细胞周期的 G1 期诱导肝癌细胞的自噬体形成，影响肝癌细胞的增殖[1]。

2. 苦参碱作用于结肠癌 SW116 细胞，通过上调肿瘤坏死因子受体超家族成员（Fas）及 Bax mRNA 表达，诱导结肠癌细胞凋亡[2]。

3. 苦参碱通过 Wnt/β- 连环蛋白（Wnt/β-catenin）信号通路增加肺癌细胞的放疗敏感性[3]。

4. 苦参碱可以通过调节 microRNA（miRNA）的表达来发挥其抗肿瘤作用[4]。

5. 苦参提取物可上调原本在膀胱癌组织中低表达的长链非编码 RNA LINC00472 的水平，并促进张力蛋白同源基因（PTEN）的表达，抑制 PI3K/Akt 通路的激活，进一步抑制膀胱癌 T24 和 5637 细胞的存活、侵袭和迁移[5]。

【参考文献】

[1] 范悦，王世明，石青青.苦参碱对肝癌细胞增殖及其细胞自噬的影响 [J].中国当代医药，2013, 20(7):11-13.

[2] 周喜汉，韦星，黄赞松，等.苦参碱诱导人结肠癌 SW116 细胞凋亡及机制探讨 [J].山东医药，2008, 48(43):19-20.

[3] 李修炜，王记南，张健.基于 PAK6 和 Wnt/β-catenin 信号通路的苦参碱对肺癌放疗敏感性的影响研究 [J].中草药，2021, 52(2): 447-453.

[4] 胡柏帆，章雪莲，黄佼，等.苦参碱调控 circ0013958/miR-532-3p 轴对卵巢癌细胞增殖和凋亡的影响 [J].中国老年学杂志，2022, 42(24):6089-6093.

[5] LI L, QI F, WANG K.Matrine Restrains Cell Growth and Metastasis by Up- Regulating LINC00472 in Bladder Carcinoma[J]. Cancer management and research, 2020, 12:1241-1251.

八画

构棘（桑科）

【别名】穿破石、荬芝、山荔枝、九层皮。

【基原】桑科植物构棘 *Maclura cochinchinensis*（Lour.）Corner 的根。

【原植物】常绿灌木，直立或攀缘状。根皮橙黄色。枝灰褐色，光滑，皮孔散生，具直立或略弯的棘刺，粗壮。单叶互生，叶片革质，倒卵状椭圆形、椭圆形或长椭圆形，先端钝或渐尖，或有微凹

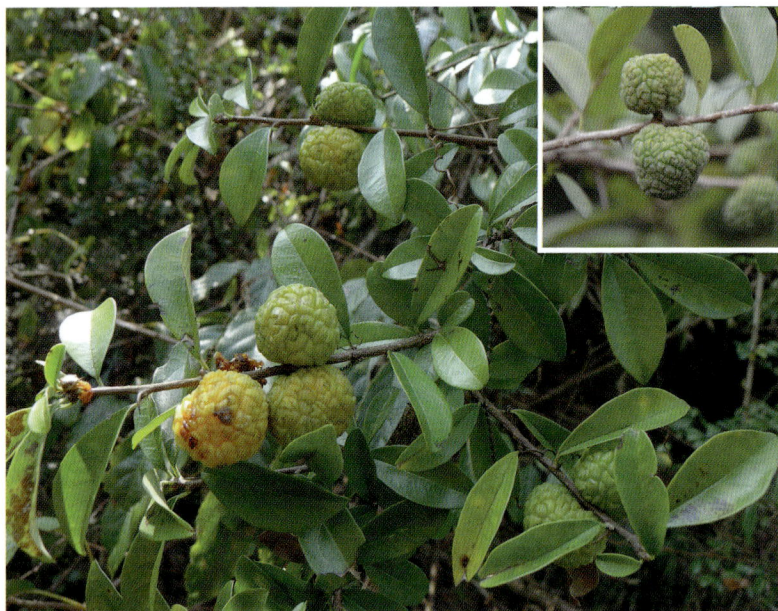

图53 构棘

缺，基部楔形，全缘，两面无毛；基出脉3，侧脉6~9对。花单性，雌雄异株；球状花序单个或成对腋生。聚花果球形，肉质，熟时橙红色。花期4~5月，果期9~10月。

【生境分布】生于山坡、溪边灌丛中或山谷、林缘等处；分布于安徽、浙江、江西、福建、湖北、湖南、广东、海南、广西、四川、贵州、云南等地。

【采收】全年均可采挖，鲜用或晒干。

【典籍说药】

1.《中国药用植物志》载：清热利湿，活血通络，祛风止痛；用于风湿性关节炎，肺结核，劳伤咳嗽，十二指肠溃疡，黄疸，热淋，闭经，疔疮，疥癣，跌打损伤。

2.《全国中草药汇编》载：微苦，凉；归肺、肝经；止咳化痰，祛风利湿，散瘀止痛；适用于肺痨，黄疸型肝炎，肝脾肿大，胃、十二指肠溃疡，风湿腰腿痛；外用于骨折，跌打损伤。用量15~30g。外用适量，根皮捣烂敷患处。孕妇忌服。

3.《中药大辞典》载：淡、微苦，凉；祛风湿，清热，消肿；主治风湿痹痛，腰痛，跌打损伤，黄疸，癥瘕，痄腮，肺痨咯血，胃脘痛，淋浊，臌胀，闭经，小儿心热，重舌，鹅口疮，瘰疬，疔疮痈肿，外痔出血。内服煎汤，9~30g，鲜者可用至120g，或浸酒。外用捣敷。孕妇慎服。

4.《中华本草》载：味淡、微苦，性凉；祛风通络，清热除湿，解毒消肿；主治风湿痹痛，跌打损伤，黄疸，腮腺炎，肺结核，胃、十二指肠溃疡，淋浊，闭经，劳伤咳血，疔疮痈肿。内服煎汤，9~30g，鲜者可用至120g，或浸酒。外用适量，捣敷。孕妇慎服。

【化学成分】主要含有氧杂蒽酮类、有机酸类、黄酮类、芪类及其他类化合物。

【现代药理】具有抗炎、抗氧化、保肝和抗肿瘤等多种药理活性。

侯爱君等[1]研究表明，异戊烯基山酮为穿破石主要有效成分，并选择其中的高活性成分进行了诱导肿瘤细胞凋亡、调节肿瘤相关基因表达、抑制新生血管形成等相关作用机制研究，发现部分活性化合物具有诱导人胃癌 BGC823 细胞凋亡、抑制突变型 p53 及 Ras 基因蛋白的表达、抑制鸡胚绒毛尿囊膜血管形成作用。

【参考文献】

[1] 侯爱君，邹迎曙，朱国福.穿破石抗肿瘤活性成分的化学结构及药理作用研究 [EB/OL].(2009-12-15)[2025-03-12].https://kns.cnki.net/kcms2/article/abstract?v=wUXT8w3WHHoyO1fAoGMkcKRDSgnGlc7ije-TByyxZasl9Cbr5Pv84GeoHb8xwBGfA3985jsJw4m0j-L-DuozoFAwSO9I9LHtzck0_uIpxmLlCQ4Vy--2Ucrw1ftVm42eCM1TEaKuJCjScnfm8o0lvDKsM4h-VtQU8FQHI-z_JjW6A0_oPr9tDZZZCfvb69M4HI9zkr3ksW0=&uniplatform=NZKPT&language=CHS.

刺苋（苋科）

【**别名**】簕苋菜、野苋菜、土苋菜、刺刺草、酸酸苋。

【**基原**】苋科植物刺苋 *Amaranthus spinosus* L. 的全草或根。

【**原植物**】多年生直立草本。多分枝，有纵条纹，茎有时呈红色，下部光滑，上部稍有毛。叶互生，无毛，在其旁有 2 刺，叶片卵状披针形或菱状卵形，先端圆钝，基部楔形，全缘或微波状，中脉背面隆起，先端有细刺。圆锥花序腋生及顶生；花单性，雌花簇

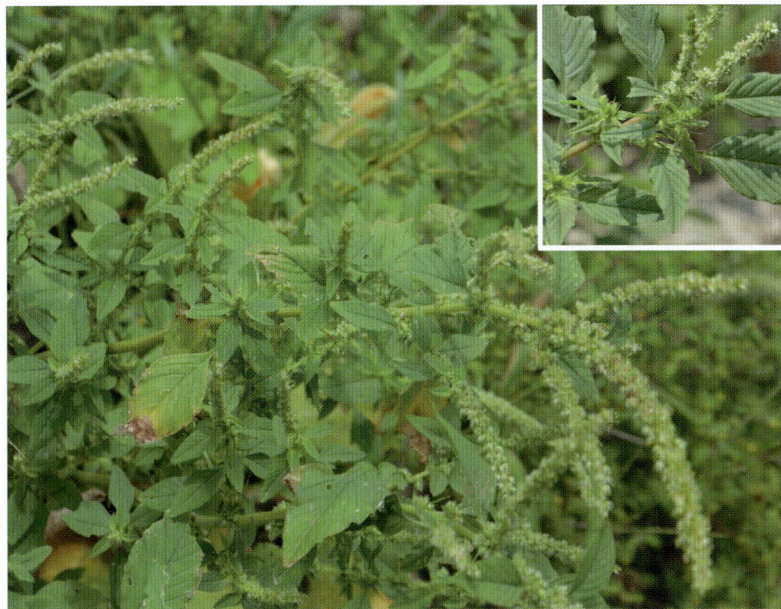

图 54 刺苋

生于叶腋，呈球状；雄花集为顶生的直立或微垂的圆柱形穗状花序。胞果长圆形。种子近球形，黑色带棕黑色。花期 5～9 月，果期8～11 月。

【生境分布】野生于荒地；分布于我国华东、中南、西南地区，以及陕西等地。

【采收】夏、秋采收，鲜用或晒干。

【典籍说药】

1.《中国药用植物志》载：清热利湿，凉血止血，解毒消肿；用于湿热泄泻，痢疾，白带，血热吐血，便血，水气水肿，瘰疬，咽喉痛，目赤，胆结石；外用于毒蛇咬伤，湿疹，痔疮出血。

2.《全国中草药汇编》载：甘、淡，微寒；清热利湿，解毒消肿，凉血止血；适用于痢疾，腹泻，胃、十二指肠溃疡出血，痔疮便血；外用于皮肤湿疹，疖肿脓疡，毒蛇咬伤。用量 30～60g。外用适量，鲜品捣烂敷患处。

3.《中药大辞典》载：甘，微寒；凉血止血，清利湿热，解毒消痈；主治胃出血，便血，痔血，胆囊炎，胆石症，痢疾，湿热泄泻，带下，小便涩痛，咽喉肿痛，湿疹，痈肿，牙龈糜烂，蛇咬伤。内服煎汤，9～15g，鲜品 30～60g。外用捣敷，或煎汤熏洗。

4.《中华本草》载：味甘，性微寒；凉血止血，清热利湿，解毒消痈；主治胃出血，便血，痔血，胆囊炎，胆石症，痢疾，湿热泄泻，带下，小便涩痛，咽喉肿痛，湿疹，痈肿，牙龈糜烂，蛇咬伤。内服煎汤，9～15g，鲜品 30～60g。外用适量，捣敷，或煎汤熏洗。本品有小毒，经期、孕期禁服。

【化学成分】主要含棕榈酸、亚油酸、亚麻酸及多种必需氨基酸等化学成分。

【现代药理】具有镇痛、降血糖、抗肿瘤、抗疟等作用。

1. 野苋菜提取物能够激活 Caspase-9 内源性凋亡信号通路，并发挥其促进 HepG2 细胞凋亡的作用，具有抗肿瘤作用[1]。

2. 刺苋的提取物能够增加 EAC 荷瘤小鼠活细胞数量、延长存活时间及阻止肿瘤的生长，提高荷癌小鼠的寿命，具有明显抗肿瘤活性[2]。

【参考文献】

[1] 刘金娟，曹成亮，丁盼，等. 野苋菜提取物抗肿瘤作用及诱导人肝癌 HepG2 细胞凋亡的分子机制 [J]. 中国药理学通报，2015, 31(11):1558-1562.

[2] JOSHUA L S, C H V, KUMAR K S, et al.Antitumor activity of the ethanol extract of Amaranthus spinosus leaves against EAC bearing swiss albino mice[J].Der Pharmacia Lettre, 2010, 2(2):10-15.

虎杖（蓼科）

【**别名**】酸桶笋、蛇总管、酸汤杆、号筒草、九龙根、阴阳莲。

【**基原**】蓼科植物虎杖 *Polygonum cuspidatum* Sieb. et Zucc. 的干燥根茎和根。

【**原植物**】多年生灌木状草本。根茎横卧地下，木质，黄褐色，节明显。茎直立，圆柱形，表面无毛，散生着多数紫红色或带紫色斑点，中空。单叶互生，阔卵形至近圆形，先端短尖，基部圆形或

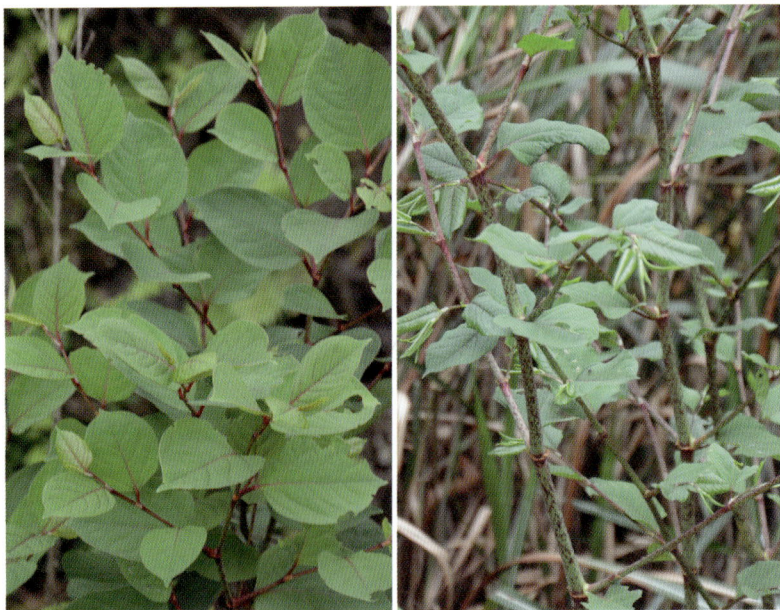

图 55　虎杖

楔形。托鞘膜质，褐色，早落。花单性，雌雄异株，圆锥花序腋生；花小而密，白色。瘦果卵形，红褐色，光亮，包在翅状的花被中。花期 7 ~ 9 月，果期 9 ~ 10 月。

【生境分布】多生于山谷、溪旁或岸边；分布于我国华东、中南、西南地区，以及河北、陕西、甘肃等地。

【采收】全年均可采挖，鲜用或晒干。

【典籍说药】

1.《中华人民共和国药典》载：微苦，微寒；归肝、胆、肺经；利湿退黄，清热解毒，散瘀止痛，止咳化痰；主治湿热黄疸，淋浊，带下，风湿痹痛，痈肿疮毒，水火烫伤，经闭，癥瘕，跌打损伤，肺热咳嗽。内服煎汤，9 ~ 15g。外用适量，制成煎液或油膏涂敷。孕妇慎用。

2.《中国药用植物志》载：利湿退黄，清热解毒，散瘀止痛，止咳化痰；用于湿热黄疸，淋浊，带下，风湿痹痛，痈肿疮毒，水火烫伤，经闭，癥瘕，跌打损伤，肺热咳嗽。

3.《全国中草药汇编》载：微苦，微寒；归肝、胆、肺经；利湿退黄，清热解毒，散瘀止痛，止咳化痰；适用于湿热黄疸，淋浊，带下，风湿痹痛，痈肿疮毒，水火烫伤，经闭，癥瘕，跌打损伤，肺热咳嗽。用量 9 ~ 15g。外用适量，制成煎液或油膏涂敷。

4.《中药大辞典》载：苦，微寒；归肝、胆、肺经；活血祛瘀，利湿退黄，清热解毒；主治妇女经闭，痛经，产后恶露不下，癥瘕积聚，湿热黄疸，淋浊带下，跌扑损伤，疮疡肿毒，水火烫伤。内服煎汤，10 ~ 15g，或浸酒，或入丸、散。外用研末调敷，或煎浓汁湿敷，或熬膏涂擦。孕妇勿服。

5.《中华本草》载：味苦、酸，性微寒；归肝、胆经；活血散瘀，祛风通络，清热利湿，解毒；主治妇女经闭，痛经，产后恶露不下，癥瘕积聚，跌扑损伤，风湿痹痛，湿热黄疸，淋浊带下，疮疡肿毒，毒蛇咬伤，水火烫伤。内服煎汤，10～15g，或浸酒。或入丸、散。外用适量，研末调敷。或煎浓汁湿敷，或熬膏涂擦。孕妇禁服。

【化学成分】主要含蒽醌类、二苯乙烯类（芪类）、酚类、黄酮类等多种成分。其中二苯乙烯类主要为白藜芦醇及其苷类化合物白藜芦醇苷，即虎杖苷，是抗肿瘤的主要活性成分。

【现代药理】具有抗肿瘤、保护肝肾、抗休克、抗血栓、抗动脉粥样硬化、调节糖脂代谢、抗纤维化、抗炎、保护骨髓、促进创面愈合、抗辐射的作用。虎杖的提取物虎杖苷对多种肿瘤细胞均有抑制作用，可抑制肿瘤细胞增殖并诱导肿瘤细胞凋亡。

1. 黄笛鸣等[1]发现，虎杖提取物能明显降低基质金属蛋白酶（MMP）的表达，降低肝癌 HepG2 细胞侵袭和迁移率。

2. 张玉松等[2]发现，虎杖提取物对乳腺癌 MCF-7 细胞的生长有抑制作用，使细胞周期阻滞在 S 期，减少细胞周期调节基因细胞周期素 D1（cyclinD1）的表达，阻碍细胞增殖，从而抑制肿瘤细胞增长。

3. 潘纪红等[3]发现，虎杖苷能够引起 HeLa 细胞发生 S 期阻滞，促进细胞凋亡，显著下调 HeLa 细胞中 PI3K、Akt、mTOR、70 ku 核糖体 S6 激酶（P70S6K）的 mRNA 和蛋白表达，抑制宫颈癌 HeLa 细胞增殖及诱导凋亡的作用。

4. 张翠翠等[4]研究发现，虎杖提取物虎杖苷通过下调胃癌细胞中 Akt 信号激活水平，抑制胃癌细胞的恶性生长、阻滞细胞周期和诱导细胞凋亡。

5. 钟华林等[5] 研究发现，虎杖苷通过抑制 PI3K/Akt/mTOR 信号通路，致使其下游基因蛋白表达下降，发挥抑制鼻咽癌 CNE-1 细胞增殖、诱导癌细胞凋亡的作用。

【参考文献】

[1] 黄笛鸣 , 单汉国 , 谢文彪 . 白藜芦醇对人肝癌细胞转移的影响及其分子机制 [J]. 安徽医科大学学报 , 2013, 48(9):1071-1074.

[2] 张玉松 , 庄志祥 , 焦旸 , 等 . 白藜芦醇苷对乳腺癌细胞转移潜能影响观察 [J]. 中华肿瘤防治杂志 , 2014, 21(22):1788-1793.

[3] 潘纪红 , 王海滨 , 杜晓飞 , 等 . 虎杖苷通过 PI3K/AKT/mTOR 信号通路诱导人宫颈癌细胞凋亡的初步研究 [J]. 中国中药杂志 , 2017, 42(12):2345-2349.

[4] 张翠翠 , 李强 . 虎杖苷通过蛋白激酶 B 信号通路影响胃癌细胞增殖凋亡 [J]. 安徽医药 , 2021, 25(9):1708-1909.

[5] 钟华林 , 李玲波 , 覃焕桦 , 等 . 基于 PI3K/AKT/mTOR 信号通路探讨虎杖苷诱导鼻咽癌细胞凋亡的初步研究 [J]. 中国耳鼻咽喉头颈外科 , 2019, 26(10):536-540.

罗汉松（罗汉松科）

【别名】罗汉杉、长青、土杉。

【基原】罗汉松科植物罗汉松 *Podocarpus macrophyllus*（Thunb.）Sweet 的枝叶、种子及花托。

【原植物】常绿乔木。树皮灰白色，浅裂，成薄鳞片状剥落；枝短而横展密生。叶螺旋状互生，线状长椭圆形或长椭圆状披针形，先端钝，两面中脉显著而缺侧脉。雄花有鳞片，花药螺旋状，雌花

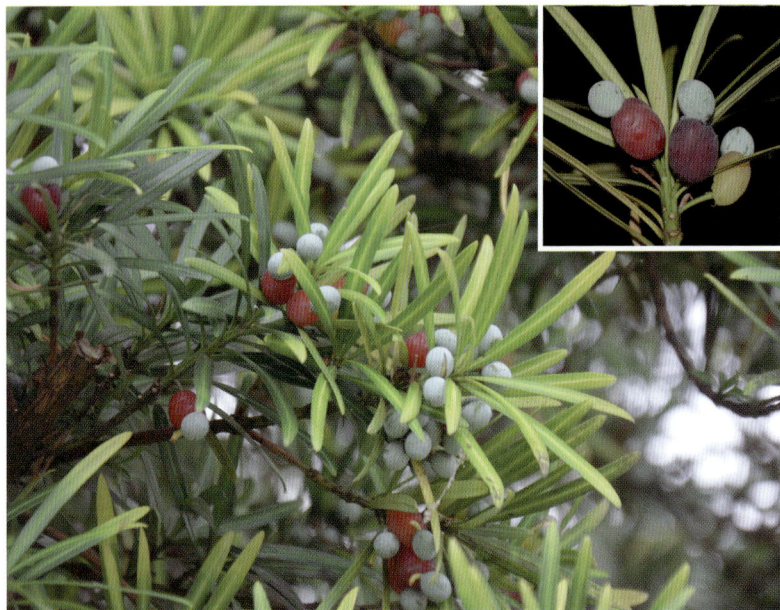

图 56　罗汉松

单生叶腋，花托肥大，基部有苞片数枚。种子卵形或球形，带粉绿色，生于肉质的花托上；花托膨大，椭圆形，初时深红，后变为紫色。花期5月，果期10月。

【生境分布】多为栽培，极少为野生。分布于我国西南地区，以及江苏、安徽、浙江、江西、福建、湖南、广东、广西等地。

【采收】枝叶全年均可采收，种子、花托秋季成熟时采收，鲜用或晒干。

【典籍说药】

1.《中国药用植物志》载：叶可止血；用于呕血，咯血。种子可行气止痛，温中补血；用于胃脘疼痛，血虚。

2.《全国中草药汇编》载：种子及花托甘，微温；归胃、肝经；益气补中；适用于心胃气痛，血虚面色萎黄；用量10~20g。叶淡，平，归肺、肝经；止血；适用于吐血，咳血；用量10~30g。

3.《中药大辞典》载：叶性平，味淡，止血；主治吐血，咳血；内服煎汤，10~30g。种子及花托（罗汉松实）甘，微温；行气止痛，养血；主治胃脘疼痛，血虚面色萎黄；内服煎汤，10~20g。

4.《中华本草》载：味甘，性微温。行气止痛，温中补血；主治胃脘疼痛，血虚面色萎黄。内服煎汤，10~20g。

【化学成分】主要含黄酮类、二萜与降二萜双内酯类、酚类、三萜、芹菜素、木脂素及甾体类等化合物。

【现代药理】具有抗炎、抗氧化、抗肿瘤、抗真菌、杀虫及增强免疫力等作用，其中双黄酮、芹菜素是抗肿瘤的主要成分。

1.罗汉松提取物能通过改变细胞周期、增加细胞凋亡、诱导自噬，降低结肠癌细胞的增殖[1]。

2.罗汉松提取物对人胃癌MGC803细胞有明显的体外抑制作

八画

用 [2]。

3. 罗汉松提取物芹菜素能诱导人胃癌 BGC823 细胞凋亡，还能降低 BGC823 细胞的线粒体跨膜电位，通过活化线粒体信号转导途径诱导人胃癌细胞凋亡 [3]。

【参考文献】

[1] SYMONDS E L, KONCZAK I, Fenech M.The Australian fruit Illawarra plum(Podocarpus elatus Endl., Podocarpaceae)inhibits telomerase, increases histone deacetylase activity and decreases proliferation of colon cancer cells[J].British Jour-nal of Nutrition, 2013, 109(12):2117-2125.

[2] 周燕，隗磊，谭志明，等.罗汉松种子提取物对人胃癌细胞的体外抑制作用 [J]. 中国药业，2014, 23(13):13-15.

[3] 胡太平，曹建国.芹菜素诱导人胃癌细胞凋亡作用及机制研究 [J]. 国际病理科学与临床杂志，2007, 27(1):6-93.

【附注】罗汉松根皮亦供药用。

金果榄（防己科）

【别名】金楛榄、金苦榄、地胆。

【基原】防己科植物青牛胆 *Tinospora sagittata*（Oliv.）Gagnep. 的干燥块根。

【原植物】缠绕藤本。块根黄色，形状不一。小枝细长，粗糙有槽纹，节上被短硬毛。叶互生，具柄；叶片卵状披针形，先端渐尖或钝，基部通常尖锐，箭形或戟状箭形，全缘；两面被短硬毛，脉上尤多。花单性，雌雄异株，总状花序。核果红色，背部隆起，近

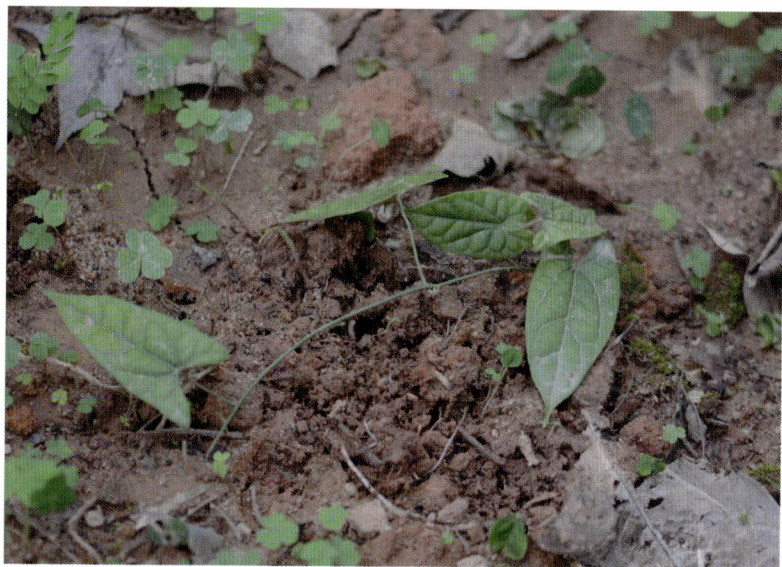

图 57　青牛胆

顶端处有时具花柱的遗迹。花期 3～5 月，果期 8～10 月。

【生境分布】生于灌木林下石隙间；分布于广西、湖南、湖北、四川、贵州、福建等地。

【采收】9～11 月采挖，晒干。

【典籍说药】

1.《中华人民共和国药典》载：苦，寒；归肺、大肠经；清热解毒，利咽，止痛；主治咽喉肿痛，痈疽疔毒，泄泻，痢疾，脘腹疼痛。内服煎汤，3～9g。外用适量，研末吹喉或醋磨涂敷患处。

2.《中华本草》载：味苦，性寒；归肺、胃经；清热解毒，消肿止痛；主治咽喉肿痛，口舌糜烂，白喉，痄腮，热咳失音，脘腹疼痛，泻痢，痈疽疔毒，毒蛇咬伤。内服煎汤，3～9g；或研末，每次 1～2g。外用适量，捣敷或研末吹喉。脾胃虚弱及无热毒结滞者慎服。

3.《中药大辞典》载：苦，寒；归肺、胃经；清热解毒，利咽消痈；主治咽喉肿痛，白喉，口舌糜烂，热毒下痢，痄腮，乳痈，痈疽疔毒。内服煎汤，3～9g；研末，每次 1～2g。外用捣敷或研末吹喉。脾胃虚弱者慎服。

4.《全国中草药汇编》载：苦，寒；归肺、大肠经；清热解毒，清利咽喉，散结消肿；适用于急性咽喉炎，扁桃体炎，口腔炎，胃痛，细菌性痢疾，痈疖肿毒，淋巴结结核；外用于毒蛇咬伤。用量 3～10g。外用适量，磨汁涂患处。

5.《中国药用植物志》载：清热解毒，利咽，止痛；用于咽喉肿痛，痈疽疔毒，泄泻，痢疾，脘腹疼痛。

【化学成分】主要含有二萜类、生物碱类、甾醇类、蒽醌类、糖苷类、脂肪酸类和挥发油等成分。

【现代药理】具有抗炎镇痛、抗菌抑菌、抗氧化、抗糖尿病、抗肿瘤等药理作用。

从金果榄中分离的均一中性多糖片段（TSP-W）对 Akt/N-Ros 基因诱导的原发性肝癌小鼠有一定的保护作用，其抗肿瘤作用可能与逆转 T 细胞耗竭，提高抗肿瘤免疫能力相关[1]。

【参考文献】

[1] 胡娇 . 金果榄多糖的提取分离、结构分析及其抗肿瘤免疫活性研究 [D]. 十堰：湖北医药学院 , 2023.

金线吊乌龟（防己科）

【别名】金线吊蛤蟆、头花千金藤、铁秤砣、独角乌桕、白药子。

【基原】防己科植物金线吊乌龟 *Stephania cephalantha* Hayata 的块根。

【原植物】多年生落叶藤本。块根肥厚，呈椭圆形或不规则块状。老茎基部稍木质化。叶互生，盾状着生，叶片圆三角形，或扁

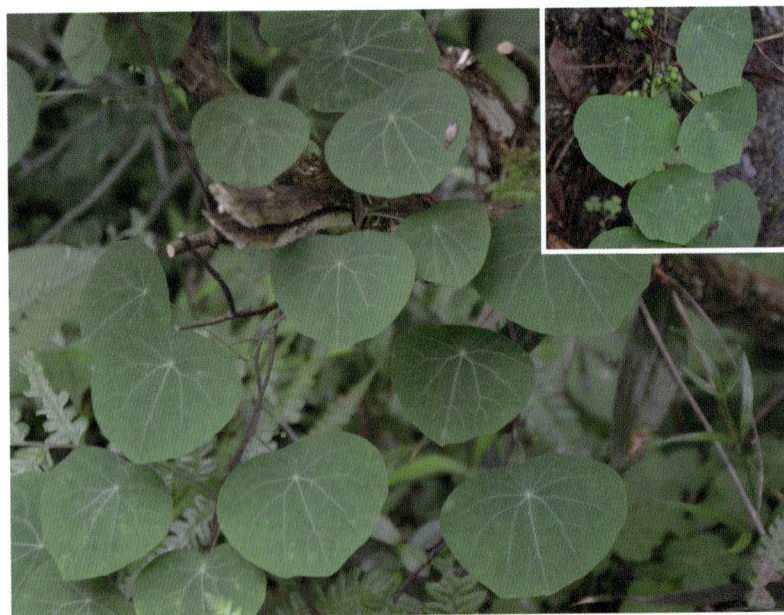

图 58　金线吊乌龟

圆形，宽与长近相等，或大于长，全缘或微呈波状，上面绿色，下面粉白色，两面无毛，掌状脉5～9，纸质。花小，单性，雌雄异株；雄株为复头状聚伞花序，腋生；雌株为单头状聚伞花序，腋生。核果紫红色，球形，果梗短，肉质。花期6～7月，果期8～9月。

【生境分布】生长于肥沃湿润的草丛、山坡路旁阴处或灌木林中，亦生于石灰质石山上；分布于江苏、安徽、浙江、江西、福建、台湾、湖南、广东、广西、贵州等地。

【采收】全年均可采收，秋末冬初为佳，鲜用或晒干。

【典籍说药】

1.《中华本草》载：味苦、辛，性凉，小毒；归肺、胃经；清热解毒，祛风止痛，凉血止血；主治咽喉肿痛，热毒痈肿，风湿痹痛，腹痛，泻痢，吐血，衄血，外伤出血。内服煎汤，9～15g；或入丸、散。外用适量，捣敷或研末敷。脾虚及泄泻者禁服。

2.《中药大辞典》载：苦、辛，凉，小毒；归肺、胃经；清热解毒，祛风止痛，凉血止血；主治咽喉肿痛，热毒痈肿，风湿痹痛，腹痛，泻痢，吐血，衄血，外伤出血。内服煎汤，9～15g；或入丸、散。外用捣敷，或研末敷。脾虚及泄泻者禁服。

3.《全国中草药汇编》载：苦、辛，凉；归脾、肺、肾经；有小毒；清热解毒，凉血止血，散瘀消肿；适用于咽喉肿痛，热毒痈肿，风湿痹痛，胃痛，腹痛，急性肝炎，细菌性痢疾，急性阑尾炎，泻痢，吐血，衄血，外伤出血，流行性腮腺炎，淋巴结炎，神经性皮炎，跌打损伤，毒蛇咬伤。用量9～15g。外用适量，研末涂敷患处。脾虚及腹泻者禁服。过量服用后极易引起中毒。

4.《中国药用植物志》载：有小毒；清热解毒，祛风止痛，凉血止血，散瘀消肿；用于肝炎，胃痛，咳嗽，咽喉肿痛，热毒痈肿，风湿痹痛，腹痛，泻痢，吐血，衄血，外伤出血，疖疮，瘰疬，流行性腮腺炎，神经性皮炎，跌打损伤，毒蛇咬伤。

【化学成分】主要含头花千金藤碱、异粉防己碱、小檗胺、轮环藤宁碱、左旋异紫堇定、头花千金藤醇灵碱、头花千金藤胺等成分。

【现代药理】具有抗炎、免疫调节、抗辐射引起的白细胞减少、平喘、抗肿瘤、逆转多药耐药性、降血压、抗心律失常及心肌保护等广泛的药理作用。

孙杏倩等[1]通过网络药理学分析白药子抗肺癌主要涉及 6 种活性化合物、88 种潜在靶点、20 种信号通路，分子对接结果表明，该活性物质具有良好的亲和力。其中以铵离子结合受体、神经递质受体等为主要候选靶点，以神经活性配体 - 受体相互作用、钙离子信号通路和多巴胺能神经突触进行网状综合调节为白药子抗肿瘤的主要调节机制。

【参考文献】

[1] 孙杏倩，田璟，梅佳华，等 . 网络药理学 - 分子对接技术探讨白药子抗肺癌的作用机制 [J]. 西北药学杂志，2021, 36(2):224-230.

金荞麦（蓼科）

【别名】蓝荞头、铁拳头、荞当归、荞麦三七、五毒草、万年荞。

【基原】蓼科植物金荞麦 *Fagopyrum dibotrys*（D.Don）Hara 的干燥根茎。

【原植物】多年生宿根草本。主根粗大，呈结节状，横走，红棕色。茎直立，多分枝，具棱槽，淡绿微带红色。单叶互生，具柄，柄上有白色短柔毛；叶片为戟状三角形，基部心状戟形，顶端叶狭

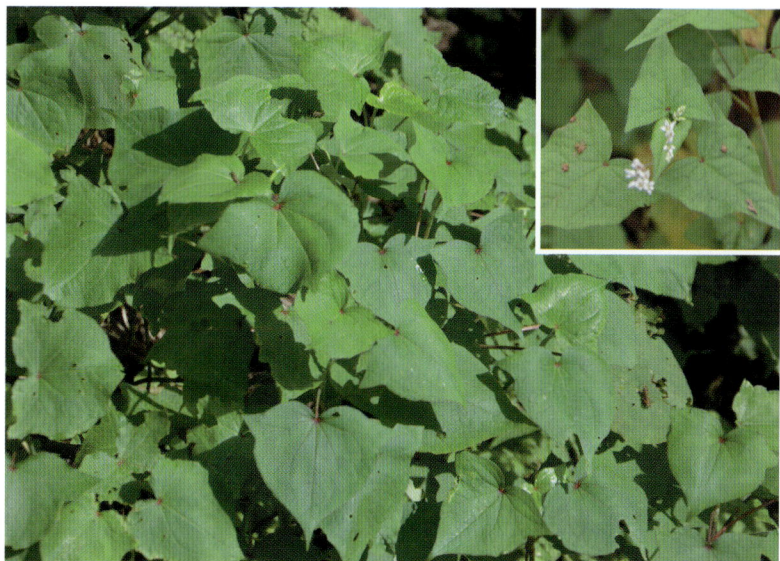

图 59　金荞麦

窄，无柄抱茎，全缘呈微波状；托叶鞘抱茎。秋季开白色小花，为顶生或腋生、稍有分枝的聚伞花序。瘦果呈卵状三棱形，红棕色。花期 7～8 月，果期 10 月。

【生境分布】生于路边、沟旁较阴湿处；分布于我国华东、中南、西南等地区，以及陕西、甘肃等地。

【采收】夏、秋季采收，鲜用或晒干。

【典籍说药】

1.《中华人民共和国药典》载：微辛、涩，凉；归肺经；清热解毒，排脓祛瘀；主治肺痈吐脓，肺热喘咳，乳蛾肿痛。内服煎汤，15～45g，用水或黄酒隔水密闭炖服。

2.《中华本草》载：味酸、苦，性寒；归肺、胃、肝经；清热解毒，活血消痈，祛风除湿；主治肺痈，肺热咳喘，咽喉肿痛，痢疾，风湿痹证，跌打损伤，痈肿疮毒，蛇虫咬伤。内服煎汤，15～30g；或研末。外用适量，捣汁或磨汁涂敷。

3.《中药大辞典》载：酸、苦，寒；归肺、胃、肝经；清热解毒，祛痰利咽，活血消痈；主治肺痈，肺热咳喘，咽喉肿痛，痢疾，跌打损伤，痈肿疮毒，蛇虫咬伤。内服煎汤，15～30g，或研末，外用捣汁或磨汁涂敷。

4.《全国中草药汇编》载：辛、苦，凉；归肺、胃、肝经；清热解毒，活血散瘀，健脾利湿，祛痰利咽；适用于咽喉肿痛，肺脓肿，脓胸，肺炎，胃痛，肝炎，痢疾，消化不良，盗汗，痛经，闭经，白带，麻疹肺炎，扁桃体周围脓肿；外用治淋巴结结核，痈疖肿毒，跌打损伤。用量 15～45g，用水或黄酒隔水密闭炖服，或研末。外用适量，鲜品捣烂敷患处，或磨汁涂敷。孕妇禁用，服用后应避免日晒，慎防光敏反应。

5.《中国药用植物志》载：清热解毒，排脓祛瘀；用于肺痈吐脓，肺热喘咳，乳蛾肿痛。

【化学成分】主要含黄酮类、缩合鞣质、萜类、有机酸酯类、甾体类、氨基酸、微量元素、挥发油等成分。

【现代药理】具有解热、抗炎、保肝、调节免疫、抗肿瘤、抗菌作用。

1. 金荞麦可抑制 HCT116 细胞增殖，诱导细胞凋亡及自噬，作用机制与活性氧 / 丝裂原活化蛋白激酶（ROS/MAPK）信号通路途径有关[1]。

2. 金荞麦中的活性成分儿茶素没食子酸酯能够显著抑制宫颈癌细胞生长，其可能通过靶向调控 MAPK1 进而影响了细胞外信号调节激酶 / 丝裂原活化蛋白激酶（ERK/MAPK）通路，这可能是金荞麦治疗宫颈癌的潜在机制之一[2]。

3. 金荞麦主要抑瘤活性成分黄酮和酚类集中分布在根茎部位。金荞麦抗肿瘤主要机制是抑制肿瘤细胞增殖和迁移，诱导肿瘤细胞凋亡和自噬，以及具有抗炎抗氧化作用[3]。

【参考文献】

[1] 许光亚，周文月，周森林，等 . 金荞麦提取物通过 ROS/MAPK 信号通路途径对结直肠癌细胞抗肿瘤作用 [J]. 中国实验方剂学杂志，2024, 30(2):91-98.

[2] 耿琦 . 基于网络药理学和分子对接的金荞麦治疗宫颈癌分子机制研究 [D]. 宜春：宜春学院，2022.

[3] 李红丽，文丹丹，周美亮，等 . 金荞麦抑瘤活性成份提取及作用机制研究进展 [J]. 中国临床药理学与治疗学，2019, 24(7):833-840.

【附注】金荞麦为国家二级保护植物，就注意资源保护。

八画

金钱松（松科）

【别名】金松、土荆皮、荆皮树、金叶松。

【基原】松科植物金钱松 *Pseudolarix amabilis*（J.Nelson）Rehder 的根皮及近根树皮。

【原植物】乔木。树干直，树皮灰褐色，粗糙，不规则鳞片状开裂。一年生枝淡红褐色或淡红黄色，有光泽；老枝及短枝呈灰色或暗灰色。叶线形，柔软，扁平，先端锐尖或尖，上面绿色，下面蓝

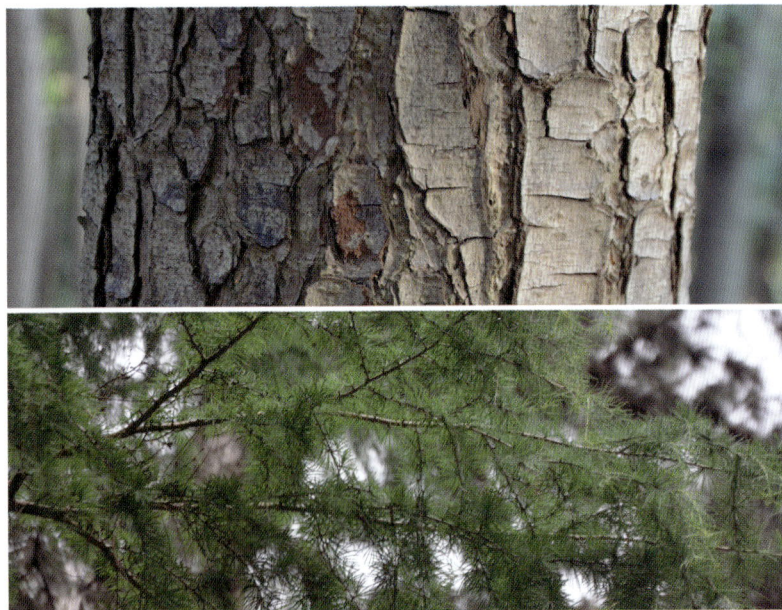

图 60　金钱松

绿色，长枝上叶辐射伸展，短枝上叶簇生。雄球花黄色，圆柱状，下垂；雌球花紫红色，直立，椭圆形。球果卵圆形或倒卵圆形，熟时淡红褐色。种子卵圆形，白色，种翅三角状披针形，淡黄色或淡褐黄色，有光泽。花期 4~5 月，果熟期 10~11 月上旬。

【生境分布】生于海拔 100~1500m 的山地针、阔叶树混交林中；分布于江苏、安徽、浙江、江西、福建、湖北、湖南、四川等地。

【采收】全年均可采收，春、秋为佳，晒干。

【典籍说药】

1.《中华本草》载：味辛、苦，性温；有毒；祛风除湿，杀虫止痒；主治疥癣，湿疹，神经性皮炎。外用适量，浸酒涂擦或研末调敷。本品有毒，只供外用，不宜内服。

2.《中药大辞典》载：辛、苦，温；有毒；祛风除湿，杀虫疗癣；适用于湿疹，神经性皮炎。外用浸酒涂擦，或研末调敷。本品有毒，只供外用，不宜内服。

3.《全国中草药汇编》载：辛，温；有毒；祛风除湿，杀虫止痒；适用于湿疹，神经性皮炎，疥癣。外用适量，浸酒涂搽或研末调敷。

4.《中国药用植物志》载：止痒杀虫。用于癣疥瘙痒。

【化学成分】主要含倍半萜类、二萜类、三萜类、苯丙素类、黄酮类、甾醇类等成分。

【现代药理】具有抗菌、抗肿瘤、抗生育、抗血管生成等作用。

金钱松中分离出的松香烷型二萜类化合物 metaglyptin B 和 7β-hydroxydehydroabietic acid 对人慢性髓原白血病 K562 细胞具有一定的细胞毒活性[1]。

【参考文献】

[1] 王尚谊, 朱裕勋, 张召欣, 等. 金钱松中二萜类化学成分及其体外抗肿瘤活性研究 [J]. 中国中药杂志, 2023, 48(1):96-104.

【附注】金钱松叶亦供药用。金钱松为国家二级保护植物，应注意资源保护。

金银花（忍冬科）

【别名】忍冬花、双花、二花、金藤花、双苞花。

【基原】忍冬科植物忍冬 *Lonicera japonica* Thunb. 的干燥花蕾或带初开的花。

【原植物】多年生半常绿缠绕木质藤本。茎中空，多分枝，幼枝密被短柔毛和腺毛。叶对生，纸质，叶片卵形、长圆状卵形或卵状披针形，先端短尖、渐尖或钝圆，基部圆形或近心形，全缘，两面

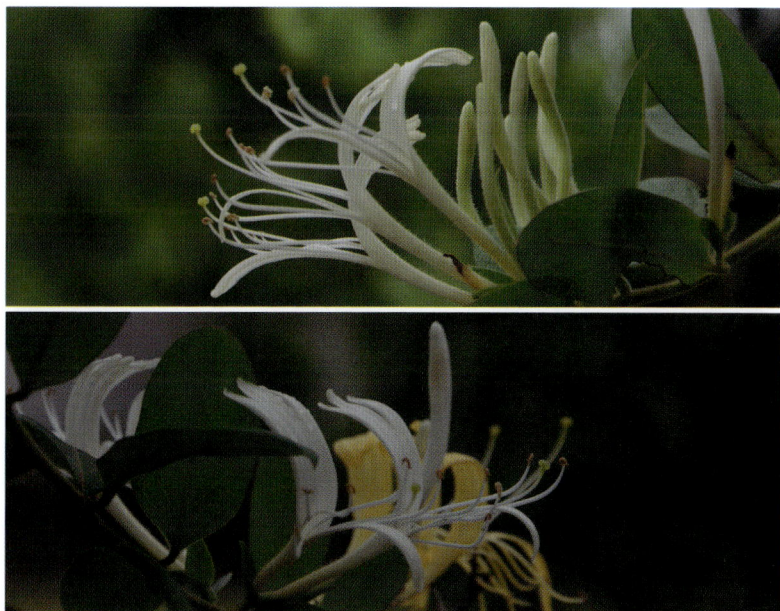

图 61　忍冬

和边缘均被短柔毛。花成对腋生，花梗密被短柔毛和腺毛；花冠唇形，上唇4浅裂，花冠筒细长，外面被短毛和腺毛，上唇4裂片先端钝形、下唇带状而反曲，花初开时为白色，2～3天后变金黄色。浆果球形，成熟时蓝黑色，有光泽。花期4～7月，果期6～11月。

【生境分布】生于山坡疏林中、灌木丛中、村寨旁、路边等处，亦有栽培；分布于我国华东、中南、西南等地区，以及辽宁、河北、山西、陕西、甘肃等地。

【采收】一般5月中下旬采第1次花，6月中下旬采第2次花。当花蕾上部膨大尚未开放，呈青白色时采收为佳，晒干或烘干。

【典籍说药】

1.《中华人民共和国药典》载：甘，寒；归肺、心、胃经；清热解毒，疏散风热；主治痈肿疔疮，喉痹，丹毒，热毒血痢，风热感冒，温病发热。内服煎汤，6～15g。

2.《中华本草》载：清热解毒；主治温病发热，热毒血痢，痈肿疔疮，喉痹及多种感染性疾病。内服煎汤，10～20g；或入丸、散。外用适量，捣敷。脾胃虚寒及疮疡属阴证者慎服。

3.《中药大辞典》载：甘，寒；归肺、胃经；清热解毒；主治外感风热或温病发热，中暑，热毒血痢，痈肿疔疮，喉痹，多种感染性疾病。内服煎汤，10～20g，或入丸、散。外用捣敷。脾胃虚寒及疮疡属阴证者慎服。

4.《全国中草药汇编》载：甘，寒；归肺、心、胃经；清热解毒，疏散风热；适用于痈肿疔疮，喉痹，丹毒，热毒血痢，风热感冒，温病发热。用量6～15g。

5.《中国药用植物志》载：清热解毒，疏散风热；用于痈肿疔疮，喉痹，丹毒，热毒血痢，风热感冒，温病发热。

【化学成分】主要含有机酸、磷脂、黄酮类等成分。

【现代药理】具有抗炎、抗病毒、抗氧化、抗肿瘤等活性作用。

1. 金银花多酚粗提物可能通过上调 miR-100-5p 表达，抑制 Wnt/β-catenin 通路活化，进而抑制非小细胞肺癌 NCI-H1299 细胞增殖、迁移和侵袭[1]。

2. 金银花提取物通过抑制核因子 κB（NF-κB）、肿瘤坏死因子 α（TNF-α）、白细胞介素 -1β（IL-1β）的蛋白表达来抑制宫颈癌裸鼠移植瘤的生长[2]。

3.SHP2 是一种去除酪氨酸磷酸化的非受体蛋白酪氨酸磷酸酶，金银花总皂苷能抑制甲状腺癌细胞的增殖、侵袭并增强其凋亡，其机制可能与金银花总皂苷抑制 SHP2/Ras/MAPK 信号通路的激活有关[3]。

【参考文献】

[1] 申兴勇，白爽，李新涛，等. 金银花多酚粗提物调控 miR-100-5p 参与非小细胞肺癌细胞 NCI-H1299 侵袭迁移 [J]. 河北医学，2024, 30(1):23-28.

[2] 李冠奇，冯东瑞，李泽昊，等. 金银花提取物通过 NF-κB 及其信号通路抑制宫颈癌发展 [J]. 智慧健康，2023, 9(27):81-84.

[3] 梁俊燕，刘阔. 金银花总皂苷对甲状腺癌 TPC-1 细胞增殖、侵袭、凋亡及 SHP2/Ras/MAPK 通路的影响 [J]. 四川中医，2023, 41(5):88-92.

八画

金粟兰（金粟兰科）

【别名】珠兰、鱼子兰、小疙瘩、鸡爪兰、米兰、大骨兰。

【基原】金粟兰科植物金粟兰 *Chloranthus spicatus*（Thunb.）Makino 的全草。

【原植物】半灌木。茎圆形，无毛。叶对生，基部多少合生；托叶微小；叶片厚纸质，椭圆形或倒卵状椭圆形，先端急尖或钝，基部楔形，腹面深绿色，光亮，背面淡黄绿色。穗状花序排列成圆锥花序状，通常顶生；花小，黄绿色，芳香。花期4~7月，果期8~9月。

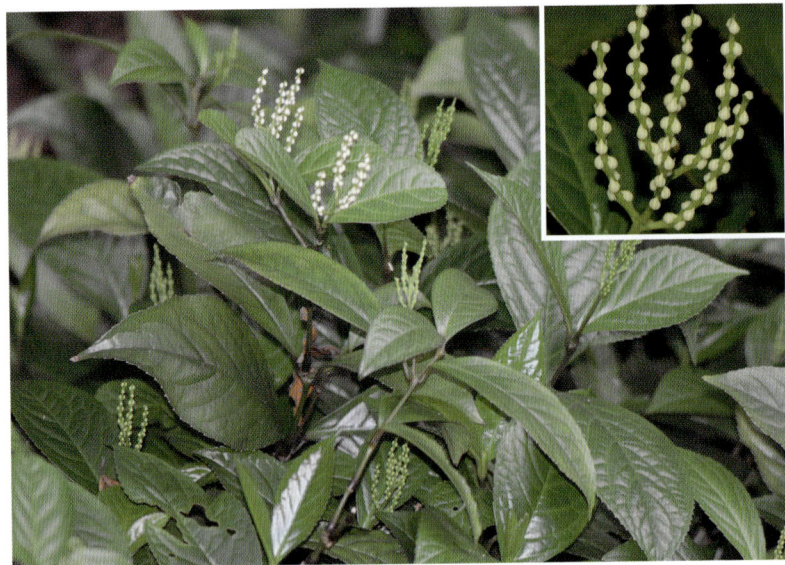

图62 金粟兰

【生境分布】生于山区丛林中；分布于福建、广东、四川、贵州、云南等地。

【采收】夏季采收，鲜用或晒干。

【典籍说药】

1.《中华本草》载：味辛、甘，性温；祛风湿，活血止痛，杀虫；主治风湿痹痛，跌打损伤，偏头痛，顽癣。内服煎汤，15～30g；或入丸、散。外用适量，捣敷，或研末撒。孕妇忌服。

2.《中药大辞典》载：辛、甘，温；祛风湿，活血止痛，杀虫；主治风湿痹痛，跌打损伤，偏头痛，顽癣。内服煎汤15～30g，或入丸、散。外用捣敷，或研末撒。孕妇忌服。

3.《全国中草药汇编》载：辛、甘，温；祛风湿，接筋骨；适用于感冒，风湿关节疼痛，跌打损伤。用量15～30g。

4.《中国药用植物志》载：祛风湿，接筋骨，活血止痛，杀虫止痒；用于感冒，风湿痹痛，跌打损伤，偏头痛，刀伤出血，筋脉拘挛，癫痫，子宫脱垂。外用于疔疮。

【化学成分】主要含萜类、酚类、苷类等成分。

【现代药理】具有抗菌、抗炎、抗肿瘤、抗人类免疫缺陷病毒1型（HIV-1）及增强免疫能力等药理作用。

金粟兰倍半萜内酯类化合物LSE-3能逆转重组人表皮生长因子诱导的人乳腺癌细胞（MDA-MB-231、MDA-MB-468）上皮间质转化的产生，降低发生上皮间质转化的MDA-MB-231、MDA-MB-468的侵袭转移能力[1]。

【参考文献】

[1] 陈梁，杨志宏.金粟兰在肿瘤内科治疗中的作用机制研究[J].亚太传统医药，2015,11(1):9-11.

八画

肿节风（金粟兰科）

【别名】九节茶、接骨金粟兰、铜脚灵仙、驳节风、珍珠兰。

【基原】金粟兰科植物草珊瑚 *Sarcandra glabra*（Thunb.）Nakai 的干燥全草。

【原植物】常绿半灌木。茎数枝丛生，绿色，节部明显膨大。叶对生，叶柄基部合生成鞘状；托叶钻形；叶片革质，椭圆形、卵形至卵状披针形，先端渐尖，基部楔形，边缘具粗锐锯齿，两面无毛。穗状花序顶生，分枝，花黄绿色。核果球形，熟时亮红色。花

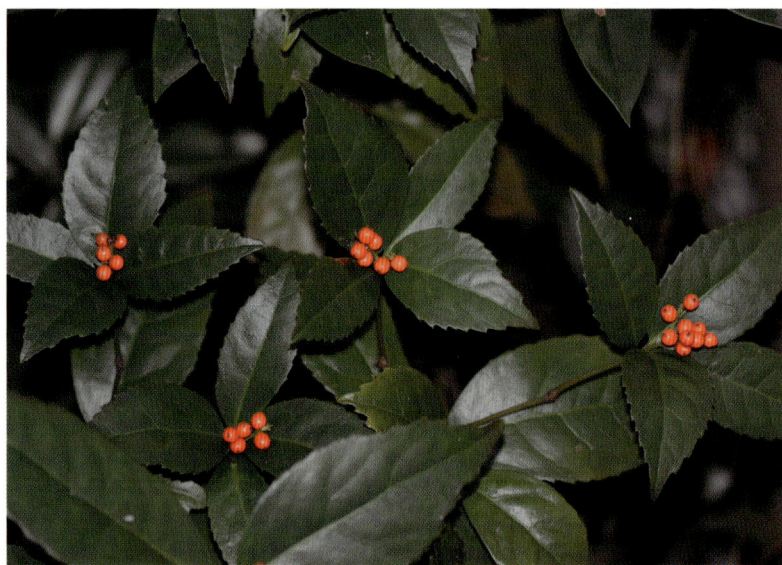

图 63　草珊瑚

期6~7月，果期8~10月。

【生境分布】生于山谷林下阴湿处；分布于安徽、浙江、江西、福建、台湾、湖南、广东、广西、四川、贵州、云南等地。

【采收】全年均可采收，鲜用或晒干。

【典籍说药】

1.《中华人民共和国药典》载：苦、辛，平；归心、肝经；清热凉血，活血消斑，祛风通络；主治血热发斑发疹，风湿痹痛，跌打损伤。内服煎汤，9~30g。

2.《中国药用植物志》载：清热凉血，活血消斑，祛风通络；用于血热紫斑，紫癜，跌打损伤。

3.《全国中草药汇编》载：苦、辛，平；归心、肝经；清热解毒，活血消斑，祛风通络；适用于血热发斑发疹，风湿痹痛，跌打损伤。用量9~30g。

4.《中药大辞典》载：辛、苦，平；祛风活血，清热解毒；主治风湿痹痛，肢体麻木，跌打损伤，骨折，痛经，产后瘀滞腹痛，流感，肺炎，急性阑尾炎，急性胃肠炎，细菌性痢疾，脓肿。内服煎汤，9~15g，或浸酒；宜先煎或久煎。外用适量，捣敷，或研末调敷，或煎水熏洗。阴虚火旺及孕妇禁服。

5.《中华本草》载：味辛、苦，性平；归肝、大肠经；祛风除湿，活血散瘀，清热解毒；主治风湿痹痛，肢体麻木，跌打损伤，骨折，妇女痛经，产后瘀滞腹痛，肺炎，急性阑尾炎，急性胃肠炎，细菌性痢疾，胆囊炎，脓肿，口腔炎。内服煎汤，9~15g，或浸酒；宜先煎或久煎。外用适量，捣敷，或研末调敷，或煎水熏洗。阴虚火旺及孕妇禁服。

【化学成分】主要含萜类、香豆素、黄酮类、酚酸类、挥发油、木脂素类、蒽醌类、多糖和蛋白多糖等成分。其中萜类、香豆素和酚酸类等成分显示出良好的抗肿瘤活性。

【现代药理】具有抗肿瘤、抑菌、抗炎、利尿、止血及抗氧化等功效。

1. 肿节风具有强大的体内抗肿瘤活性，其活性成分能够迅速到达靶器官，并在血液中水解成咖啡酸和羟基酪醇等抗癌剂[1]。

2. 肿节风提取物可以抑制体外和体内肝细胞癌（HCC）细胞的增殖，诱导人肝癌细胞 HepG2 凋亡[2]。

3. 肿节风提取物能诱导细胞内 Bcl-2 基因的下调和 Bax 基因的上调，显著抑制 MDA-MB-231 细胞的增殖、迁移，诱导乳腺癌细胞凋亡[3]。

4. 随着肿节风浓度的升高，人非小细胞肺癌细胞株 A549、H1299 的增殖抑制率上升，肿节风能促进肺癌细胞发生 G0/G1 期阻滞，从而促进肺癌细胞的凋亡，抑制肺癌细胞的增殖[4]。

【参考文献】

[1] GUO X, SHEN L, TONG Y, et al.Antitumor activity of caffeic acid 3, 4-dihydroxyphenethyl ester and its pharmacokinetic and metabolic properties[J].Phytomedicine, 2013, 20(10):904-912.

[2] SHEN J, ZHU X, WU Z, et al.Uvangoletin, extracted from Sarcandra glabra, exerts anticancer activity by inducing autophagy and apoptosis and inhibiting invasion and migration on hepatocellular carcinoma cells[J].Phytomedicine, 2022, 94:153793.

[3] 李宏，庄海林，林俊锦，等 . 肿节风中迷迭香酸成分对乳腺癌细胞增殖、迁移能力及凋亡相关基因表达影响 [J]. 中国中药杂志，2018, 43(16):3335-3340.

[4] 陈宇燕，谢强，李宗禹，等 . 肿节风分散片对非小细胞肺癌增殖的影响及其分子机制的研究 [J]. 齐齐哈尔医学院学报，2018，39(22):2626-2630.

八
画

鱼腥草（三白草科）

【别名】侧耳根、折耳根、肺形草、臭腥草、岑草、紫蕺。

【基原】三白草科植物蕺菜 *Houttuynia cordata* Thunb. 的新鲜全草或干燥地上部分。

【原植物】多年生腥臭草本。茎下部伏地，节上轮生小根，上部直立，无毛或节上被毛。叶互生，薄纸质，下部与叶柄合生为叶鞘，基部扩大，略抱茎；叶片卵形或阔卵形，先端短渐尖，基部心

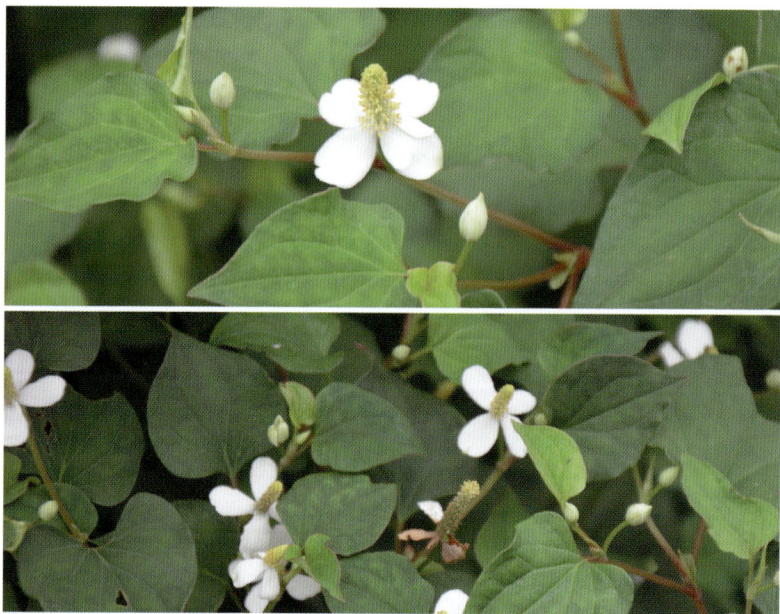

图 64　蕺菜

形，全缘，上面绿色，下面常呈紫红色，两面脉上被柔毛。穗状花序生于茎顶；总苞片 4，长圆形或倒卵形，白色；花小而密，无花被。蒴果卵圆形。种子多数，卵形。花期 5～6 月，果期 10～11 月。

【生境分布】生于沟边、溪边及潮湿的疏林下；分布于陕西、甘肃及长江流域以南各地。

【采收】夏、秋季采收，鲜用或晒干。

【典籍说药】

1.《中华人民共和国药典》载：辛，微寒；归肺经；清热解毒，消痈排脓，利尿通淋；主治肺痈吐脓，痰热喘咳，热痢，热淋，痈肿疮毒。内服煎汤，15～25g，不宜久煎；鲜品用量加倍，水煎或捣汁服。外用适量，捣敷或煎汤熏洗患处。

2.《中华本草》载：味辛，性微寒；归肺、膀胱、大肠经；清热解毒，排脓消痈，利尿通淋；主治肺痈吐脓，痰热喘咳，喉蛾，热痢，痈肿疮毒，热淋。内服煎汤，15～25g，不宜久煎；或鲜品捣汁，用量加倍。外用适量，捣敷或煎汤熏洗。虚寒证慎服。

3.《中药大辞典》载：辛，微寒；归肺、膀胱、大肠经；清热解毒，排脓消痈，利尿通淋；主治肺痈吐脓，肺热咳喘，喉蛾，痈肿疮毒，痔疮，热痢，热淋，水肿，带下，疥癣。内服煎汤，15～25g，不宜久煎；或鲜品捣汁，用量加倍。外用捣敷或煎汤熏洗。虚寒者慎服。

4.《全国中草药汇编》载：辛，微寒；归肺经；清热解毒，消痈排脓，利尿消肿；适用于肺痈吐脓，痰热喘咳，热痢，热淋，痈肿疮毒。用量 15～25g，不宜久煎；鲜品用量加倍，水煎或捣汁服。外用适量，鲜品捣敷或煎汤熏洗患处。

5.《中国药用植物志》载：清热解毒，排脓消痈，利尿通淋；

用于肺痈，吐脓，肺热喘咳，喉蛾，热痢，热淋。外用于痈肿疮毒，毒蛇咬伤。

【化学成分】主要含挥发油、黄酮、生物碱和多糖等多种化学成分。其中生物碱类成分包含马兜铃内酰胺。

【现代药理】具有抗病毒、抗菌、抗炎、抗肿瘤、增强免疫功能等药理作用。

1. 张玉如等[1]采用系统药理学的方法研究发现，鱼腥草具有潜在的抗肿瘤作用，其可能通过 Janus 激酶 2- 信号转导与转录激活因子 3（JAK2/STAT3）通路将肿瘤细胞遏制于细胞周期 G1 期而发挥抗肿瘤作用。

2. 尚姝明等[2]实验结果表明，鱼腥草提取物对人结肠癌 HCT116 细胞的生长增殖有明显的抑制作用，且存在浓度和时间的依赖性。

3. 李威等[3]综述了鱼腥草可通过多靶点、多环节、多途径对前列腺癌产生抑制增殖、诱导凋亡和细胞周期停滞、抑制迁移和侵袭等抗肿瘤生物活性作用，这些抗肿瘤活性可在乳腺癌、白血病、胃癌、结直肠癌等多种肿瘤细胞中观察到。这些抗肿瘤活性主要体现在抑制细胞周期蛋白（Cyclin）和细胞周期蛋白激酶的表达，调节凋亡相关蛋白的表达并激活凋亡相关通路，减少基质金属蛋白的分泌，抑制 STAT3/ 锌指蛋白（Snail）/ 碱性螺旋 - 环 - 螺旋转录因子（Twist）通路，拮抗生长因子受体、雄激素、炎症及氧化应激在前列腺癌发生和发展过程中的促进作用。

【参考文献】

[1] 张玉如，田旭萍，赵泽州，等 . 基于系统药理学分析鱼腥草抗肿瘤作用机制 [J]. 中国实验方剂学杂志 , 2022,28(14):165-171.

[2] 尚姝明，张晓军，马天宇，等 . 鱼腥草（Houttuynia cordata）

提取物对结肠癌细胞 HCT116 增殖的抑制作用 [J]. 牡丹江师范学院学报 (自然科学版), 2021(4):36-39.

[3] 李威 , 张峻豪 , 许盛涵 , 等 . 鱼腥草抗前列腺癌潜在机制的研究进展 [J]. 中国实验方剂学杂志 , 2021, 27(24):243-250.

八画

泽漆（大戟科）

【别名】 猫眼睛草、漆茎、癣草、白种乳草、五朵云。

【基原】 大戟科植物泽漆 *Euphorbia helioscopia* L. 的全草。

【原植物】 一年生草本。全株含白色乳汁。茎丛生，直立，基部分枝斜展向上，光滑无毛，基部紫红色。叶互生，倒卵形或匙形，先端钝圆，有细锯齿，中部以下渐狭或呈楔形，两面深绿色或灰绿色，被疏长毛。杯状聚伞花序顶生，伞梗基部具轮生叶状苞片 5。蒴果球形，光滑无毛；种子卵状，暗褐色。花期 4～5 月，果期 5～8 月。

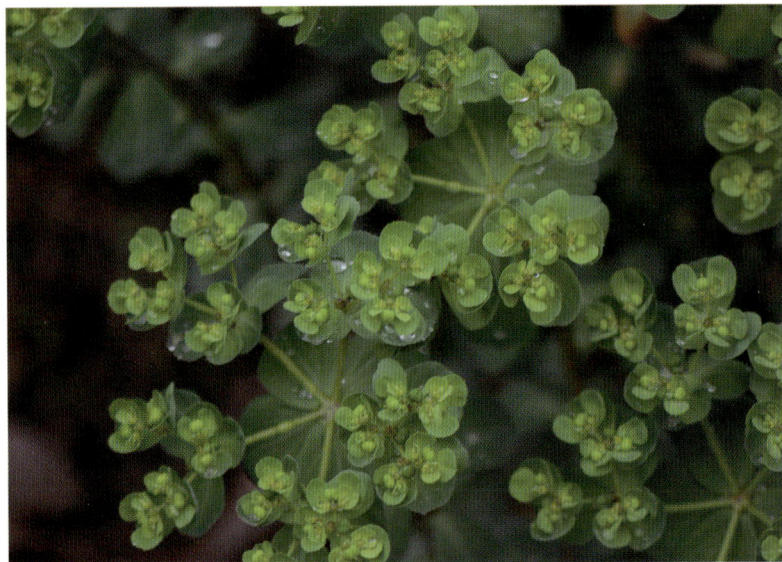

图 65 泽漆

【生境分布】生于山沟、路旁、荒野及湿地；我国除西藏外，各地均有分布。

【采收】4～5月开花时采收，晒干。

【典籍说药】

1.《中华本草》载：味辛、苦，性微寒；有毒；归肺、大肠、小肠经；行水消肿，化痰止咳，解毒杀虫；主治水气肿满，痰饮喘咳，疟疾，细菌性痢疾，瘰疬，结核性瘘管，骨髓炎。内服煎汤，3～9g，或熬膏，入丸、散用。外用适量，煎水洗，熬膏涂或研末调敷。气血虚弱和脾胃虚者慎用。

2.《中药大辞典》载：辛、苦，微寒；有毒；归肺、大肠、小肠经；利水消肿，化痰止咳，解毒杀虫；主治水气肿满，痰饮喘咳，疟疾，细菌性痢疾，瘰疬，结核性瘘管，骨髓炎。内服煎汤，3～9g，或熬膏，入丸、散用。外用煎水洗，熬膏涂或研末调敷。气血虚弱和脾胃虚者慎用。

3.《全国中草药汇编》载：辛、苦，微寒；归大肠、小肠、脾、肺经；有毒；逐水消肿，散结，杀虫；适用于水肿、肝硬化腹水，细菌性痢疾；外用治淋巴结结核，结核性瘘管，神经性皮炎。用量3～9g，外用适量，熬膏外涂，可灭蛆、孑孓。

4.《中国药用植物志》载：用于软组织损伤，骨折，风湿，疮疖，肿瘤。

【化学成分】主要含有萜类、黄酮类及多酚类等。

【现代药理】具有消炎、抗菌、杀虫、抗氧化、抗肿瘤等多种功效。

1.刘金辉等[1]综述了泽漆抗肿瘤作用与机制主要是从抑制肿瘤细胞生长与增殖，诱导肿瘤细胞凋亡，抑制肿瘤细胞迁移、侵袭与转移，逆转肿瘤细胞的多重耐药等方面。

2. 泽漆萜类成分抗非小细胞肺癌（NSCLC）作用具有多成分、多靶点、多途径的特点，可通过调控肿瘤细胞的增殖、生长、侵袭及凋亡等功能发挥作用[2]。

3. 泽漆能够抑制 H22 荷瘤小鼠肿瘤的生长，并具有抗炎作用。其作用机制可能与"癌症相关通路""乙型肝炎通路""MAPK 信号通路""胰腺癌通路"等信号通路生物过程相关[3]。

【参考文献】

[1] 刘金辉，方亚妮，贺太平 . 中药泽漆抗肿瘤作用文献研究 [J]. 现代中医药，2022,42(4):12-15.

[2] 张丽蓉，楼烨亮，王可，等 . 基于网络药理学及分子对接技术研究泽漆萜类成分抗非小细胞肺癌作用机制 [J]. 浙江中西医结合杂志，2022,32(1):22-29.

[3] 高帆，牛玉季，张亚茹，等 . 泽漆抗肿瘤抗炎作用及机制研究 [J]. 河南大学学报 (医学版),2021,40(6):391-399.

南五味子（五味子科）

【别名】红木香、紫金皮、金谷香、钻骨风、内红消。

【基原】五味子科植物南五味子 *Kadsura longipedunculata* Finet et Gagnep. 的根。

【原植物】藤本。各部无毛。叶长圆状披针形、倒卵状披针形或卵状长圆形，先端渐尖或尖，基部狭楔形或宽楔形，边有疏齿。花单生于叶腋，雌雄异株；雄花 8～17，花被片白色或淡黄色；雌花花被片与雄花相似，雌蕊群椭圆体形或球形。聚合果球形，小浆果

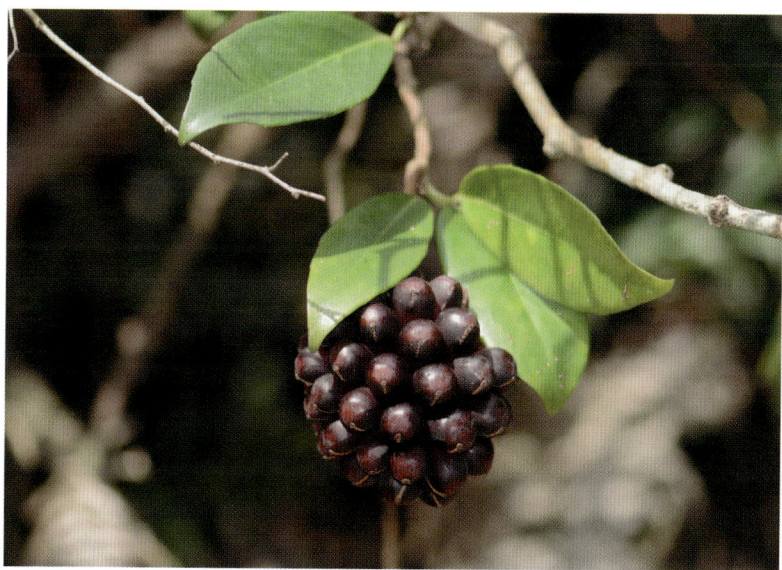

九画

图66 南五味子

倒卵圆形，外果皮薄革质，干时显出种子。种子 2 ~ 3，稀 4 ~ 5，肾形或肾状椭圆体形。花期 6 ~ 9 月，果期 9 ~ 12 月。

【生境分布】生于海拔 1000 ~ 1200m 的山坡、山谷及溪边阔叶林中；分布于长江流域以南各地。

【采收】全年均可采收，鲜用或晒干。

【典籍说药】

1.《中华本草》载：味辛、苦，性温；归脾、胃、肝经；理气止痛，祛风通络，活血消肿；主治胃痛，腹痛，风湿痹痛，痛经，月经不调，产后腹痛，咽喉肿痛，痔疮，无名肿毒，跌打损伤。内服煎汤，9 ~ 15g；或研末 1 ~ 1.5g。外用适量，煎汤洗；或研粉调敷。

2.《全国中草药汇编》载：辛、苦，温；归脾、胃、肝经；活血理气，祛风活络，消肿止痛；适用于溃疡病，腹泻，中暑腹痛，月经不调，风湿性关节炎，跌打损伤。用量 6 ~ 30g。

3.《中国药用植物志》载：活血祛瘀，行气止痛，祛风通络；用于风湿痹痛，偏头痛，胃痛，跌打损伤，疝气，月经不调，痛经。

【化学成分】主要含木脂素、挥发油、多糖、三萜、有机酸、氨基酸等成分。

【现代药理】具有很好的抗肿瘤、抗 HIV-1 和保护神经、保肝降酶等功效。

张帆[1]采用人胃癌 SGC7901 细胞为研究对象，发现异型南五味子丁素能够抑制 SGC7901 细胞的生长，呈浓度与时间依赖。异型南五味子丁素通过改变 P53、Caspase-3、Bcl-2、Bax 的表达从而诱导细胞凋亡。同时将人胃癌 SGC7901 细胞接种至裸鼠，进行体内抑制作用研究，结果显示异型南五味子丁素能够抑制体内实体瘤体积和瘤重的增加，同时呈剂量依赖；异型南五味子丁素能够下调趋化性

细胞因子 IL-8 与可溶性细胞间黏附分子 -1（sICAM-1）在血清中的
表达水平。

【参考文献】

[1] 张帆 . 异型南五味子丁素对胃癌的抑制作用及药物代谢动力
学研究 [D]. 长春 : 吉林大学 , 2016.

九画

南方红豆杉（红豆杉科）

【别名】海罗松、红叶木杉、红榧、杉公子、美丽红豆杉。

【基原】红豆杉科植物南方红豆杉 *Taxus wallichiana* var. *mairei*（Lemee & H. Léveillé）L. K. Fu & Nan Li 的枝叶、根及树皮。

【原植物】常绿乔木。小枝互生。叶螺旋状着生，排成 2 列，条形，微弯，近镰状，先端渐尖或微急尖，上面中脉隆起，下面有两条黄绿色气孔带，边缘通常不反曲，绿色边带较宽，中脉带上有排列均匀较大的乳头点，或乳头点呈块片分布，或完全无乳头点。种

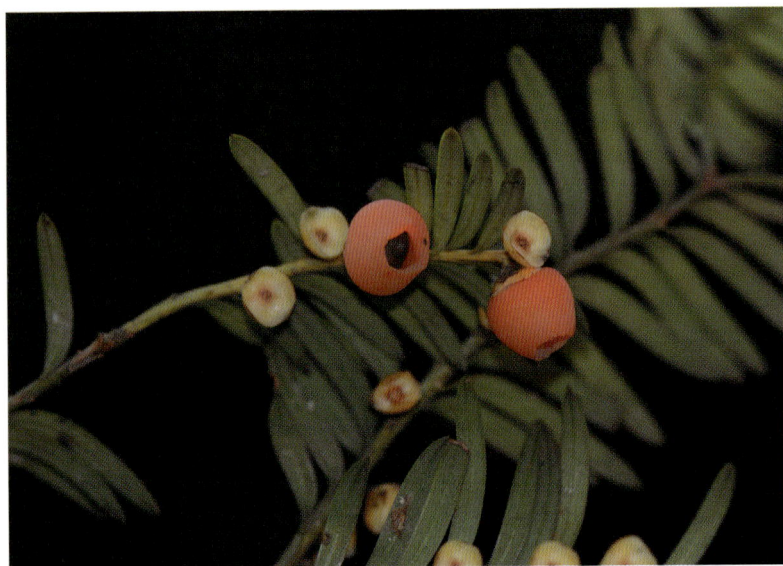

图 67　南方红豆杉

子倒卵形或宽卵形，微扁，生于红色肉质的杯状假种皮中，种脐椭圆形或近圆形。

【生境分布】生于海拔 1200m 以下的山地；分布于安徽南部、湖北西部及浙江、台湾、福建、江西等地。

【采收】全年均可采收，鲜用或晒干。

【典籍说药】

1.《全国中草药汇编》载：辛、苦，温；归脾经；驱虫；适用于食积、蛔虫病。用量 9～18g，炒热，煎服。

2.《中国药用植物志》载：根、树皮可抗肿瘤。叶可用于咽喉痛。

【化学成分】主要含二萜类化合物、甾体类化合物、木脂素及黄酮类化合物等，其中最重要的化学成分是二萜类化合物紫杉醇（taxol）。

【现代药理】有抗肿瘤、抗氧化活性。

1. 南方红豆杉水提物（AETC）能显著抑制非小细胞肺癌 NSCLC 细胞系的增殖作用，呈现浓度、剂量依赖性；还能促进 A549、H1975 细胞凋亡，但与 AETC 剂量无关。AETC 能显著提升 ATF3 蛋白和 mRNA 表达，ATF3 基因敲减抑制 NSCLC 细胞凋亡，削弱 AETC 对 NSCLC 细胞的促凋亡作用 [1]。

2. 南方红豆杉提取物能抑制人前列腺癌细胞增殖，使肿瘤细胞周期出现 G1 期阻滞，促进其凋亡 [2]。

3. 南方红豆杉多糖可抑制宫颈癌 HeLa 细胞增殖，促进细胞凋亡，其作用机制可能与下调 survivin、Bcl-2、Caspase-3 表达，上调 P53 表达有关 [3]。

4. 红豆杉对 PI3K/Akt/mTOR 信号通路各靶点表达均有显著影

九画

响，并加强紫杉醇影响各指标程度。同时，其对 VEGF 也有显著抑制作用。红豆杉有抑瘤效果和诱导肿瘤细胞凋亡作用，并可增强紫杉醇的抗肿瘤效果[4]。

5. 南方红豆杉水提物通过激活自噬，下调程序性死亡配体 -1（PD-L1）表达，调控肿瘤免疫微环境，从而抑制肺腺癌细胞生长[5]。

6. 南方红豆杉水提物可抑制口腔鳞癌 CAL27 细胞增殖，促进细胞凋亡，其机制可能与细胞氧化应激和线粒体损伤增加有关[6]。

【参考文献】

[1] 张部晨茜 . 南方红豆杉水提物通过 ATF3 介导的 Hippo-YAP 信号通路促进非小细胞肺癌凋亡的机制研究 [D]. 杭州 : 浙江中医药大学 , 2022.

[2] 邬伟 , 梁琳春 , 屠小龙 . 南方红豆杉提取物对人前列腺癌细胞增殖及凋亡的影响 [J]. 江苏医药 , 2020, 46(12):1194-1198.

[3] 宋燕 , 于杰 . 南方红豆杉多糖对宫颈癌细胞增殖及凋亡的影响 [J]. 深圳中西医结合杂志 , 2021, 31(18):10-12.

[4] 董晶 . 南方红豆杉调控乳腺癌细胞 PI3K/Akt/mTOR 信号通路及干预血管生成机制的研究 [EB/OL].(2022-01-20)[2025-03-12].https://kns.cnki.net/kcms2/article/abstract?v=wUXT8w3WHHqS05ZPmhl4O9iU6PEiz1XXYdFtkSTPZwKIokbwmXQLp9DS0syLI1cXu3r1TE8iDEfNNs_WtIwpOGaUtpfdX1BfT49HO6OB6OqZ93ppBPwysf6yrOdAc4JahsF9I71C1OA4SHe0_fwtRpBHUsPa4KEG_XGvssDx4WtYA_wyub5LRQ==&uniplatform=NZKPT&language=CHS.

[5] 戴淑颖 , 张部晨茜 , 刘怿 , 等 . 南方红豆杉水提物通过激活自噬下调 PD-L1 增强 IFN- γ 抗肿瘤作用的体外研究 [J]. 中华中医药杂志 , 2022, 37(9):5114-5119.

[6] 刘莉, 童国勇, 余周庆, 等. 南方红豆杉水提物通过氧化应激和线粒体损伤影响口腔鳞癌细胞 CAL27 的增殖和凋亡 [J]. 南昌大学学报 (医学版), 2023, 63(4):19-58.

【附注】南方红豆杉为国家一级保护植物，应注意资源保护。

九画

威灵仙（毛茛科）

【别名】九里火、黑骨头、黑木通、七寸风、牛闲草。

【基原】毛茛科植物威灵仙 *Clematis chinensis* Osbeck 的干燥根和根茎。

【原植物】木质藤本。干后变黑色。茎、小枝近无毛或疏生短柔毛。一回羽状复叶有 5 小叶，有时 3 或 7，偶尔基部一对以至第二对 2～3 裂至 2～3 小叶；小叶片纸质，卵形至卵状披针形，或为线状披针形、卵圆形，全缘，两面近无毛。常为圆锥状聚伞花序，多

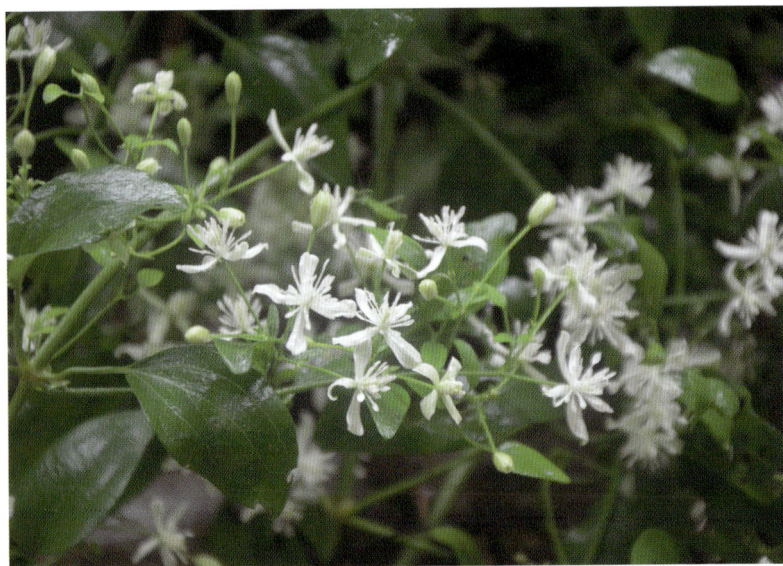

图 68 威灵仙

花，腋生或顶生。花期 6～9 月，果期 8～11 月。

【生境分布】生于山野、田埂及路旁；分布于河南、山东、安徽、江苏、浙江、福建、广东、广西、江西、湖南、四川、湖北、贵州、云南等地。

【采收】全年均可采收，鲜用或晒干。

【典籍说药】

1.《中华人民共和国药典》载：辛、咸，温；归膀胱经；祛风湿，通经络；主治风湿痹痛，肢体麻木，筋脉拘挛，屈伸不利。内服煎汤，6～10g。

2.《中华本草》载：味辛、咸、微苦，性温，小毒；归膀胱、肝经；祛风除湿，通络止痛；主治风湿痹痛，肢体麻木，筋脉拘挛，屈伸不利，疟疾，骨鲠，并治痰饮积聚。内服煎汤，6～9g，治骨鲠咽喉可用到 30g，或入丸、散，或浸酒。外用适量捣敷，或煎水熏洗，或作发泡剂。气血亏虚及孕妇慎服。

3.《中药大辞典》载：辛、咸、微苦，温，小毒；归膀胱、肝经；祛风除湿，通络止痛；主治风湿痹痛，肢体麻木，筋脉拘挛，屈伸不利，疟疾，骨鲠；并治痰饮积聚。内服煎汤，6～9g，治骨鲠咽喉可用至 30g，或入丸、散，或浸酒。外用捣敷，或煎水熏洗，或作发泡剂。气血亏虚及孕妇慎服。

4.《全国中草药汇编》载：辛、咸，温；归膀胱经；祛风湿，通经络；适用于风湿痹痛，肢体麻木，筋脉拘挛，屈伸不利。用量 6～10g。外用适量。

5.《中国药用植物志》载：祛风除湿，通络止痛；用于风湿痹痛，肢体麻木，筋脉拘挛，屈伸不利，骨鲠。

【化学成分】主要含有皂苷类、黄酮类、木脂素类、萜类等多种化学成分。皂苷类是抗肿瘤的主要活性成分，威灵仙所含皂苷多为五环三萜型皂苷，其苷元主要为齐墩果酸和常春藤皂苷元。

【现代药理】具有抗肿瘤、抗炎镇痛、保护软骨、保肝、抑菌、降血糖的作用。威灵仙的提取物与甲状腺癌、宫颈癌、肝癌及乳腺癌等多种癌细胞的发展及生长相关，对多种肿瘤均具有显著抑制作用。

1. 邱光清等[1]发现，皂苷类化合物对腹水型移植性肿瘤细胞的生长有显著抑制效果。

2. 张倩[2]发现，皂苷类化合物对人肝癌细胞株 HepG2、SMMC-7721 和人宫颈癌细胞株 Hela 等肿瘤细胞抑制率均高于 80%，并伴随明显的剂量依赖性。

3. 陈玉茹等[3]和田旭等[4]的研究表明，皂苷类化合物能以浓度和时间依赖的方式抑制急性白血病细胞的生长。

4. 黄莉等[5]用多种方法证明了皂苷类化合物在体外对 HL-60 细胞呈明显抑制作用。

5. 李俊妍等[6]发现，威灵仙多糖对人舌鳞癌 Tca-8113 细胞有致死和抑制生长作用。

【参考文献】

[1] 邱光清，张敏，杨燕军. 威灵仙总皂苷的抗肿瘤作用 [J]. 中药材，1999(7):351-353.

[2] 张倩. 甘肃产威灵仙总皂苷提取工艺及药效学研究 [D]. 兰州：兰州理工大学，2010.

[3] 陈玉茹，黄纯兰，李晓明. 威灵仙皂苷对 HL-60 细胞生长抑制作用的研究 [J]. 泸州医学院学报，2011.34(3):231-234.

[4] 田旭，王鹏，詹妮，等. 抗癌中草药有效成分的研究进展 [J].

特产研究 , 2010.32(3):73-76.

[5] 黄莉 , 黄纯兰 . 威灵仙总皂苷对 HL60 细胞株体外作用的研究 [J]. 中国实验方剂学杂志 , 2012, 18(23):311-315.

[6] 李俊妍 , 钟辉 , 李德超 . 威灵仙多糖对舌鳞癌细胞生长抑制作用的研究 [J]. 生物技术通讯 , 2011, 22(2):255-257.

鸦胆子（苦木科）

【**别名**】老鸦胆、苦榛子、白骨苦楝。

【**基原**】苦木科植物鸦胆子 *Brucea javanica*（L.）Merr. 的干燥成熟果实。

【**原植物**】灌木或小乔木。嫩枝、叶柄和花序均被黄色柔毛。奇数羽状复叶互生，小叶卵形或卵状披针形，先端渐尖，基部宽楔形至近圆形，通常略偏斜，边缘有粗齿，两面均被柔毛，背面较

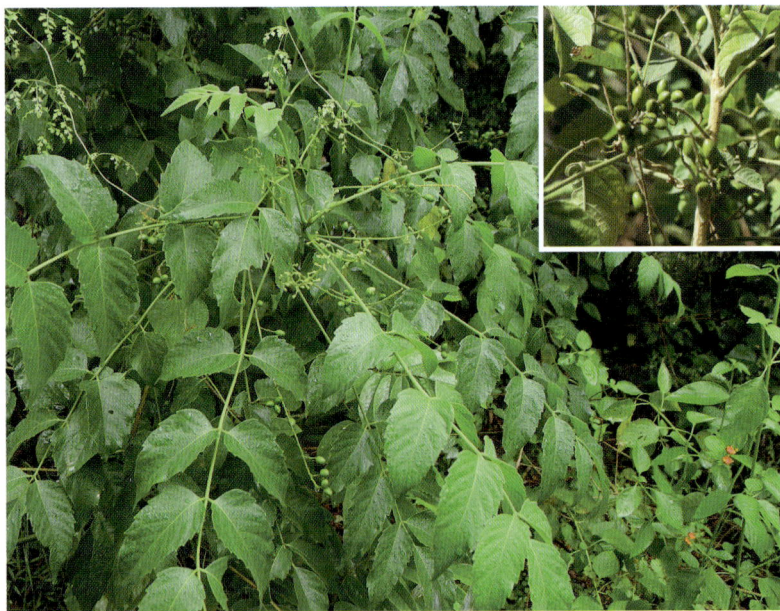

图 69　鸦胆子

密；小叶柄短。花组成圆锥花序，雌花序长约为雄花序的一半；花细小，暗紫色。核果 1～4，分离，长卵形，成熟时灰黑色，干后有不规则多角形网纹，外壳硬骨质而脆，种仁黄白色，卵形，含油丰富，味极苦。花期夏季，果期 8～10 月。

【生境分布】生于石灰岩疏林中；分布于福建、台湾、广东、海南、广西、贵州、云南等地。

【采收】秋、冬季果实成熟时采收，晒干。

【典籍说药】

1.《中华人民共和国药典》载：苦，寒；有小毒；归大肠、肝经；清热解毒，截疟，止痢，外用腐蚀赘疣；主治痢疾、疟疾，外治赘疣、鸡眼。内服用量 0.5～2g，用龙眼肉包裹或装入胶囊吞服。外用适量。

2.《中华本草》载：味苦，性寒，小毒；归大肠、肝经；清热解毒，杀虫，截疟，腐蚀赘疣；主治热毒血痢，冷痢，休息痢，疟疾，痔疮，痈肿，阴痒，白带，癫疣，鸡眼。内服多去壳取仁，用胶囊或龙眼肉包裹吞服，治疟疾每次 10～15 粒，治痢疾每次 10～30 粒。外用适量，捣敷，或制成鸦胆子油局部涂敷，或煎水洗。本品对胃肠道有刺激作用，可引起恶心，呕吐，腹痛，对肝肾亦有损害，故不宜多服久服。脾胃虚弱呕吐者禁服。

3.《中药大辞典》载：苦，寒，小毒；归大肠、肝经；清热解毒，杀虫，截疟，蚀疣；主治热毒血痢，冷痢，休息痢，疟疾，痔疮，痈肿，阴痒，白带，疣瘊，鸡眼，毒蛇咬伤。内服多去壳取仁，用胶囊或龙眼肉包裹吞服，治疟疾每次 10～15 粒，治痢疾每次 10～30 粒。外用捣敷，或制成鸦胆子油局部涂敷，或煎水洗。本品对胃肠道有刺激作用，可引起恶心，呕吐，腹痛，对肝肾亦有损害，故不宜多服久服。脾胃虚弱呕吐者禁服。

4.《全国中草药汇编》载：苦，寒；归大肠、肝经；清热解毒，截疟，止痢；内服适用于痢疾、疟疾，外用腐蚀赘疣，适用于除疣、鸡眼。用量 0.5～2g，用桂圆肉包裹或装入胶囊吞服。外用适量，将种仁捣烂敷患处。

5.《中国药用植物志》载：有小毒；清热解毒，截疟，止痢，腐蚀赘疣；用于痢疾、疟疾，外治赘疣、鸡眼。

【化学成分】主要含苦木内酯类、黄酮类（含木犀草素）、甾醇类等成分和其他化合物。

【现代药理】具有抗肿瘤、抗炎、抗寄生虫及降血糖的生物学效用。

1.黄酮类化合物木犀草素可能通过调控 Akt/mTOR 通路而参与细胞增殖[1]。

2.Y 木犀草素可以调控死亡受体（FADD），激活 MAPK 信号通路抑制胶质瘤细胞的增殖[2]。

3.木犀草素可通过靶向 THOC1 诱导 DNA 损伤，同时增强了肝癌肿瘤细胞对顺铂的化疗敏感性[3]。

4.β-谷甾醇可通过抑制转化生长因子-β（TGF-β）/Smad2/3/c-Myc 途径而抑制非小细胞肺癌的增殖[4]。

5.β-谷甾醇通过介导 PI3K/Akt 信号通路来抑制乳腺癌细胞的增殖[5]。

6.β-谷甾醇与顺铂或紫杉醇联合使用时，可进一步促进卵巢癌细胞的死亡[6]。

【参考文献】

[1] WU H T, LIN J, LIU Y E, et al.Luteolin suppresses androgen

receptor-positive triple-negative breast cancer cell proliferation and metastasis by epigenetic regulation of MMP9 expression via the AKT/mTOR signaling pathway[J].Phytomedicine, 2021, 81:153437.

[2] YOU Y, WANG R, SHAO N, et al.Luteolin suppresses tumor proliferation through inducing apoptosis and autophagy via MAPK activation in glioma[J].Onco Targets Ther, 2019, 12:2383-2396.

[3] CAI S, BAI Y, WANG H, et al.Knockdown of THOC1 reduces the proliferation of hepatocellular carcinoma and increases the sensitivity to cisplatin[J].J Exp Clin Cancer Res, 2020, 39(1): 135.

[4] YUE S J, XIN L T, FAN Y C, et al.Herb pair Danggui-Honghua: mechanisms underlying blood stasis syndrome by system pharmacology approach[J].Sci Rep, 2017, 7:40318.

[5] XU H, Li Y, HAN B, et al.Anti-breast-Cancer Activity Exerted by β-Sitosterol-d-glucoside from Sweet Potato via Upregulation of MicroRNA-10a and via the PI3K-Akt Signaling Pathway[J].J Agric Food Chem, 2018, 66(37):9704-9718.

[6] BAE H, PARK S, HAM J, et al.ER-Mitochondria Calcium Flux by β-Sitosterol Promotes Cell Death in Ovarian Cancer[J].Antioxidants (Basel), 2021, 10(10):1583.

九画

星毛冠盖藤（绣球科）

【别名】青棉花藤。

【基原】绣球科植物星毛冠盖藤 *Pileostegia tomentella* Hand.-Mazz. 的全草。

【原植物】常绿攀缘灌木。嫩枝、叶下面和花序均密被淡褐色或锈色星状柔毛；老枝圆柱形，近无毛，灰褐色。叶革质，长圆形或倒卵状长圆形，稀倒披针形，先端急尖或阔急尖，尖头突出，基

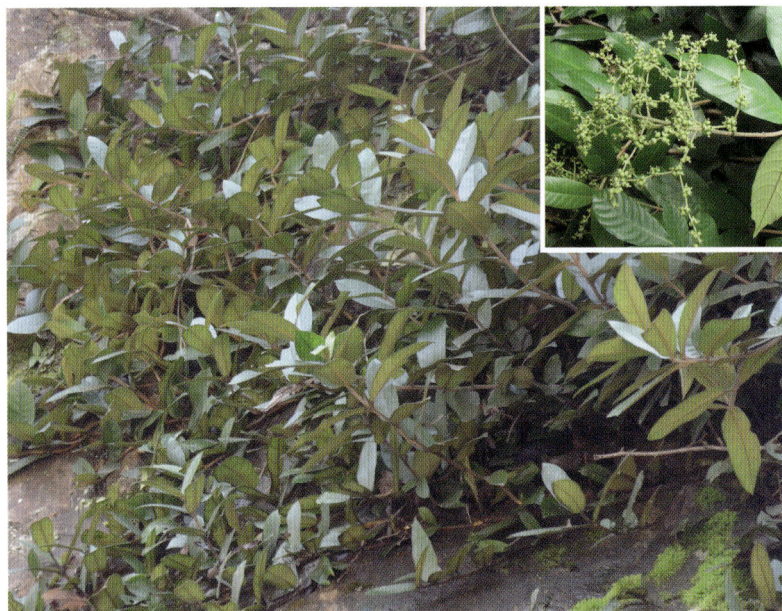

图 70　星毛冠盖藤

部圆形或近叶柄处稍凹入呈心形，稀小枝最上两叶宽楔形，边近全缘或近顶端具三角形粗齿或不规则波状，背卷，嫩叶上面疏被星状毛，以后脱落，干时灰绿色或黄绿色，下面密被毛，以叶脉上被毛较密。伞房状圆锥花序顶生；花白色。蒴果陀螺状，平顶；种子细小。花期 3 ~ 8 月，果期 9 ~ 12 月。

【生境分布】生于林缘、溪边灌丛或沟谷岩隙间；分布于江西、福建、湖南、广东、广西等地。

【采收】全年均可采收，鲜用或晒干。

【典籍说药】

1.《全国中草药汇编》载：辛、微苦，温；归肾、肝经；祛风除湿，散瘀止痛，接骨；适用于腰腿酸痛，风湿麻木，外用治跌打损伤，骨折，外伤出血。用量 15 ~ 30g，或泡酒服。外用适量，根、茎藤或叶捣烂敷患处。

2.《中国药用植物志》载：祛风除湿，散瘀止痛，消肿解毒；用于腰腿酸软，偏瘫，肢体痿废，风湿麻木，跌打损伤，骨折，外伤出血，痈肿疮毒。

【化学成分】主要含黄酮类、甾体类、酚类、糖类、苷类及鞣质等物质。

【现代药理】具有抗氧化、抗肿瘤及抗炎等作用。

1. 星毛冠盖藤所含的多种抑瘤成分能通过抑制增殖、促进凋亡、引发自噬、调节肿瘤免疫、影响细胞周期及抑制血管生成等途径发挥抑瘤效果[1]。

2. 星毛冠盖藤乙酸乙酯部位对 MDA-MB-231 细胞具有明显抑增殖、促凋亡的作用，其分子机制与 Caspase-3 的激活有关[2]。

九画

【参考文献】

[1] 刘勇成，郭文礼，钟桦，等.星毛冠盖藤抗肿瘤作用的研究进展 [J]. 华夏医学，2023, 36(3):158-162.

[2] 石雅倩，耿梦丽，李红娜，等.星毛冠盖藤乙酸乙酯部位抗三阴乳腺癌的研究 [J]. 广州化工，2022, 50(2):73-76.

香茶菜（唇形科）

【别名】倒根野苏、山苏子、野苏子、回菜花、蛇总管。

【基原】唇形科植物香茶菜 *Isodon amethystoides*（Benth.）H. Hara 的全草。

【原植物】多年生草本。茎直立，被微短毛，多分枝。单叶对生，有柄，阔卵形，基部在中央处突然收缩成楔形，下延，先端渐尖或锐尖，边缘具粗大牙齿。圆锥花序腋生或顶生；花冠淡紫色，

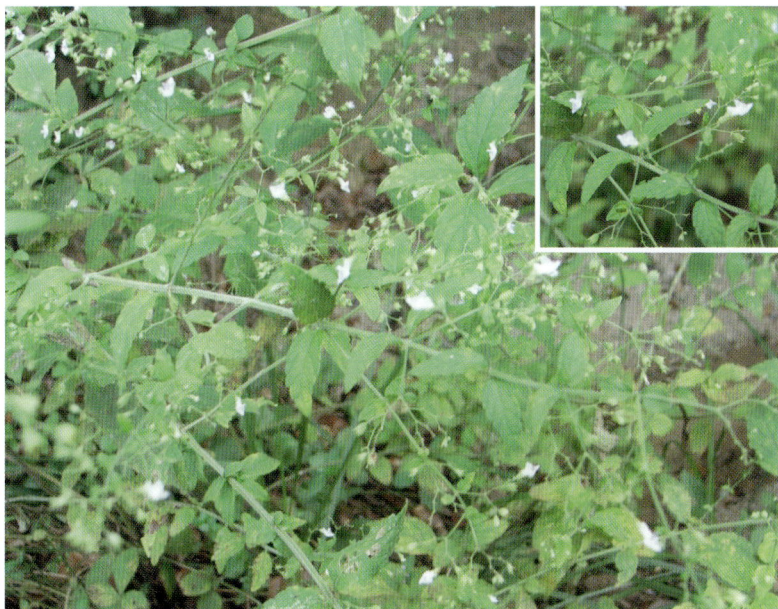

图 71　香茶菜

二唇形。果实有 4 个小坚果组成，小坚果椭圆形，稍扁，有不明显网纹。花期 8～9 月，果期 9～10 月。

【生境分布】生于林下或草丛中的湿润处；分布于江苏、安徽、浙江、江西、福建、台湾、湖北、广东、广西、贵州等地。

【采收】全年均可采收，鲜用或晒干。

【典籍说药】

1.《中华本草》载：地上部分味辛、苦，性凉；归肝、肾经；清热利湿，活血散瘀，解毒消肿；主治湿热黄疸，淋证，水肿，咽喉肿痛，关节痹痛，闭经，乳痈，痔疮，发背，跌打损伤，毒蛇咬伤。内服煎汤，10～15g。外用适量，鲜叶捣敷，或煎水洗。孕妇慎服。根味甘、苦，性凉；清热解毒，祛瘀止痛；主治毒蛇咬伤，疮疖肿毒，筋骨酸痛，跌打损伤，炭火伤。内服煎汤，15～30g。外用适量，煎水洗或鲜品捣敷。

2.《中药大辞典》载：味苦、辛，气香，性凉，无毒；入心、肝、脾经；清热利湿，活血，解毒；主治湿热黄疸，淋证，水肿，咽喉肿痛，关节痹痛，闭经，乳痈，痔疮，发背，跌打损伤，毒蛇咬伤。内服煎汤，10～15g。外用鲜叶捣敷，或煎水洗。孕妇及虚寒者忌服。

3.《全国中草药汇编》载：辛、苦，凉；归肝、肾经；清热解毒，散瘀消肿；适用于毒蛇咬伤，跌打肿痛，筋骨酸痛，疮疡。用量 15～30g，水煎冲黄酒服。外用适量，鲜品捣烂敷患处。

4.《中国药用植物志》载：地上部分可清热利湿，活血散瘀，解毒消肿；用于感冒发热，咽喉肿痛，闭经，乳痈，湿热黄疸，淋证，水肿，疳积，肺痈，痔疮，发背，跌打瘀积，蛇虫咬伤。根状茎可清热解毒，祛瘀止痛；用于毒蛇咬伤，疮疖肿毒，筋骨酸痛，跌打损伤，烫火伤。

【化学成分】主要含二萜类（王枣子甲素、王枣子乙素、毛叶醇等）、三萜类（齐墩果酸、熊果酸等）、甾体类（β-谷甾醇）等化学成分。已有研究证明，香茶菜萜类成分毒副作用小、安全性高。

【现代药理】具有活血化瘀、抗肿瘤、抗氧化、抗菌消炎、抗血栓等药理作用。

1. 王枣子乙素和王枣子丙素可以降低 BV-2 细胞的肿瘤坏死因子（如 TNF-α、COX-2、iNOS）生成[1-2]。

2. 王枣子乙素能够抑制包括人结肠癌 SW480 细胞、人肝癌 Bel-7402 细胞、人胃癌 SGC7901 细胞、人皮肤 T 淋巴细胞（Hut-78）和 Hela 等多种肿瘤细胞的生长[3]。

3. 二萜类化合物王枣子甲素对人卵巢癌细胞（HO-8910）和 Bel-7402 有非常强的生长抑制效果[4]。

4. 低浓度（$1.0 \sim 4.0\mu mol/L$）王枣子甲素即可抑制 SGC7901 细胞生长[5-6]。

5. 王枣子乙素是通过影响细胞周期中 G2/M 期，阻滞肿瘤细胞的增殖和分裂；同时调控细胞凋亡通路上重要蛋白 Caspase-3 的表达，促进癌细胞的凋亡[7]。

6. 王枣子中活性成分齐墩果酸能够促进 DNA 修复酶（PARP）表达，阻滞 G0/G1 细胞周期，指挥细胞凋亡蛋白表达，诱导细胞凋亡，抑制 A549 细胞的生长[8]。

【参考文献】

[1] GAN P, ZHANG L, CHEN Y, et al.Anti-inflammatory effects of glaucocalyxin B in microglia cells[J].Journal of Pharmacological Sciences, 2015, 128(1):35-46.

九画

[2] KIM B W, KOPPULA S, HONG S S, et al.Regulation of microglia activity by glaucocalyxin A:attenuation of lipopolysaccharide-stimulated neuroinflammation through NF-kappaB and p38 MAPK signaling pathways[J].PLoS One, 2013, 8(2):e55792.

[3] 沈晓丹, 曹莉, 董霞, 等. 蓝萼甲素体外细胞毒活性研究 [J]. 中华中医药学刊, 2011 (6):1334-1335.

[4] 丁兰, 郁开北, 刘国安. 细胞毒活性二萜 Wangzaozin A 的晶体结构 [J]. 高等学校化学学报, 2005 (8):1455-1458.

[5] 丁兰, 张世栋, 刘国安, 等. 对映 - 贝壳杉烷二萜化合物 Wangzaozin A 对人胃腺癌细胞 SGC-7901 生长的影响 [J]. 西北师范大学学报 (自然科学版), 2006 (3):70-73.

[6] 丁兰, 第五佳丽, 田继东, 等. 对映 - 贝壳杉烷型二萜化合物 Wangzaozin A 对人早幼粒白血病 HL-60 细胞生长抑制和凋亡诱导的作用 [J]. 第三军医大学学报, 2013 (8):727-732.

[7] TANG L, JIN X, HU X, et al. Glaucocalyxin A inhibits the growth of liver cancer Focus and SMMC-7721 cells[J].Oncology Letters, 2016, 11(2):1173-1178.

[8] YUAN Y, GAO Y, SONG G, et al.Ursolic Acid and Oleanolic Acid from Eriobotrya fragrans Inhibited the Viability of A549 Cells[J]. Natural Product Communications, 2015, 10(2):239-242.

重楼（百合科）

【别名】重楼、草河车、蚤休、七叶一枝花、海螺七、七叶莲、九道箍。

【基原】百合科植物七叶一枝花 *Paris polyphylla* Smith var. *chinensis* （Franch.）Hara 的干燥根茎。

【原植物】多年生直立草本。全株光滑无毛。根茎肥厚，黄褐色，结节明显，具鳞片状叶及众多须根。茎单一，青紫色或紫红色，基部有膜质叶鞘包茎。4～9 叶轮生茎顶，通常 7，长椭圆形

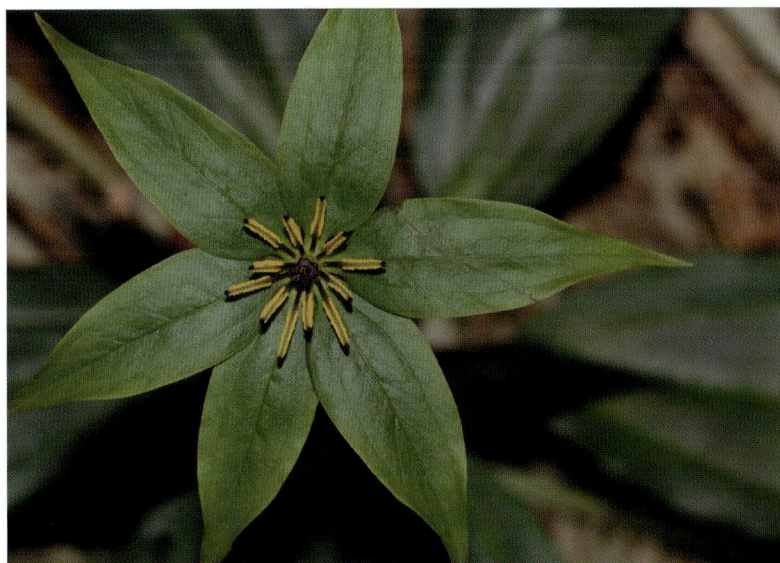

图 72　七叶一枝花

或椭圆状披针形，先端渐尖或短尖，全缘；基出主脉 3。花单生顶端，花梗青紫色或紫红色；4～7 外列被片，绿色，叶状，长卵形至卵状披针形；内列被片与外列同数，黄色或黄绿色，线形。蒴果球形，熟时黄褐色，3～6 瓣裂，内含多数鲜红色卵形种子。花期 4～7 月，果期 8～11 月。

【生境分布】生于山区山坡、林下或溪边湿地；分布于江苏、浙江、福建、江西、安徽、湖北、四川、贵州、云南、广东、广西等地。

【采收】夏、秋季采收，鲜用或晒干。

【典籍说药】

1.《中华人民共和国药典》载：苦，微寒；有小毒；归肝经；清热解毒，消肿止痛，凉肝定惊；主治疔疮痈肿，咽喉肿痛，蛇虫咬伤，跌扑伤痛，惊风抽搐。内服煎汤，3～9g。外用适量，研末调敷。

2.《中华本草》载：味苦，性微寒，小毒；归肝经；清热解毒，消肿止痛，凉肝定惊；主治痈肿疮毒，咽肿喉痹，乳痈，蛇虫咬伤，跌打伤痛，肝热抽搐。内服煎汤，3～10g；研末，每次 1～3g。外用适量，磨汁涂布，研末调敷或鲜品捣敷。虚寒证、阴证外疡及孕妇禁服。

3.《中药大辞典》载：苦，微寒，小毒；归肝经；清热解毒，消肿，定惊；主治痈肿疮毒，咽肿喉痹，乳痈，蛇虫咬伤，跌打伤痛，肝热抽搐。内服煎汤，3～10g；研末，每次 1～3g。外用磨汁涂布，研末调敷或鲜品捣敷。虚寒证、阴证外疡及孕妇禁服。

4.《全国中草药汇编》载：苦，微寒；归肝经；有小毒；清热解毒，消肿止痛，息风定惊；适用于痈肿疮毒，咽喉肿痛，毒蛇咬伤，跌打损伤，小儿惊风。用量 3 ~ 10g。外用适量，磨水或研末调醋敷患处。

5.《中国药用植物志》载：清热解毒，消炎，活血散瘀，消肿止痛，平喘止咳，息风定惊；用于咽喉肿痛，小儿惊风，抽搐，毒蛇咬伤，疔疮肿毒，痈疖，疟腮。

【化学成分】主要含甾体类、黄酮类、氨基酸类、多糖类，其中甾体皂苷类成分占 80% 以上，主要为薯蓣皂苷元和偏诺皂苷元。

【现代药理】具有抗肿瘤、抑菌、消炎、镇痛、止血、保护心血管等作用。

1. 李菊等[1]证明，重楼总皂苷有抑制小鼠胃癌细胞（MFC）、MCF7 和 Hela 体内外生长的作用。

2. 朱金艳等[2]认为，七叶一枝花的提取重楼皂苷单体 PP-11 通过激活 p38 丝裂原活化蛋白激酶通路（p38 MAPK 信号通路）、抑制 ERK 和 JAK/STAT3 信号通路诱导人乳腺癌 MDA-MB-231 细胞发生线粒体相关凋亡，并促进细胞自噬，可显著抑制 MDA-MB-231 细胞增殖。

3. 李杨等[3]发现，不同浓度的重楼皂苷 I 作用不同时间均能够抑制肝癌细胞 HepG2 和 MHcc-97H 的增殖。

4. 郭慧敏等[4]发现，重楼皂苷 II 联合喜树碱对非小细胞肺 H460 癌细胞及小细胞肺癌 H446 细胞具有细胞毒活性并呈现剂量依赖性。

【参考文献】

[1] 李菊，张荣平，贺智勇，等. 重楼地上部分与地下部分皂苷的抗肿瘤作用 [J]. 昆明医科大学学报，2016, 37(5):46-50.

[2] 朱金艳，叶静怡，刘志龙，等. 重楼单体 PP-11 对人乳腺癌 MDA-MB-231 细胞增殖的抑制作用及其机制 [J]. 中国病理生理杂志，

九画

2021, 37(2):246-254.

[3] 李杨，汪翰英，吴大鹏，等. 基于 TRB3 基因调控探讨重楼皂苷 I 抑制肝癌细胞增殖的研究 [J]. 现代消化及介入诊疗，2019，24(9):980-983.

[4] 郭慧敏，李祎亮，刘振，等. 重楼皂苷 II 联合喜树碱对肺癌 H460、H446 细胞凋亡及信号通路的影响 [J]. 天津中医药，2019，36(2):165-170.

【附注】除七叶一枝花外，同属植物中尚有华重楼 *Paris polyphylla* var. *chinensis*（Franch.）Hara 亦供药用，功效相近。重楼属（所有种，北重楼除外）均为国家二级保护植物，应注意资源保护。

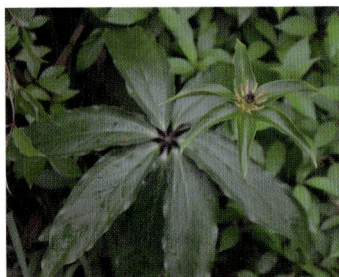

图 73　华重楼

鬼针草（菊科）

【**别名**】盲肠草、刺针草、婆婆针、针包草、刺儿鬼。

【**基原**】菊科植物鬼针草 *Bidens pilosa* Linn. 的全草。

【**原植物**】一年生草本。茎直立，下部略带淡紫色，四棱形，无毛，或于上部的分枝上略具细毛。中下部叶对生，两面略具短毛，有长柄；上部叶互生，较小，羽状分裂。头状花序，中央管状花黄色。瘦果长线形，有短毛；顶端冠毛芒状。花期 8~9 月，果期 9~11 月。

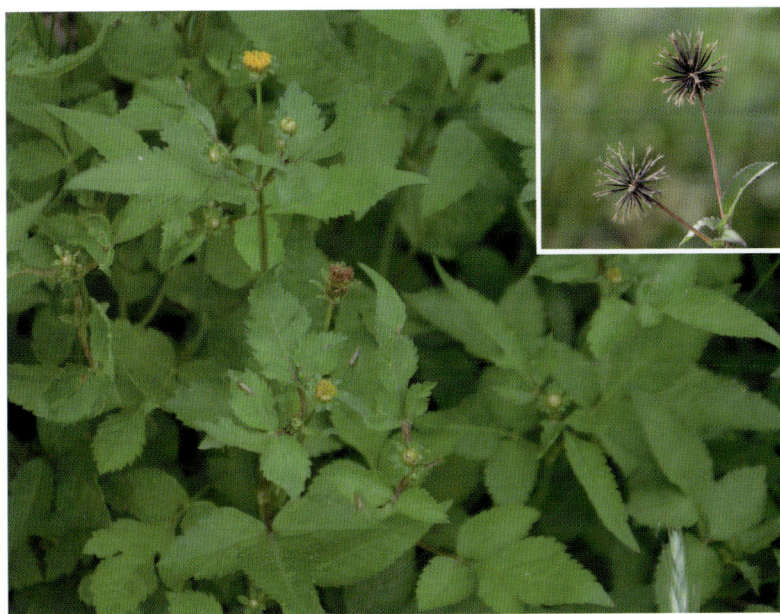

图 74　鬼针草

【生境分布】生于路边、荒野或住宅旁；分布于我国华东、中南、西南等地区。

【采收】夏、秋季采收，鲜用或晒干。

【典籍说药】

1.《中华本草》载：味甘、微苦，性凉。清热，解毒，利湿，健脾。主治时行感冒，咽喉肿痛，黄疸型肝炎，暑湿吐泻，肠炎，痢疾，肠痈，小儿疳积，血虚黄肿，痔疮，蛇虫咬伤。内服煎汤，10～30g，鲜品加倍，或熬膏，或捣汁。外用适量，捣敷，或煎水洗。妇女经期忌服。

2.《中药大辞典》载：甘、微苦，凉；清热解毒，利湿健脾；主治时行感冒，咽喉肿痛，黄疸，暑湿吐泻，痢疾，肠痈，小儿疳积，血虚黄肿，痔疮，蛇虫咬伤。内服煎汤，10～30g，鲜品加倍，或熬膏，或捣汁。外用捣敷或煎水熏洗。

3.《全国中草药汇编》载：苦，微寒；清热解毒，祛风活血；适用于上呼吸道感染，咽喉肿痛，急性阑尾炎，急性黄疸型传染性肝炎，胃痛腹泻，消化不良，风湿关节疼痛，疟疾；外用治疮疖，毒蛇咬伤，跌打肿痛。用量15～60g。外用适量，鲜品捣烂敷患处。

4.《中国药用植物志》载：清热解毒，利湿健脾，活血祛风；用于时行感冒，咽喉肿痛，风湿痹痛，呕吐，泄泻，肠痈，小儿疳积，痔疮，蛇虫咬伤；现代亦用于黄疸性肝炎，肠炎，痢疾。

【化学成分】主要含有机酸类、甾醇类、聚炔类、香豆素类、苯丙素类、苷类等多种化学成分，其醇提物可能具有诱导肿瘤细胞凋亡和提高机体免疫功能的能力。

【现代药理】具有抗肿瘤、抑菌、抗病毒、降血压、抗炎镇痛、保肝等作用。不同萃取方式对癌细胞抑制及诱导凋亡作用存在差异。

1. 付达华等[1]发现，从鬼针草中提取到矢车菊黄素具有较强的抑制肿瘤细胞增殖及诱导肿瘤细胞凋亡作用。

2. 冯涛等[2]发现，鬼针草醇提取物能通过提高小鼠机体非特异性免疫功能增强抗肿瘤效果。

3. 李巧兰等[3]研究证实，鬼针草煎剂的抑瘤机制可能与提高小鼠白细胞介素-2（IL-2）、TNF-α水平有关。

4. 王建平等[4]的研究表明，鬼针草聚炔苷和草聚炔苷混晶对HL-50、V737白血病细胞的抑制作用最强。

5. 林丽清等[5]发现，鬼针草各萃取部位均能抑制HepG2和K562细胞的增殖。

6. 万仲贤等[6]的研究表明，鬼针草乙酸乙酯提取物可显著抑制人结肠癌RKO细胞增殖并诱导其凋亡。

7. 张慧玲等[7]发现，鬼针草提取物抑制癌细胞生长是因为激活了免疫系统，提高了机体免疫力。

【参考文献】

[1] 付达华, 熊典虹, 张晶, 等. 鬼针草中矢车菊黄素的分离提取及体外抗肿瘤活性研究 [J]. 海峡药学, 2013, 25(5):27-29.

[2] 冯涛, 李青旺, 李健, 等. 鬼针草90%醇提物对U14荷瘤小鼠的抑瘤效应 [J]. 安徽农业科学, 2007, 35(4):1037-1038.

[3] 李巧兰, 杨素婷, 李志刚, 等. 鬼针草煎液对S180荷瘤小鼠抑瘤率及IL-2、TNF-a影响的研究 [J]. 陕西中医学院学报, 2011, 34(3):39-40.

[4] 王建平, 秦红岩, 张惠云, 等. 鬼针草提取成分对白血病细胞的体外抑制作用 [J]. 中药材, 1997 (5):247-249.

[5] 林丽清, 林新华, 黄丽英, 等. 鬼针草提取物的体外抗肿瘤活

九画

性研究 [J]. 福建医科大学学报 , 2010, 44(2):83-85.

[6] 万仲贤 , 吴建国 , 吴锦忠 , 等 . 闽产白花鬼针草对人结肠癌 RKO 细胞的抑制作用及诱导凋亡 [J]. 福建中医药大学学报 , 2011, 21(1):40-42.

[7] 张慧玲 , 杨晓 , 张爽 , 等 . 鬼针草提取物抑瘤作用初步研究 [J]. 吉林医学 , 2010, 31(31):5477-5478.

鬼箭羽（卫矛科）

【别名】卫矛、四棱树、八方树、鬼篦子。

【基原】卫矛科植物卫矛 *Euonymus alatus*（Thunb.）Sieb. 的具翅状物的枝条或翅状附属物。

【原植物】落叶灌木。全株光滑无毛，多分枝。小枝常呈四棱形，带绿色，健壮的枝上常生有扁条状木栓翅，棕褐色。单叶对生，倒卵形至椭圆形或广披针形，稍膜质；上面光泽，深绿色，下面

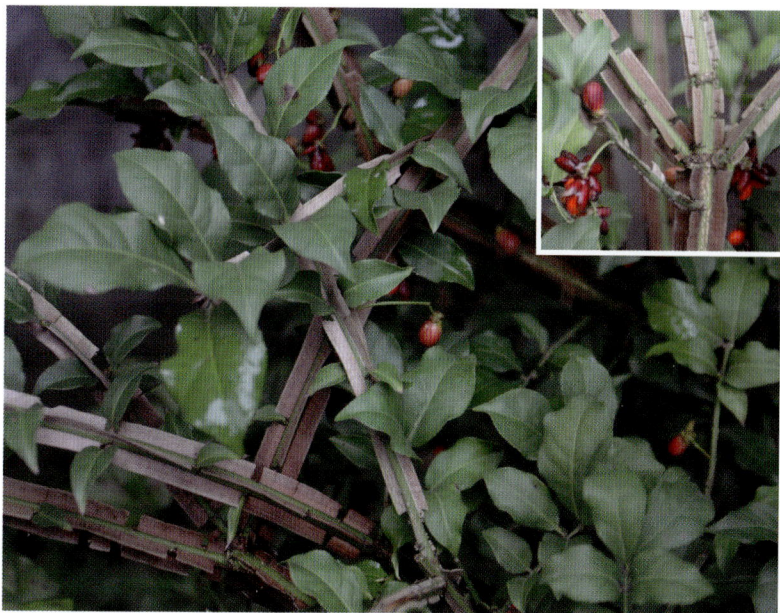

图 75　卫矛

淡绿色，秋时呈红色，主脉在叶的两面均稍隆起。花小，两性，淡黄绿色，花瓣4。蒴果，椭圆形，表面光滑，绿色或紫绿色。种子淡褐色，椭圆形或卵形，外被橘红色假种皮。花期5~6月，果期9~10月。

【生境分布】生于山野；分布于北部、中部、华东及西南各地。

【采收】全年均可采收，割取枝条后，取嫩枝，晒干；或收集其翅状物，晒干。

【典籍说药】

1.《中华本草》载：味苦、辛，性寒；归肝、脾经；破血通经，解毒消肿，杀虫；主治癥瘕结块，心腹疼痛，闭经，痛经，崩中漏下，产后瘀滞腹痛，恶露不下，疝气，历节痹痛，疮肿，跌打伤痛，虫积腹痛，烫火伤，毒蛇咬伤。内服煎汤，4~9g，或泡酒，或入丸、散。外用适量，捣敷或煎汤洗，或研末调敷。孕妇、气虚崩漏者禁服。

2.《中药大辞典》载：苦、辛，寒；归肝、脾经；破血通经，解毒消肿，杀虫；主治癥瘕结块，心腹疼痛，闭经，痛经，崩中漏下，产后瘀滞，腹痛，恶露不下，产后无乳，疝气，历节痹痛，疮肿，跌打伤痛，虫积腹痛，烫火伤，毒蛇咬伤，风湿痛，干咳感冒。内服煎汤4~9g，或泡酒，或入丸、散。外用捣敷或煎汤洗，或研末调敷。孕妇、气虚崩漏者禁服。

3.《全国中草药汇编》载：苦，寒；行血通经，散瘀止痛；适用于月经不调，产后瘀血腹痛，冠心病心绞痛，糖尿病，荨麻疹，跌打损伤肿痛。用量3~10g。孕妇、气虚崩漏者禁用。

4.《中国药用植物志》载：破血，通经，杀虫；用于经闭，白带过多，癥瘕，产后瘀滞腹痛，虫积腹痛，跌打损伤，风湿痹痛，漆疮。

【化学成分】主要含黄酮类、酚酸类、生物碱类、多糖类、强心苷类、甾体类等多种化学成分。

【现代药理】对糖尿病及其并发症、心脑血管疾病、慢性肾病等多种慢性病症均有疗效，同时有抗炎、抗过敏、抗肿瘤及抗菌的功效。

1. 鬼箭羽的抗肿瘤作用机制主要是通过对癌细胞凋亡的诱导和肿瘤细胞多药耐药的逆转来实现的 [1]。

2. 鬼箭羽的抗肿瘤作用机制可能与其抑制肿瘤血管形成有关 [2]。

3. 具有抗肿瘤活性的物质主要集中在鬼箭羽的水提物和乙酸乙酯提取物中，通过抑制血管的生成体现其抗肿瘤的药理作用 [3]。

4. 鬼箭羽中咖啡酸、绿原酸可能是抗肿瘤的活性成分 [4]。

5. 鬼箭羽提取物以剂量和时间依赖的方式增加蛋白激酶 C（PKC），引起细胞形态改变，诱导子宫平滑肌细胞凋亡 [5]。

6. 鬼箭羽的提取物可以显著延长宫颈癌小鼠的存活时间，并且可以诱导体内子宫平滑肌细胞的凋亡和坏死 [6]。

7. 鬼箭羽提取物可能是通过线粒体途径诱导 Caspase-3 的激活并导致细胞凋亡 [7]。

【参考文献】

[1] 徐滔，徐瑞安 . 中药及其有效成分抗肿瘤作用机制研究进展 [J]. 华侨大学学报 (自然科学版), 2009, 30(4):359-365.

[2] 叶菁，陈培丰 . 中药及其提取物抑制肿瘤血管生成的研究进展 [J]. 浙江中医药大学学报 , 2007, 31(4):530-532.

[3] 陈锡强，彭维兵，侯海荣，等 .27 种中药提取物抑制血管生成活性的评价 [J]. 山东科学 , 2013, 26(3):21-25.

[4] PARK W H, KIM S H, KIM C H, et al. A new matrixmetalloproteinase-9

九画

inhibitor3, 4-dihydroxycinnamic acid (caffeic acid) from methanol extract of Euonymus alatus: Isolation and structure determination[J].Toxicology, 2005, 207(3):383-390.

[5] LEE T K, KIM D I, HAN J Y, et al.Inhibitory effects of Scutellaria barbata D.Don.and cells Euonymus alatus Sieb.on aromatase activity of human leiomyomal cells[J].Immunopharmacology and Immunotoxicology, 2004, 26(3):315-327.

[6] LEE T K, LEE J Y, KIM D I, et al.Differential regulation of protein kinase C activity bymodulating factors and Euonymus alatus (Thunb.) Sieb in human myometrial and uterineleiomyomal smooth muscle cells[J].International Journal of Gynecological Cancer, 2005, 15(2):349-358.

[7] KIM C H, KIM D I, KWON C N, et al.Eonymus alatus (Thunb.) Sieb induces apoptosis viamitochondrial pathway as prooxidant in human uterine leiomyomal smooth muscle cells[J].International Journal of Gynecological Cancer, 2010, 16(2):843-848.

绞股蓝（葫芦科）

【别名】七叶胆、小苦药、公罗锅底、遍地生根。

【基原】葫芦科植物绞股蓝 *Gynostemma pentaphyllum*（Thunb.）Makino 的全草。

【原植物】草质攀缘植物。茎细弱，具分枝，无毛或疏被短柔毛。叶膜质或纸质，鸟足状，具 3～9 小叶，通常 5～7 小叶，叶柄被短柔毛或无毛；小叶片卵状长圆形或披针形，边缘具波状齿或圆

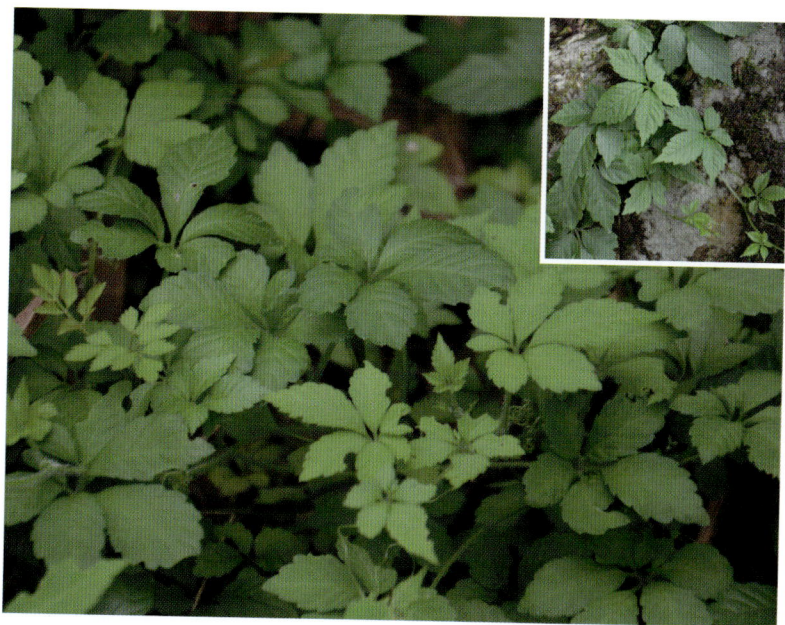

图 76　绞股蓝

齿状牙齿，上面深绿色，背面淡绿色，两面均疏被短硬毛。卷须纤细，2歧，稀单一。花雌雄异株。雄花圆锥花序；花冠淡绿色或白色。雌花圆锥花序远较雄花之短小，花萼及花冠似雄花。果实肉质不裂，球形，成熟后黑色，光滑无毛，内含倒垂种子2。花期3～11月，果期4～12月。

【生境分布】生于山谷密林中、山坡疏林、灌丛中和路旁草丛中；分布于陕西南部和长江以南各地。

【采收】全年均可采收，鲜用或晒干。

【典籍说药】

1.《中华本草》载：味苦、微甘，性凉；归肺、脾、肾经；清热，补虚，解毒；主治体虚乏力，虚劳失精，白细胞减少症，高脂血症，病毒性肝炎，慢性胃肠炎，慢性气管炎。内服煎汤，15～30g；研末，3～6g；或泡茶饮。外用适量，捣烂涂擦。

2.《中药大辞典》载：苦、微甘，凉；归肺、脾、肾经；清热，补虚，解毒；主治体虚乏力，虚劳失精，白细胞减少症，高脂血症，病毒性肝炎，慢性胃肠炎，慢性气管炎。内服煎汤，15～30g；研末，3～6g；或泡茶饮。外用捣烂涂擦。

3.《全国中草药汇编》载：苦、微甘，凉；归肺、脾、肾经；清热解毒，止咳祛痰，抗癌防老，降血脂；适用于慢性支气管炎，传染性肝炎，脂肪肝，肾盂肾炎，胃肠炎，高脂血症，肿瘤，心绞痛。用量0.75～1g。曾有对绞股蓝粉末过敏反应的报道。

4.《中国药用植物志》载：清热解毒，止咳祛痰；用于慢性支气管炎，咳嗽，病毒性肝炎，肾盂肾炎，小便淋痛，梦遗滑精，胃肠炎，吐泻，癌肿。

【化学成分】主要含绞股蓝皂苷类、绞股蓝黄酮类、绞股蓝多糖类和氨基酸等，关键成分是绞股蓝皂苷类和绞股蓝黄酮类，产自广西的绞股蓝的总皂苷含量最高。

【现代药理】具有调节免疫、抗癌、抗氧化自由基、降低血脂等作用，可用于高血压、高血糖、高血脂、脂肪肝等疾病的治疗。

1. 绞股蓝总皂苷可显著抑制人肾上腺皮质癌 SW13 细胞的增殖，其作用机制可能为通过上调 Caspase-8 mRNA 的表达来实现[1]。

2. 绞股蓝总皂苷会改变人急性白血病细胞形态，诱导一系列反应使急性白血病细胞凋亡[2]。

3. 现在对绞股蓝多糖抗肿瘤的研究很广泛，许多研究发现其在体内体外都能抑制肿瘤细胞的生长[3]。

4. 绞股蓝多糖在灌胃和腹腔注射以 100mg/kg 的剂量给药对小白鼠移植性肿瘤 S180 均有明显的抑制作用，无任何毒副作用[4]。

【参考文献】

[1] 刘丽, 罗佐杰, 卢杰. 绞股蓝总皂苷对人肾上腺皮质癌 SW-13 细胞增殖及凋亡蛋白 Caspase-8 表达的影响 [J]. 广西医学, 2015, 37(6):801-803.

[2] LIN J J, HSU H Y, YANG J S, et al.Molecular evidence of anti-leukemia activity ofgypenosides on human myeloid leukemia HL-60 cells in vitro and in vivo using a HI-60 cells murine xenograft model[J]. Phytomedicine, 2011, 18(12):1075-1085.

[3] PARADOSSI G, CAVALIERI F, PIZZOFERRATO L, et al.A physico-chemical study on thepolysaccharide ulvan from hot water extraction of the macroalga Ulva[J].International Jour nal of Biological Macromolecules, 1999, 25(4): 309-315.

[4] 唐晓玲, 王份先, 亢寿海, 等. 绞股蓝多糖抗肿瘤作用及其对荷瘤动物免疫机能的影响 [J], 江苏药学与临床研究, 1999(1):15-17.

九画

莪术（姜科）

【别名】青姜、黑心姜、羌七、蓬术。

【基原】姜科植物莪术 *Curcuma phaeocaulis* Val. 的干燥根茎。

【原植物】多年生草本。主根茎陀罗状至锥状陀罗形，侧根茎指状，内面黄绿色至墨绿色，或有时灰蓝色，须根末端膨大成肉质纺锤形，内面黄绿或近白色。叶鞘下段常为褐紫色。叶基生，叶柄短；叶片长圆状椭圆形，先端渐尖至短尾状尖，基部下延成柄，两

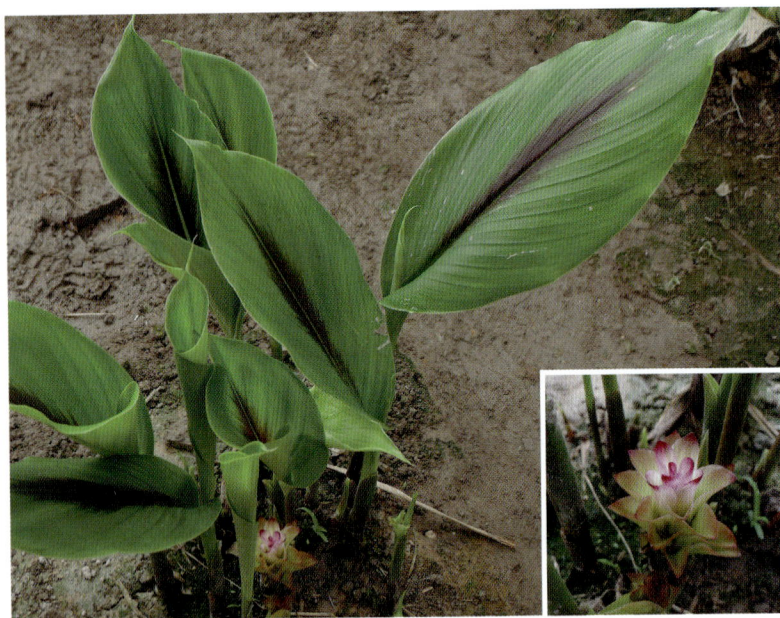

图 77 莪术

面无毛。穗状花序圆柱状，从根茎中抽出，上部苞片长椭圆形，粉红色至紫红色；中下部近圆形，淡绿色至白色。花期4~6月。

【生境分布】生于山野、村旁半阴湿的肥沃土壤上，亦见于林下；分布于广东、广西、福建、四川、云南等地。

【采收】12月中下旬采挖，晒干或烘干。

【典籍说药】

1.《中华人民共和国药典》载：辛、苦，温；归肝、脾经；行气破血，消积止痛；主治癥瘕痞块，瘀血经闭，胸痹心痛，食积胀痛。内服煎汤，6~9g。孕妇禁用。

2.《中华本草》载：味辛、苦，性温；归肝、脾经；行气破血，消积止痛；主治血气心痛，饮食积滞，脘腹胀痛，血滞经闭，痛经，癥瘕痞块，跌打损伤。内服煎汤，3~10g；或入丸、散。外用适量，煎汤洗；或研末调敷。行气止痛多生用，破血祛瘀宜醋炒。月经过多及孕妇禁服。

3.《中药大辞典》载：辛、苦，温；归肝、脾经；行气破血，消积止痛；主治血气心痛，饮食积滞，脘腹胀痛，血瘀经闭，痛经，癥瘕痞块，跌打损伤。内服煎汤，3~10g；或入丸、散。外用煎汤洗，或研末调敷。行气止痛多生用，破血祛瘀宜醋炒。月经过多及孕妇禁服。

4.《全国中草药汇编》载：辛、苦，温；归肝、脾经；行气破血，消积止痛；适用于癥瘕痞块，瘀血经闭，胸痹心痛，食积胀痛。用量6~9g。

5.《中国药用植物志》载：破瘀行气，消积止痛；用于癥瘕积聚，气滞凝滞或食积脘腹胀痛，血瘀经闭，跌打损伤，早期宫颈癌。

【化学成分】主要含烯酮、烯烃、芳香烃等物质，其中莪术呋喃烯酮、莪术烯、莪术醇、β-榄香烯、莪术二酮、吉马酮含量较为丰富。

【现代药理】 具有抗肿瘤、抗炎、抗氧化、降低血液黏稠度的作用。其中 β-榄香烯具有广谱的抗肿瘤活性。

1. 莪术挥发油可以通过上调 Bax/Bcl-2 蛋白的表达来抑制显著 AGS 细胞的细胞活性[1]。

2. 莪术挥发油对 HepG2 细胞有明显的细胞毒性，可以诱导 HepG2 细胞凋亡[2]。

3. 莪术挥发油能够有效抑制多柔比星耐药株 MCF-7 细胞活性[3]。

4. β-榄香烯能有效抑制卵巢癌细胞的活性[4]。

5. β-榄香烯对肿瘤细胞增殖的抑制作用主要是通过诱导细胞周期阻滞实现的[5]。

6. 莪术挥发油影响 Bcl-2 基因表达下调可能是抑制卵巢癌的作用机制之一[6]。

7. 莪术挥发油能降低癌变组织中 VEGFmRNA 的表达强度，可能是其阻断乳腺癌发生的作用机制[7]。

【参考文献】

[1] SHI H, TAN B, JI G, et al.Zedoary Oil (ezhu You) Inhibits Proliferation of Ags Cells.[J].Chinese Medicine, 2013, 8:13.

[2] LEE S M.Essential Oil of Curcuma Wenyujin Induces Apoptosis in Human Hepatoma Cells[J].World Journal of Gastroenterology, 2008(27):4309-4318.

[3] LIM C.Curcuma Wenyujin Extract Induces Apoptosis and Inhibits Proliferation of Human Cervical Cancer Cells in Vitro and in Vivo[J].Integrative Cancer Therapies, 2010, 9(1):36-49.

[4] LI X, WANG G, ZHAO J, et al.Antiproliferative effect of beta-

elemene in chemoresistant ovarian carcinoma cells is mediated through arrest of the cell cycle at the G2-M phase[J].Cell Mol Life Sci, 2005, 62:894-904.

[5] LI Q Q, WANG G, HUANG F, et al.Antineoplastic effect of beta-elemene on prostate cancer cells and other types of solid tumour cells[J].J Pharm Pharmacol, 2010, 62(8):1018-1027.

[6] 杨美春, 方刚, 李林, 等. 莪术油注射液对人卵巢癌 SKOV3 细胞胀亡及 Bcl-2 表达的影响 [J]. 中国中医药信息杂志, 2009, 16(10): 34-36.

[7] 宋爱莉, 许振国. 莪术油对大鼠乳腺癌癌前病变组织中 VEGF mRNA 表达的影响 [J]. 中华中医药学刊, 2012, 30(4):679-681.

十
画

夏枯草（唇形科）

【别名】棒槌草、白花草、灯笼头。

【基原】唇形科植物夏枯草 *Prunella vulgaris* L. 的干燥果穗。

【原植物】多年生草本。茎方形，基部匍匐，全株密生细毛。叶对生，近基部的叶有柄，上部叶无柄；叶片椭圆状披针形，全缘，或略有锯齿。轮伞花序顶生，呈穗状；苞片肾形，基部截形或略呈心脏形，顶端突成长尾状渐尖形；花冠紫色或白色，唇形，下部管

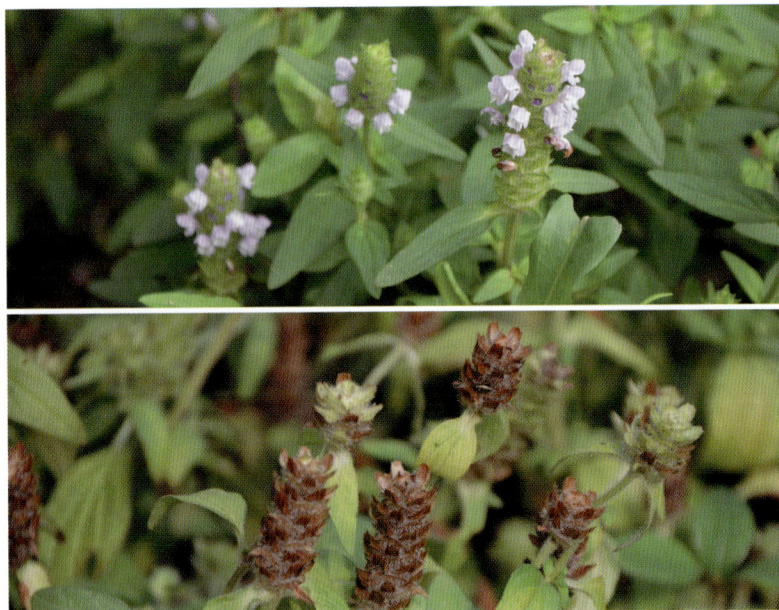

图 78 夏枯草

状；花丝顶端分叉，其中一端着生花药。小坚果褐色，长椭圆形。花期5~6月，果期6~7月。

【生境分布】生于荒地、路旁及山坡草丛中；分布于我国大部分地区。

【采收】初夏采收，鲜用或晒干。

【典籍说药】

1.《中华人民共和国药典》载：辛、苦，寒；归肝、胆经；清肝泻火，明目，散结消肿；主治目赤肿痛，目珠夜痛，头痛眩晕，瘰疬，瘿瘤，乳痈，乳癖，乳房胀痛。用量9~15g。

2.《中华本草》载：味苦、辛，性寒；归肝、胆经；清肝明目，散结解毒；主治目赤羞明，目珠疼痛，头痛眩晕，耳鸣，瘰疬，瘿瘤，乳痈，痄腮，痈疖肿毒，急、慢性肝炎，高血压。内服煎汤，6~15g，大剂量可用至30g；熬膏或入丸、散。外用适量，煎水洗或捣敷。脾胃虚弱者慎服。

3.《中药大辞典》载：苦、辛，寒；归肝、胆经；清肝明目，散结解毒；主治目赤羞明，目珠疼痛，头痛眩晕，耳鸣，瘰疬，瘿瘤，乳痈，痄腮，痈疖肿毒，急、慢性肝炎，高血压。内服煎汤6~15g，大剂量可用至30g；熬膏或入丸、散。外用煎水洗或捣敷。脾胃虚弱者慎服。

4.《全国中草药汇编》载：辛、苦，寒；归肝、胆经；清肝泻火，明目，散结消肿；适用于目赤肿痛，目珠夜痛，头痛眩晕，瘰疬，瘿瘤，乳痈，乳癖，乳房胀痛。用量6~15g。服用夏枯草可引起过敏反应，夏枯草可导致接触性皮炎。

5.《中国药用植物志》载：清肝泻火，明目，散结消肿；用于目赤肿痛，目珠夜痛，头痛眩晕，瘰疬，瘿瘤，乳痈，乳癖，乳房胀痛。

【化学成分】主要含萜类、酚酸类、黄酮类等多种生物活性成分，其中熊果酸、齐墩果酸、咖啡酸、橙皮苷、科罗索酸、槲皮素、金丝桃苷、芦丁、积雪草酸等被认为有抗肿瘤活性。

【现代药理】

1. 夏枯草所含熊果酸可与 Akt1/ 血管内皮生长因子 A（VEGFA）结合，通过雌激素或 ErbB 途径抑制乳腺癌生长，其 β- 谷甾醇与 EGFR/ 核蛋白类癌基因（MYC）结合，通过雌激素或 ErbB 途径抑制乳腺癌生长。研究证明夏枯草提取物通过上调 miR-195 抑制 VEGF/PI3K/Akt 信号通路抑制乳腺癌细胞增殖，促进细胞凋亡[1]。

2. 夏枯草多糖（P）、三萜（T）、挥发油（V）组分及不同配伍（PT、PV、TV、PTV）在 4T1 荷瘤小鼠体内抗乳腺癌的机制可能为 T 和 PTV 降低雌激素的含量，下调增殖细胞核抗原（PCNA）的表达，抑制荷瘤小鼠肿瘤细胞增殖；下调血小板内皮细胞黏附分子（CD31）的表达，减少肿瘤组织内血管生成；上调 E- 钙黏蛋白（E-cadherin）的表达，抑制肿瘤细胞转移[2]。

3. 夏枯草多糖通过抑制碱性成纤维细胞生长因子（bFGF）的表达，从而抑制乳腺癌相关成纤维细胞的生长和迁移，以抑制乳腺癌的生长转移[3]。

4. 夏枯草能够激活 Bcl-2、Bax 和 Caspase-3 细胞凋亡信号通路，下调 Bcl-2/Bax 比例的同时上调 Caspase 家族中凋亡蛋白的表达，从而使胃癌细胞凋亡[4]。

【参考文献】

[1] 王锐 , 白皓天 , 杨婧 , 等 . 夏枯草提取物调控乳腺癌细胞增殖及凋亡机制研究 [J]. 中华实验外科杂志 , 2021, 38(10):1922-1925.

[2] 林艳, 闫庆梓, 李亚梅, 等. 夏枯草抗乳腺癌最佳组分筛选及其作用机制研究 [J]. 中草药, 2019, 50(21):5298-5306.

[3] HAO J, DING X L, YANG X, et al.Prunella vulgaris polysaccharide inhibits growth and migration of breast carcinoma-associated fibroblasts by suppressing expression of basic fibroblast growth factor[J].Chin J Integr Med, 2020, 26(4):270-276.

[4] YIN D T, LEI M, XU J, et al.The Chinese herb Prunella vulgaris promotes apoptosis in human well-differentiated thyroid carcinoma cells via the B-cell lymphoma-2/Bel-2-associated X protein/caspase-3 signaling pathway[J].Oncol Lett, 2017, 14(2):1309 -1314.

十
画

臭牡丹（唇形科）

【别名】臭八宝、矮脚桐、臭芙蓉、臭梧桐。

【基原】唇形科植物臭牡丹 *Clerodendrum bungei* Steud. 的茎、叶及根。

【原植物】落叶灌木。叶对生，广卵形，先端尖，基部心形，或近于截形，边缘有锯齿而稍带波状，上面深绿色而粗糙，具密集短毛，下面淡绿色而近于光滑，唯脉上有短柔毛，触之有臭气。花蕾

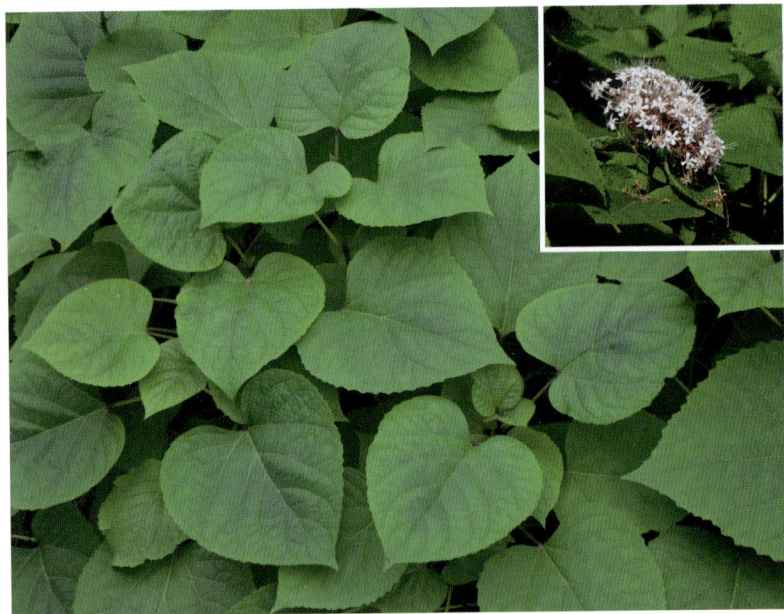

图 79　臭牡丹

薇红色，有芳香，为顶生密集的头状聚伞花序。核果，外围有宿存的花萼。花期 7~8 月，果期 9~10 月。

【生境分布】生于湿润的林边、山沟及屋旁；分布于河南、河北、陕西、浙江、安徽、江西、湖北、湖南、四川、云南、贵州、广东、福建等地。

【采收】根全年均可采收，茎、叶夏、秋季采收，鲜用或晒干。

【典籍说药】

1.《中华本草》载：茎叶味辛、微苦，性平；解毒消肿，祛风湿，降血压；主治痈疽，疔疮，发背，乳痈，痔疮，湿疹，丹毒，风湿痹痛，高血压等。内服煎汤，10~15g，鲜品 30~60g；或捣汁；或入丸剂。外用适量，煎水熏洗，或捣敷；或研末调敷。根味辛、苦，性微温；行气健脾，祛风除湿，解毒消肿，降血压；主治食滞腹胀，头昏，虚咳，久痢脱肛，肠痔下血，淋浊带下，风湿痛，脚气，痈疽肿毒，漆疮，高血压。内服煎汤，15~30g；或浸酒。外用适量，煎水熏洗。

2.《中药大辞典》载：辛、微苦，平；解毒消肿，祛风湿，降血压；主治痈疽，疔疮，发背，乳痈，痔疮，湿疹，丹毒，风湿痹痛，高血压。内服煎汤，10~15g，鲜品 30~60g，或捣汁，或入丸剂。外用煎水熏洗，或捣敷，或研末调敷。

3.《全国中草药汇编》载：辛、微苦，平；归心、肝、脾经；祛风除湿，解毒散瘀。根适用于风湿关节痛，跌打损伤，高血压，头晕头痛，肺脓肿。叶外用于痈疖疮疡，痔疮发炎，湿疹，还可灭蛆。根用量 15~30g；鲜叶外用适量，捣烂敷患处。

4.《中国药用植物志》载：地上部分或茎叶可清热消肿，祛风除湿，降血压；用于痈疽疔疮，发背，乳痈，痔疮，湿疹，丹毒，风湿痹痛，高血压。根可行气健脾，祛风除湿，解毒消肿，降血压；用于食积腹胀，头晕，虚咳，久痢脱肛，肠痔下血，淋浊带下，风湿痛，脚气，痈疽肿毒，漆疮，高血压。

【化学成分】主要含有苯乙醇苷类、萜类、甾醇类等化学成分。其中苯乙醇苷类化合物是臭牡丹的主要活性成分之一。

【现代药理】具有抗肿瘤、镇痛、抑菌及抗炎等诸多药理作用。

1. 细胞毒性实验表明，臭牡丹提取物能够抑制细胞增殖并诱导细胞周期 G2/M 期[1]。

2. 臭牡丹黄酮类成分对细胞侵袭的抑制作用显著[2]。

3. 臭牡丹总黄酮抗肝癌 HepG2 的机制可能与阻碍 Wnt/β-catenin 信号通路并抑制其关键基因有关[3]。

4. 胡臭牡丹提取物能使 H22 荷瘤小鼠 Bax 蛋白表达强度显著增加，而 Bcl-2 蛋白表达强度显著减小，最终 Bax/Bcl-2 蛋白比值呈现上升趋势，推测其机制可能与抑制 PI3K/Akt 信号通路有关[4]。

5. 臭牡丹的总黄酮可以明显抑制人胃癌 SGC7901 细胞的增殖、迁移和侵袭，其作用机制可能与总黄酮阻滞 Kelch 样 ECH 关联蛋白 1（Keap1）/核转录因子 E2 相关因子 2（Nrf2）/抗氧化响应元件（ARE）信号通路及 mRNA 合成有关[5]。

6. 从臭牡丹根丙酮提取物中分离的 8 个二萜类化合物对多种癌瘤细胞均有细胞毒作用，其中钩状酮单体化合物可诱导癌细胞周期阻滞在 G2/M 期，抑制增殖[6]。

【参考文献】

[1] ZHU H C, HUAN L J, CHEN C M, et al.A pair of unprecedented cyclohexylethanoid enantiomers containing unusual trioxabicyclo[4.2.1] nonane ring from Clerodendrum bungei[J].Tetrahedron Letters, 2014,

55(14):2277-2279.

[2] 余娜, 唐林, 谢壮鑫, 等. 臭牡丹不同提取物的抗肿瘤活性筛选及其对裸鼠移植瘤中 EMT 相关蛋白的影响 [J]. 中药药理与临床, 2020, 36(4):124-131.

[3] 胡琦, 谭小宁, 余娜, 等. 臭牡丹总黄酮介导 Wnt/β-catenin 信号转导诱导人肝癌细胞 HepG2 的凋亡 [J]. 世界中医药, 2016(6):954-957.

[4] 胡琦, 朱定耀, 谭小宁, 等. 臭牡丹提取物对 H22 荷瘤小鼠体内抑瘤作用及对相关蛋白表达的影响 [J]. 药物评价研究, 2019(7):1309-1313.

[5] 孟鑫, 李振想, 姜孝奎. 臭牡丹总黄酮通过 Keap1/Nrf2/ARE 信号通路对胃癌 SGC7901 细胞增殖、迁移和侵袭的影响 [J]. 现代肿瘤医学, 2019, 27(22):3967-3972.

[6] LIU S S, ZHU H L, ZHANG S W, et al.Abietane diterpenoids from Clerodendrum bungei.[J].Journal of Natural Products, 2008, 71(5):755-759.

十画

臭椿（苦木科）

【别名】椿树、樗、樗树、臭椿根皮、樗白皮、凤眼草。

【基原】苦木科植物臭椿 *Ailanthus altissima*（Mill.）Swingle 的根皮及果实。

【原植物】落叶乔木。根皮灰黄色，皮孔明显，纵向排列；外皮断面颗粒性，内皮纤维性。树皮平滑有纵裂纹；新枝赤褐色，初有细毛，后稍脱落，髓心特大。奇数羽状复叶互生，有柄；小叶 13～25，

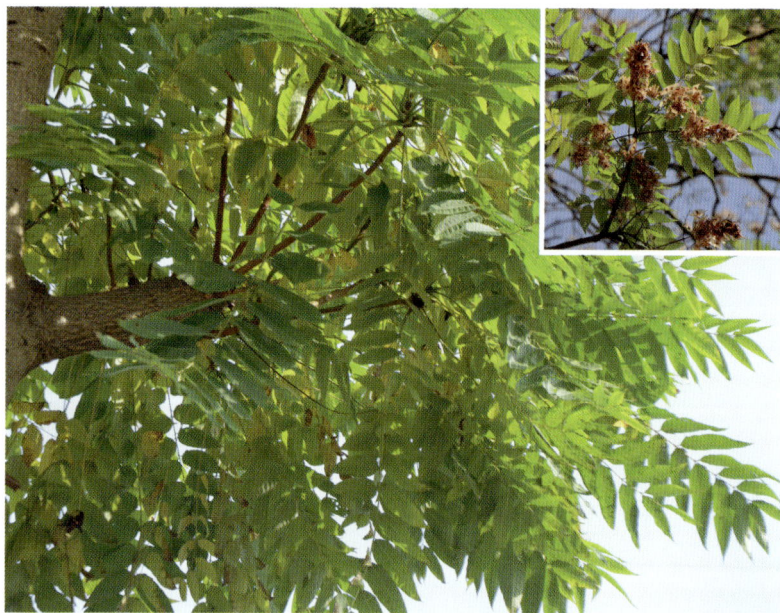

图 80　臭椿

卵状披针形，先端长渐尖，基部斜截形稍圆，叶缘上半部全缘，近基部常有少数粗齿，齿端背面有腺体一枚，叶上面深绿色，下面灰绿色，揉碎后有臭味。夏季开绿白色小花，圆锥花序顶生。翅果扁平，长椭圆形，淡黄绿色或淡红褐色，中间有 1 种子。花期 4～5 月，果期 8～10 月。

【生境分布】生于山间路旁、沟边、杂木林或灌丛中；分布于江西、福建、湖北、湖南、四川、云南等地。

【采收】根或茎皮春、夏季剥取，去净外面粗皮；果实成熟期采收，均鲜用或晒干。

【典籍说药】

1.《中华本草》载：味苦、涩，性凉；清热燥湿，解毒杀虫；主治痢疾，便血，崩漏，带下，疮痈。内服煎汤，6～12g。外用适量，煎水洗，或熬膏涂。

2.《全国中草药汇编》载：苦、涩，寒；归大肠、胃、肝经。根皮可清热燥湿，收敛止带，止泻，止血；适用于赤白带下，湿热泻痢，久泻久痢，便血，崩漏。果实（凤眼草）可清热利尿，止痛，止血；适用于胃痛，便血，尿血；外用治阴道滴虫。用量均为 6～9g。果实外用适量，水煎冲洗。

3.《中国药用植物志》载：根皮或干皮（椿皮）可清热燥湿，收涩止带，止泻，止血；用于赤白带下，湿热泻痢，久泻久痢，便血，崩漏。果实可活血祛风，清热利湿；用于风湿痹痛，便血，淋浊，带下病，遗精。

【化学成分】主要含甾体类、萜类、生物碱类、黄酮类、苯丙素类、酚类等成分，以及挥发油和其他化合物。

【现代药理】

1. 臭椿酮（ailanthone, AIL）是从植物臭椿中提取的传统中药成分，是一种低毒高效的治疗药物，可以抑制多种肿瘤细胞的生长，如白血病、肝癌、乳腺癌等。AIL 通过诱导自噬依赖性铁死亡，抑制 NSCLC 细胞的生长。AIL 可能调控了自噬的经典信号通路 AMPK/mTOR/p70S6K 通路，并影响下游铁死亡蛋白的表达[1]。

2. 臭椿酮 AIL 可增强非小细胞肺癌顺铂耐药细胞系 A549/DDP 细胞对 DDP 的敏感性，协同 DDP 抑制 A549/DDP 细胞的生长，促进其凋亡[2]。

3. 体外细胞功能实验表明，臭椿苦酮抑制了人结直肠细胞 HCT116、SW620 的增殖、迁移能力，并诱导了 HCT116、SW620 细胞的凋亡和周期阻滞。更进一步的研究发现，臭椿苦酮是通过作用于 JAK/STAT3 信号通路及 Caspase 家族、Bcl-2 家族而发挥增殖抑制、凋亡诱导和周期阻滞的作用[3]。

【参考文献】

[1] 徐颖 . 臭椿酮诱导自噬依赖性铁死亡抑制非小细胞肺癌细胞生长 [D]. 承德 : 承德医学院 , 2024.

[2] 李祥伶 , 刘承一 , 刘镭 , 等 . 臭椿酮对非小细胞肺癌顺铂耐药细胞 A549/DDP 的增敏作用 [J]. 承德医学院学报 , 2023, 40(3):181-186.

[3] 丁海翔 . 臭椿苦酮通过 STAT3 信号通路抑制人结直肠癌细胞活性的机制研究 [D]. 宁波 : 宁波大学 , 2023.

皱果苋（苋科）

【别名】白苋、绿苋、假苋菜。

【基原】苋科植物皱果苋 *Amaranthus viridis* L. 的全草。

【原植物】一年生或二年生直立草本。根白色，较茎稍粗。茎少分枝，有条纹，细弱，淡绿色或绿紫色。单叶互生；叶片卵形或卵状长圆形，先端钝尖而微缺，基部宽楔形或近截形，两面光滑，上面常有一"V"字形白斑，叶脉下面明显。夏、秋季开淡黄绿色小花，单性或杂性，为腋生穗状花序，或集成大型稀疏的顶生圆锥花

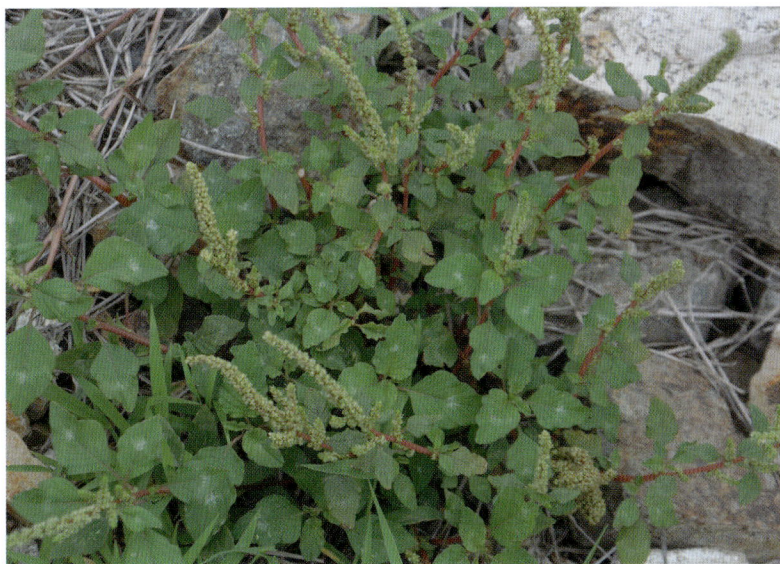

图 81　皱果苋

十画

丛。胞果圆形。种子近球形，黑色有光泽，具环状边缘。花期 6 ~ 8 月，果期 8 ~ 10 月。

【生境分布】生于庭园、路边及沙荒地；分布于我国东北、华北、华东、中南等地区，以及陕西、贵州、云南等地。

【采收】春、夏、秋季采收，鲜用或晒干。

【典籍说药】

1.《中华本草》载：味甘、淡，性寒；归大肠、小肠经；清热，利湿，解毒；主治痢疾，泄泻，小便赤涩，疮肿，蛇虫蜇伤，牙疳。内服煎汤，15 ~ 30g，鲜品倍量捣烂绞汁。外用适量，捣敷或煅研外擦；煎液熏洗。

2.《中药大辞典》载：甘、淡，寒；清热，利湿，解毒；主治痢疾，泄泻，小便赤涩，疮痈，蛇虫咬伤，牙疳。内服煎汤，15 ~ 30g，鲜品倍量，捣汁。外用捣敷，或煅研外擦，或煎汤熏洗。

3.《全国中草药汇编》载：甘、淡，微寒；归大肠、小肠经；清热，利湿，解毒；适用于痢疾，泄泻，小便赤涩，疮肿，蛇虫蜇伤，牙疳。用量 30 ~ 60g，鲜品倍量捣烂绞汁。外用适量，捣敷，或煅研外搽，或煎液熏洗。

4.《中国药用植物志》载：清热利湿；用于痢疾，泄泻，急、慢性肠炎，小便赤涩，乳痈，痔疮肿痛，蛇虫蜇伤，牙疳。

【化学成分】主要含黄酮类、皂苷类、萜类、生物碱类、糖类、酚类及蛋白质类物质。

【现代药理】具有抗增殖、抗真菌凝集素、抗病毒、降血糖、抗氧化、抗炎、抗癌、抗菌及抑制疟原虫体内生长等药理作用。

1. J 皱果苋提取物通过提高 Caspase-3 活性而抑制 HT-29 大肠癌细胞增殖[1]。

2. 皱果苋提取物对 HepG2 细胞增殖具有浓度依赖性抑制作用 [2]。

【参考文献】

[1] JIN Y S, XUAN Y H, CHEN M, et al.Anti-oxidant, anti-ntammatory and anti-cancer activties of Amaranthus viridis L.extractsi[J]. Asian Journal of Chemisty, 2013, 25(16):8901-8904.

[2] 曹庆超 , 李冰 , 金银哲， 等 . 皱果苋提取物的抗炎及抗癌作用研究 [J]. 扬州大学学报 , 2018, 39(4):51-55.

菝葜（百合科）

【别名】金刚刺、铁菱角、金刚鞭、蓬灯果、马甲头、金刚藤。

【基原】百合科植物菝葜 *Smilax china* L. 的干燥根茎。

【原植物】攀缘灌木。根状茎粗厚，坚硬，为不规则的块状。茎长 1～3m，少数可达 5m，疏生刺。叶薄革质或坚纸质，干后通常红褐色或近古铜色，圆形、卵形或其他形状，下面通常淡绿色，较少苍白色；叶柄具鞘，几乎都有卷须，少有例外，脱落点位于靠近卷

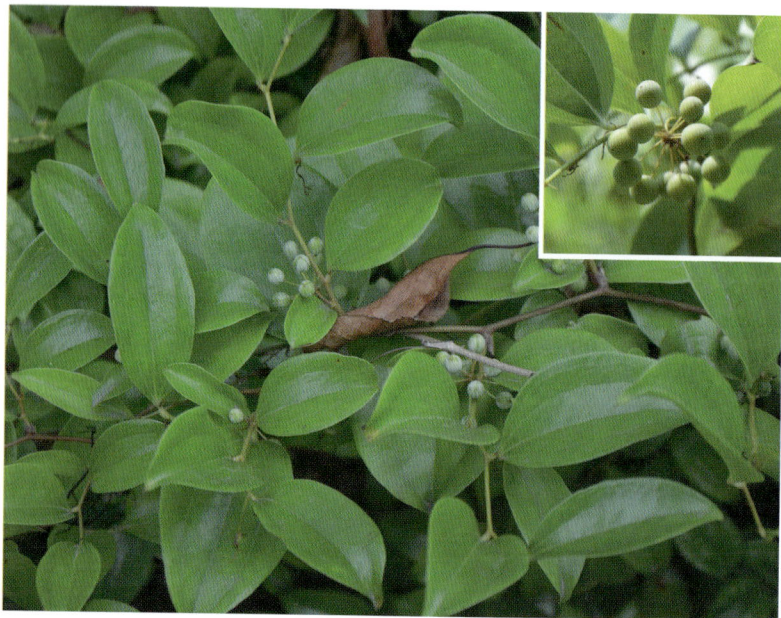

图 82 菝葜

须处。伞形花序生于叶尚幼嫩的小枝上，具十几朵或更多的花，常呈球形。浆果熟时红色，有粉霜。花期2～5月，果期9～11月。

【生境分布】生于海拔2000m以下的林下、灌丛中、路旁、河谷或山坡上；分布于我国华中、广东、广西、华东等地区，以及四川、贵州、云南等地。

【采收】全年均可采挖，鲜用或晒干。

【典籍说药】

1.《中华人民共和国药典》载：甘、微苦、涩，平；归肝、肾经；利湿去浊，祛风除痹，解毒散瘀；主治小便淋浊，带下量多，风湿痹痛，疔疮痈肿。用量10～15g。

2.《中华本草》载：味甘、酸，性平；归肝、肾经；祛风利湿，解毒消痈；主治风湿痹痛，淋浊，带下，泄泻，痢疾，痈肿疮毒，顽癣，烧烫伤。内服煎汤，10～30g，或浸酒，或入丸、散。本品忌茗、醋。

3.《中药大辞典》载：甘、酸，平；归肝、肾经；祛风利湿，解毒消痈；主治风湿痹痛，淋浊，带下，泄泻，痢疾，痈肿疮毒，顽癣，烧烫伤。内服煎汤，10～30g，或浸酒，或入丸、散。本品忌茗、醋。

4.《全国中草药汇编》载：甘、苦、涩，平；归肝、肾经；祛风利湿，解毒散瘀，消肿；适用于筋骨酸痛，小便淋沥，带下量多，疔疮痈肿。用量10～25g，或浸酒，或入丸、散。

5.《中国药用植物志》载：祛风利湿，解毒消肿；用于关节疼痛，肌肉麻木，泄泻，痢疾，水肿，淋证，疔疮，肿毒，瘰疬，痔疮。

【化学成分】主要含黄酮类、皂苷类、芪类及有机酸、氨基酸等成分。

【现代药理】具有抗炎镇痛、抑菌、抗肿瘤、调节免疫、抗诱导突变、抗氧化和活血化瘀等作用。

1. 徐淑珍[1]采用 MTT 法发现，菝葜乙酸乙酯提取物黄酮类的一个有效单体山柰酚 7-O-B-D 葡萄糖苷具有明显的抗肿瘤作用。

2. 曹波[2]发现，金刚藤含药血清可诱导肝癌细胞阻滞于 S 期，其机制可能与抑制 POLD1 基因的表达有关。

3. 王红英等[3]研究发现，菝葜乙酸乙酯提取物具有抗移植性肿瘤 H22 的作用，抑瘤率达 43.3%；同时对机体也有明显的提高免疫力的作用。

4. 王涛等[4]研究显示，菝葜乙酸乙酯提取物可有效抑制肿瘤细胞的增殖，并通过对肿瘤细胞直接杀伤和促进肿瘤细胞凋亡来发挥作用。

5. 邱千[5]发现，菝葜鞣质通过诱导细胞凋亡、使细胞周期阻滞在 G1 期，达到抑制癌细胞生长的目的。

【参考文献】

[1] 徐淑珍.菝葜化学成分及其资源品质研究 [D].武汉：湖北中医学院，2006.

[2] 曹波.金刚藤含药血清对人肝癌 SMMC-7721 细胞 POLD1 基因表达的影响 [D].南宁：广西医科大学,2013.

[3] 王红英，黄燕芬.菝葜抗小鼠移植性肿瘤的实验研究 [J].海峡药学，2012,24(9):23-25.

[4] 王涛，杨华山.菝葜乙酸乙酯提取物抗癌机制研究 [J].肿瘤基础与临床,2007,20(2):129-131.

[5] 邱千.菝葜抗肺癌活性部位的筛选及其作用机制研究 [D].武汉：湖北中医药大学,2014.

菱（菱科）

【别名】水栗、菱角、水菱、沙角。

【基原】菱科植物欧菱 *Trapa natans* L. 的果肉及果皮。

【原植物】一年生浮水水生草本。根二型：着泥根细铁丝状，生水底泥中；同化根，羽状细裂，裂片丝状。茎柔弱分枝。叶二型：浮水叶互生，聚生于主茎或分枝茎的顶端，呈旋叠状镶嵌排列在水面，形成莲座状的菱盘，叶片菱圆形或三角状菱圆形，表面深亮绿

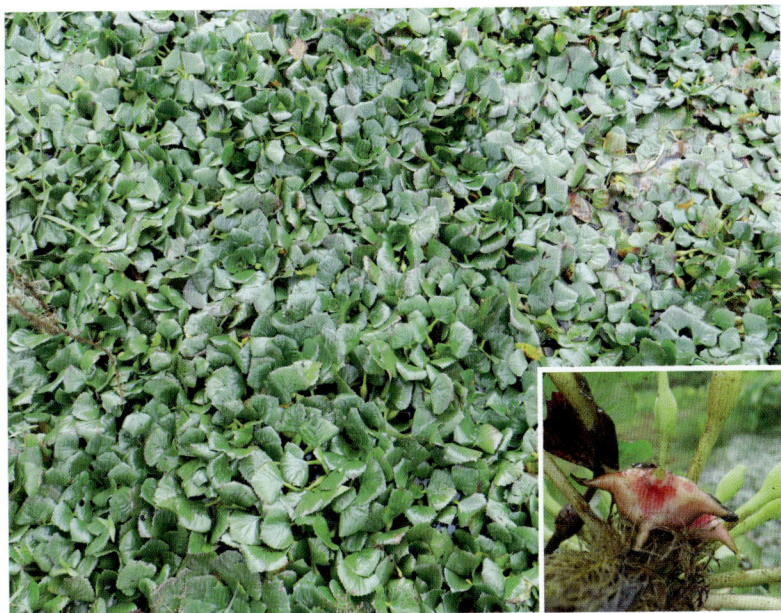

图 83　欧菱

色，无毛，背面灰褐色或绿色；叶柄中上部膨大不明显；沉水叶小，早落。花小，单生于叶腋两性；花瓣 4，白色。果三角状菱形，刺角基部不明显粗大，腰角位置无刺角，丘状突起不明显，果喙不明显，内具 1 白种子。花期 5～10 月，果期 7～10 月。

【生境分布】生于池塘河沼中；全国各地均有栽培。

【采收】茎、叶夏季采，果实 7～10 月成熟时采，鲜用或晒干。

【典籍说药】

1.《中华本草》载：味甘，性凉；归脾、胃经；健脾益胃，除烦止渴，解毒；主治脾虚泄泻，暑热烦渴，消渴，饮酒过度，痢疾。内服煎汤，9～15g，大剂量可用至 60g，或生食。清暑热，除烦渴，宜生用；补脾益胃，宜熟用。脾胃虚寒及中焦气滞者慎服。

2.《中药大辞典》载：果肉甘，凉；归脾、胃经；健脾益胃，除烦止渴，解毒；主治脾虚泄泻，暑热烦渴，消渴，饮酒过度，痢疾。内服煎汤，9～15g，大剂量可用至 60g，或生食。清暑热，除烦渴，宜生用；补脾益胃，宜熟用。脾胃虚寒，中焦气滞者慎服。菱壳可涩肠止泻，止血，敛疮，解毒；主治泄泻，痢疾，胃溃疡，便血，脱肛，痔疮，疔疮。内服煎汤，15～30g，大剂量可用至 60g。外用烧存性研末调敷，或煎水洗。

3.《全国中草药汇编》载：甘、涩，平；健胃止痢，抗癌；适用于胃溃疡，痢疾，食管癌，乳腺癌，子宫颈癌。菱壳烧灰外用治黄水疮，痔疮。用量 30～45g。

4.《中国药用植物志》载：果肉捣汁澄出的淀粉可健脾养胃，清暑解毒；用于脾虚乏力，湿热烦渴，消渴。果皮可涩肠止泻，止血，敛疮，解毒；用于泄泻，痢疾，胃溃疡，便血，脱肛，痔疮，疔疮。

【化学成分】主要含黄酮类、多糖类、多酚类、生物碱类及挥发油等化合物。

【现代药理】

1. 牛凤兰等[1]研究了菱角壳水提取物对胃癌细胞的抑制作用，实验结果表明，无论是对离体培养的胃癌细胞，还是对 MFC 荷瘤小鼠，菱角壳水提取物均有较显著的抑制作用，且剂量越大，抑制作用越明显。

2. 任思堂[2]采用 MTT 法对菱角多糖水提取物进行体外抗肿瘤实验，研究结果显示，菱角多糖水提取物对 Hela 细胞的抑制作用接近顺铂，对两种乳腺癌细胞的抑制作用与顺铂比较无显著性差异。但是小鼠成纤维细胞的实验表明，多糖对正常细胞的细胞毒性要远低于顺铂。

3. 周光雄等[3]对菱角皮提取物及分离得到的化合物进行了抗肿瘤细胞毒活性实验，MTT 法实验结果表明菱角皮醋酸乙酯提取物及化合物对肝癌 HepG2 细胞有一定的抑制作用。

4. 林秋生[4]采用 6 株人体不同肿瘤细胞和 3 株正常组织细胞对几种菱角壳的提取物中的有效物质进行筛选，菱角壳中有效物质对 3 株胃癌细胞抗肿瘤活性效果显著，对正常细胞有促进增长的作用。

【参考文献】

[1] 牛凤兰, 李晨旭, 董威严, 等. 菱壳水提物对胃癌细胞抑制作用的实验研究 [J]. 白求恩医科大学学报, 2001, 27(5):495.

[2] 任思堂. 含多糖菱角水提物的体外抗癌研究 [D]. 天津：天津大学, 2007.

[3] 周光雄, 吴志敏, 杨政红, 等. 菱角皮中鞣质类成分研究 [J]. 时珍国医国药, 2010, 21(6):1414-1415.

[4] 林秋生. 菱壳生物活性成分分析及抗胃癌机制研究 [D]. 杭州：浙江大学, 2013.

黄花倒水莲（远志科）

【**别名**】白马胎、倒吊黄、吊吊黄、观音串、黄花参、黄花远志。

【**基原**】远志科植物黄花倒水莲 *Polygala fallax* Hemsl. 的根或全株。

【**原植物**】落叶灌木。全株有甜味。根粗壮，淡黄色，肉质。树皮灰白色。叶互生；膜质；披针形或倒卵状披针形，先端渐尖，基

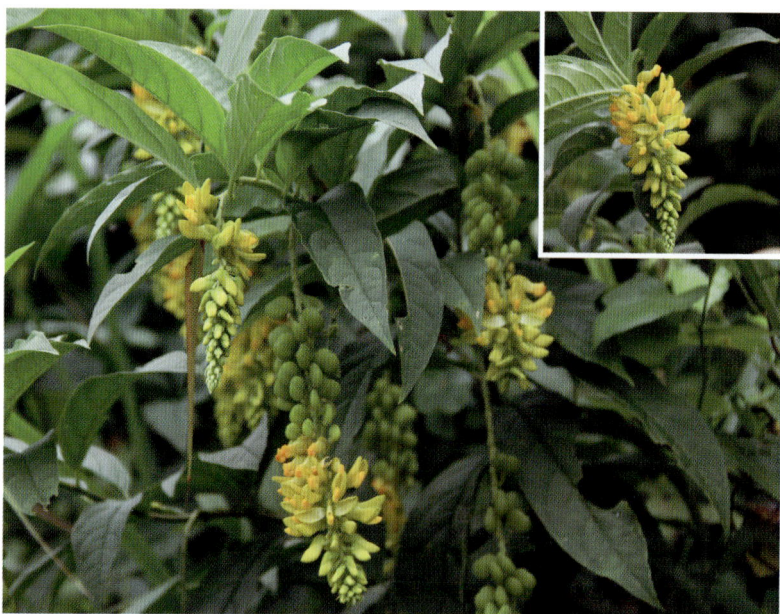

图 84　黄花倒水莲

部渐狭或近圆形，全缘；具短柄。总状花序顶生，下垂；花黄色，左右对称；花瓣 3，下部合生，中央的一瓣较大，呈囊状，近顶端处有流苏状附属物。蒴果阔肾形，扁平。种子有毛，一端平截，一端突起。花期 5～8 月，果期 8～10 月。

【生境分布】生于山坡疏林下或沟谷丛林中；分布于福建、广西、广东、湖南、江西等地。

【采收】夏、秋季采挖，鲜用或晒干。

【典籍说药】

1.《中华本草》载：味甘、微苦，性平；补虚健脾，散瘀通络；主治劳倦乏力，子宫脱垂，小儿疳积，脾虚水肿，带下清稀，风湿痹痛，月经不调，痛经，跌打损伤。内服煎汤，15～30g。外用适量，捣敷。

2.《中药大辞典》载：甘、微苦，平；归脾、肾经；补气血，强筋骨，通经络；主治劳倦乏力，脾虚水肿，肾虚腰痛，阳痿，带下，风湿痹痛，月经不调，痛经，跌打损伤。内服煎汤，15～30g。外用捣敷。

3.《全国中草药汇编》载：甘、微苦，平；归脾、肾经；补益气血，健脾利湿，活血调经；适用于病后体虚，腰膝酸痛，跌打损伤，黄疸型肝炎，肾炎水肿，子宫脱垂，白带，月经不调。用量 15～30g。外用适量捣敷。

4.《中国药用植物志》载：补益气血，健脾利湿，活血调经；用于病后、产后体虚，腰膝酸痛，跌打损伤，黄疸型肝炎，肾炎水肿，子宫脱垂，白带过多，月经不调，遗尿，小儿疳积。

【化学成分】主要含皂苷类、山酮类、多糖类、甾醇类、其苷类、其酯类及有机酸等成分。

十一画

【现代药理】具有调血脂、抗凝、抗氧化、降血糖、抗心肌损伤、保肝、抗病毒、抗炎、增强免疫力等作用。黄花倒水莲的提取物对多种癌肿有潜在抑制作用。

1.雷贵乾等[1]根据黄花倒水莲补气虚、健脾、活血、化痰利湿等功效,使用黄花倒水莲煎剂治疗晚期恶性肿瘤患者20例。患者完全缓解和部分缓解比例达到55%,生活质量和生存时间均有所提高。

2.蒙维光等[3]认为,黄花倒水莲含有多种有效成分,一方面能促进骨髓细胞增殖,促进胸腺、网状内皮系统、脾脏等免疫器官的生长和血清蛋白的生物合成,提高机体的免疫能力;另一方面能增强免疫系统对癌细胞的识别和吞噬能力,抑制和破坏癌细胞端粒酶的活性,阻止和杀灭处于增殖期的癌细胞。

3.兰圆圆等[4]发现,黄花倒水莲多糖能抑制 B16 黑色素瘤细胞增殖,表明黄花倒水莲多糖可作为黑色素瘤预防和治疗的潜在药物。

【参考文献】

[1] 雷贵乾,蒙维光.黄花倒水莲煎剂治疗晚期恶性肿瘤20例 [J].广西中医学院学报,2007,10(3):13-14.

[2] 陈家宝.黄花倒水莲类雌激素样及对 Hec-1-B 癌细胞抑制作用的活性成分研究 [D].南宁:广西中医药大学,2018.

[3] 兰圆圆,李豫,姚志仁,等.黄花倒水莲多糖对 B16 黑色素瘤细胞凋亡的影响 [J].中药材,2022,45(4):959-963.

黄独（薯蓣科）

【别名】黄药子、零余薯、雷公薯。

【基原】薯蓣科植物黄独 *Dioscorea bulbifera* Linn. 的块茎及叶腋内生长的珠芽。

【原植物】缠绕草质藤本。块茎卵圆形或梨形，通常单生，每年由去年的块茎顶端抽出，很少分枝，外皮棕黑色，表面密生须根。茎左旋，浅绿色稍带红紫色，光滑无毛。叶腋内有紫棕色球形或卵

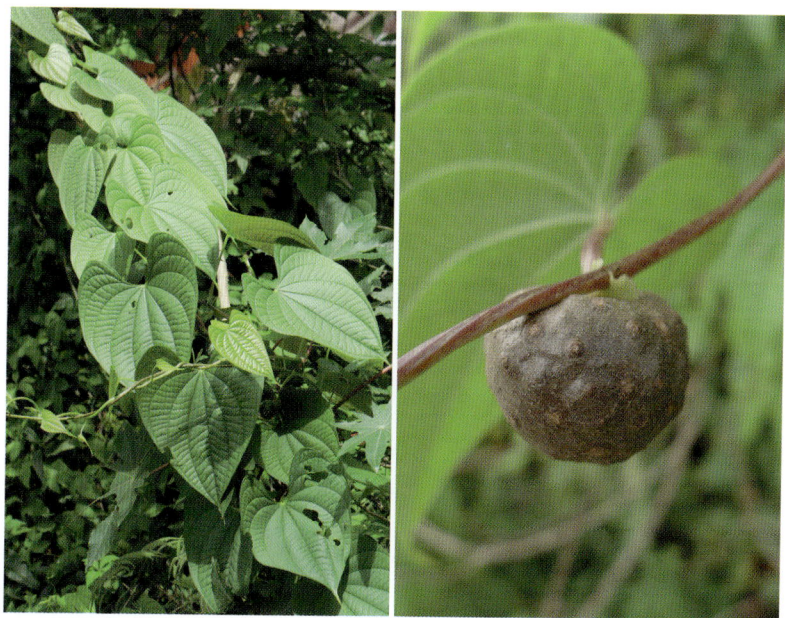

图 85　黄独

圆形珠芽，大小不一，表面有圆形斑点。单叶互生；叶片宽卵状心形或卵状心形，顶端尾状渐尖，边缘全缘或微波状，两面无毛。雄花序穗状，下垂；雌花序与雄花序相似，常2至数个丛生叶腋。蒴果反折下垂，三棱状长圆形，两端浑圆，成熟时草黄色，表面密被紫色小斑点，无毛。花期7～10月，果期8～11月。

【生境分布】生于河谷边、山谷阴沟或杂木林缘；分布于我国华东、中南、西南等地区，以及陕西、甘肃等地。

【采收】秋、冬季采收，鲜用或晒干。

【典籍说药】

1.《中华本草》载：味苦，性寒，小毒；归肺、肝经；散结消瘿，清热解毒，凉血止血；主治瘿瘤、喉痹、痈肿疮毒、毒蛇咬伤、肿瘤、吐血、衄血、咯血、百日咳、肺热咳喘。内服煎汤，3～9g，或浸酒，研末1～2g。外用适量，鲜品捣敷，或研末调敷，或磨汁涂。内服剂量不宜过大。

2.《中药大辞典》载：块茎苦，寒，小毒。珠芽（零余子）苦、辛，寒，小毒。块茎可散结消瘿，清热解毒，凉血止血；主治瘿瘤、喉痹、痈肿疮毒、毒蛇咬伤、肿瘤、吐血、衄血、咯血、百日咳、肺热咳喘。珠芽可清热化痰，止咳平喘，散结解毒；主治痰热咳喘，百日咳，咽喉肿痛，瘿瘤，瘰疬，疮疡肿毒，蛇犬咬伤。块茎内服煎汤3～9g，或浸酒，研末1～2g；外用鲜品捣敷，或研末调敷，或磨汁涂。内服剂量不宜过大。珠芽内服煎汤6～15g，或磨汁、浸酒；外用切片贴或捣敷。不宜过量或久服；脾胃虚弱者不宜磨汁服。

3.《全国中草药汇编》载：苦、辛，凉；归肝、胃、心、肺经；有小毒；解毒消肿，化痰散结，凉血止血；适用于甲状腺肿大，淋巴结结核，咽喉肿痛，吐血，咯血，百日咳，癌肿，毒蛇咬伤；外用于疮疖。用量 6～9g，或浸酒，研末 1～2g。外用适量，捣烂或磨汁涂敷患处。本品块茎含有毒成分，过量可引起口、舌、喉等处烧灼痛，流涎，恶心，呕吐，腹痛，腹泻，瞳孔缩小，严重者可出现昏迷，呼吸困难和心脏停搏而死亡。

4.《中国药用植物志》载：块茎可消肿解毒，化瘀散结，祛湿，降火，凉血，止血；用于瘿瘤，咳嗽痰喘，百日咳，喉痹，咳血，吐血，衄血，瘰疬，痈疖，疮疡肿毒，蛇犬咬伤，腰背酸痛，地方性甲状腺肿，疝气，民间用于抗癌。叶腋中的珠芽可解毒，止咳，催吐解诸药毒；用于百日咳，咳嗽，头痛。

【化学成分】主要含皂苷类、鞣质类及蔗糖、还原糖、淀粉，并含黄独素 B、CB、C 与薯蓣皂苷元。野生品系另含黄独素 A。

【现代药理】具有抗肿瘤、镇痛、抗炎、止血、抑菌的作用。多种黄独中药制剂有抗癌作用。

1. 崔春杰[1] 发现，黄独提取物黄独乙素（Diosbulbin B）在体外对人胃癌 MKN-28 等 6 种癌细胞增殖有明显的抑制作用，Diosbulbin B 浓度达到 40μmol/L 时，对癌细胞的抑制作用与浓度为 20μmol/L 的顺铂相近。

2. 喻泽兰等[2] 认为，黄药子石油醚提取物具有显著的抗肿瘤活性，且抗肿瘤作用与直接的细胞作用有关。

3. 赵艳等[3] 研究认为，黄药子能明显下调人甲状腺癌细胞株 SW579 survivin mRNA 和蛋白的表达，诱导其细胞凋亡。

4. 索晴等[4] 认为，黄药子配伍当归后可能通过降低 P- 糖蛋白（P-gp）的表达增强黄药子的抗肿瘤作用。

5. 孙子微[5] 发现，黄药子是中医治疗瘿病（甲状腺疾病）的高频使用药物。

【参考文献】

[1] 崔春杰. 黄独乙素对消化系统肿瘤体外抑制作用的研究 [D]. 保定 : 河北大学 , 2014.

[2] 喻泽兰 , 刘欣荣 , MCCULLOCH M, 等 . 黄药子抗肿瘤活性组分筛选及作用分析 [J]. 中国中药杂志 , 2004, 29(6):563-567.

[3] 赵艳 , 褚晓杰 , 朴宏鹰 , 等 . 黄药子对甲状腺癌细胞株 SW579 Survivin 基因和蛋白表达的影响 [J]. 中国中医药科技 , 2012, 19(4):320-321.

[4] 索晴 , 崔立然 , 刘树民 , 等 . 黄药子及配伍当归后含药血清抗肿瘤作用的研究 [J]. 中国中医药科技 , 2008, 15(2):113-114.

[5] 孙子微 . 中医瘿病（甲状腺疾病）用药特点初探 [D]. 成都 : 成都中医药大学 , 2014.

黄瑞木（山茶科）

【别名】鸡仔茶、黄板叉木、毛药红淡。

【基原】山茶科植物杨桐 *Adinandra millettii*（Hook. et Arn.）Benth. et Hook. f. ex Hance 的根及嫩叶。

【原植物】灌木或小乔木。高约 5m。嫩枝和顶芽疏生柔毛。单叶互生；叶具短柄；叶片厚革质，长圆状椭圆形，先端短尖，基部渐狭，幼时有密集的柔毛，后变无毛。花两性，单生于叶腋；花

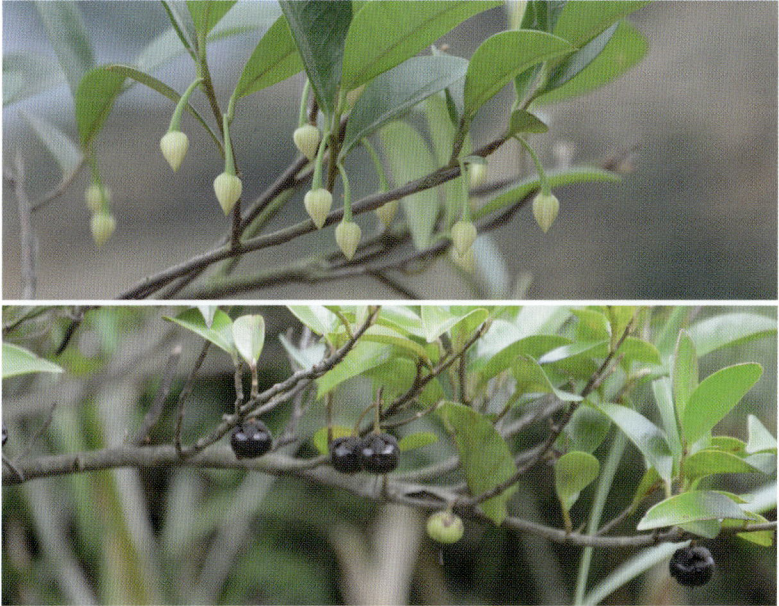

图 86　杨桐

梗纤细，有贴伏短毛，边缘近于膜质，有细腺齿和睫毛。浆果近球形，有柔毛或近于无毛。种子细小、黑色、光亮。

【生境分布】生于海拔 90 ~ 1200m 的山地林荫处或水边；分布于江苏、安徽、浙江、江西、福建、湖南、广东、广西等地。

【采收】根全年可采，鲜用或晒干；嫩叶夏、秋季采，鲜用。

【典籍说药】

1.《中华本草》载：味苦，性凉；归肺、肝经；凉血止血，解毒消肿；主治衄血，尿血，传染性肝炎，腮腺炎，疖肿，蛇虫咬伤，癌肿。内服煎汤，15 ~ 30g，鲜品酌加。外用适量，以鲜叶捣敷，或以根磨淘米水擦患处。

2.《中药大辞典》载：凉血止血，解毒消肿；主治衄血，尿血，传染性肝炎，腮腺炎，疖肿，蛇虫咬伤，癌肿。内服煎汤，15 ~ 30g，鲜品酌加。外用以鲜叶捣敷，或以根磨淘米水擦患处。

3.《全国中草药汇编》载：甘、微苦，凉；凉血止血，消肿解毒。根适用于鼻炎，睾丸炎，腮腺炎。鲜叶外用治疮肿，蛇毒咬伤，毒蜂蜇伤。根内服，15 ~ 30g；外用适量，洗米水磨，擦患处。

4.《中国药用植物志》载：凉血止血，消肿解毒。根用于鼻出血，睾丸炎，腮腺炎。鲜叶用于疮肿，毒蛇咬伤，毒蜂蜇伤。

【化学成分】主要含山茶苷 A、芹菜素、长梗冬青苷、谷甾醇、胡萝卜苷 -3α 及 2α, 3α, 19α- 三羟基乌苏 -12- 烯 -28- 酸。

【现代药理】部分同属植物（如亮叶杨桐[1-3]）的研究显示其提取物对肿瘤细胞有抑制作用，但黄瑞木尚未见类似实验数据。

【参考文献】

[1] 战宇 , 曾庆祝 , 方玲 . 亮叶杨桐叶总类黄酮的提取工艺优化及对肺腺癌细胞 A549 生长的影响 [J]. 食品科学 , 2010, 31(22):6-10.

[2] 陈永生 , 扶雄 , 周林 , 等 . 亮叶杨桐叶中酚类物质的抗氧化和抗 HepG2 细胞增殖作用 [J]. 现代食品科技 , 2016, 32(8):14-20.

[3] 陈粤 . 亮叶杨桐中抑癌有效成分的提取分离及其对小鼠肿瘤基因表达活性的影响 [D]. 广州 : 中山大学 , 1996.

十
一
画

蛇六谷（天南星科）

【别名】蒟蒻、魔芋、鬼蜡烛、蛇头草。

【基原】天南星科植物东亚魔芋 *Amorphophallus kiusianus*（Makino）Makino 的块茎。

【原植物】块茎扁球形。鳞叶 2，披针状卵形，有青紫色、淡红色斑块。叶柄光滑，绿色，具白色斑块；叶片 3 裂，第一次裂片 2 歧分叉，最后羽状深裂，小裂片卵状长圆形。花序柄光滑，绿色，具白色斑块。佛焰苞外面绿色，具白色斑块，内面暗青紫色，檐部

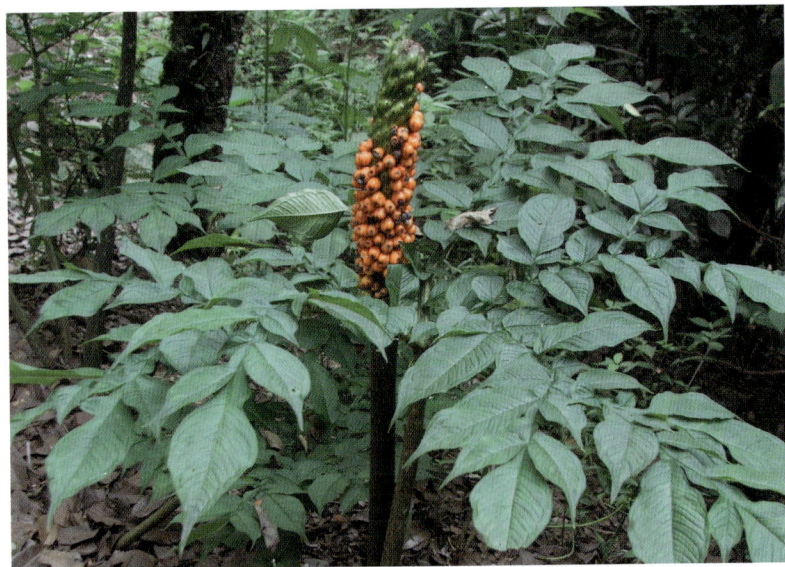

图 87 东亚魔芋

展开为斜漏斗状，边缘波状，膜质。肉穗花序；附属器长圆锥状，深青紫色。浆果红色，变蓝色。花期5月。

【生境分布】生于疏林下、林缘或溪谷两旁湿润地；分布于江苏、浙江及福建大部分地区。

【采收】10~11月采挖，鲜用或晒干。

【典籍说药】

1.《中华本草》载：味辛、苦，性寒；有毒；化痰消积，解毒散结，行瘀止痛；主治痰嗽，积滞，疟疾，瘰疬，癥瘕，跌打损伤，痈肿，疔疮，丹毒，烫火伤，蛇咬伤。内服煎汤，9~15g。外用适量捣敷，或磨醋涂。不宜生服。内服不宜过量。误食生品及炮制品，过量服用易产生舌、咽喉灼热、痒痛、肿大等中毒症状。

2.《中药大辞典》载：味辛、苦，性寒；有毒；化痰消积，解毒散结，行瘀止痛；主治痰嗽，积滞，疟疾，瘰疬，癥瘕，跌打损伤，痈肿，疔疮，丹毒，烫火伤，蛇咬伤。内服煎汤，9~15g（需久煎2小时以上）。外用适量捣敷，或磨醋涂。不宜生服。内服不宜过量。误食生品及炮制品，过量服用易产生舌、咽喉灼热、痒痛、肿大等中毒症状。

3.《全国中草药汇编》载：辛、苦，寒；有毒；化痰消积，解毒散结，行瘀止痛；适用于痰嗽，疟疾，瘰疬，积滞，癥瘕，跌打损伤，痈肿，疔疮，丹毒，烫火伤，蛇咬伤。用量9~15g（须久煎26小时以上）。外用适量，捣敷，或磨醋涂患处。不宜生服。全株有毒，以块茎为最，误食生品及炮制品过量服用易出现中毒后舌、喉灼热、痒痛、肿大，民间用醋加姜汁少许，内服或含漱，可以解救。

4.《中国药用植物志》载：祛瘀消肿，解毒止痛，化痰散结；用于痰瘀阻滞，经闭，疟疾，瘰疬，癌肿，疔疮，痈疖肿毒，丹毒，跌打损伤，毒蛇咬伤，烫火伤。

【化学成分】主要含多种抗肿瘤活性成分，其中包括石油醚萃取物、乙酸乙酯萃取物、魔芋葡甘露聚糖等。

【现代药理】具有抗肿瘤、代谢调节（脂质及糖代谢）、增强免疫力等药理作用。

1. 蛇六谷抗肿瘤作用机制与抑制肿瘤细胞增殖、转移，诱导肿瘤细胞凋亡，调节机体免疫力等有关，且在胰腺癌、肺癌、乳腺癌等肿瘤性疾病的治疗中疗效确切[1]。

2. 魔芋葡甘露聚糖通过调控内质网类似激酶（PERK）/真核细胞翻译启始子 2α（eIF2α）/活化转录因子 4（ATF4）信号通路，介导内质网应激，进而逆转大肠癌细胞 5-FU 耐药[2]。

3. 蛇六谷对毒热瘀积等类型的肿瘤都有着一定临床效果，对肺癌、胰腺癌、乳腺癌、脑癌等作用效果较为显著。其抗肿瘤机制可能与抑制肿瘤细胞的增殖，增强细胞免疫、细胞毒性或抗氧化活性等方面相关[3]。

4. 蛇六谷石油醚提取物通过阻滞细胞周期、诱导细胞凋亡和自噬，抑制胃癌细胞增殖；沉默 beclin-1 基因能够部分阻断蛇六谷石油醚提取物诱发的胃癌细胞自噬，促进其凋亡；蛇六谷石油醚提取物可能通过调节 ERK 信号通路诱导胃癌细胞自噬，从而发挥抑制细胞增殖的抗肿瘤效应[4]。

【参考文献】

[1] 许飞，李学军，李让亮，等. 浅析中药蛇六谷抗肿瘤作用机制及临床应用 [J]. 湖北民族大学学报（医学版），2022, 39(3):79-82.

[2] 陆森炯，褚卫建. 基于内质网应激途径探讨蛇六谷提取物对大肠癌细胞 5-FU 耐药的逆转作用 [J]. 中国中医药科技，2021,

28(6):883-888.

[3] 邹温园 , 戈欣 , 范小秋 , 等 . 蛇六谷抗肿瘤的临床应用与作用机制 [J]. 世界中医药 , 2019, 14(7):1911-1914.

[4] 潘磊 . 中药蛇六谷提取物调节 Ras/Raf/Mek/Erk 信号通路抗胃癌细胞增殖的自噬机制研究 [EB/OL].(2019-04-25)[2025-03-12]. https://kns.cnki.net/kcms2/article/abstract?v=wUXT8w3WHHrGbUSq8I 1nQCC-CuCt3diT5voqxaAk5ru86RcMHquVowGccwb446AXEfVYL28 den7S_c-yIqlYKmoXxEPuC2FzrOYAXLw-UAmHY3imGf9RjsQEH-S_ RlVWjt-gEiUKdNIWO7LcJ0rYPJh2-PPe8tlpoq-GW3PS0SpreMxuQ15d yg==&uniplatform=NZKPT&language=CHS.

十一画

蛇莓（蔷薇科）

【别名】蛇蛋果、三匹风、蛇泡草、老蛇泡。

【基原】蔷薇科植物蛇莓 *Duchesnea indica*（Andr.）Focke 的全草。

【原植物】多年生草本。匍匐茎多数，有柔毛。小叶片倒卵形至菱状长圆形，先端圆钝，边缘有钝锯齿，两面皆有柔毛，或上面无毛，具小叶柄；叶柄有柔毛；托叶窄卵形至宽披针形。花单生于叶腋；花瓣倒卵形，黄色，先端圆钝；花托在果期膨大，海绵质，鲜红色，有光泽。瘦果卵形，光滑或具不明显突起，鲜时有光泽。花

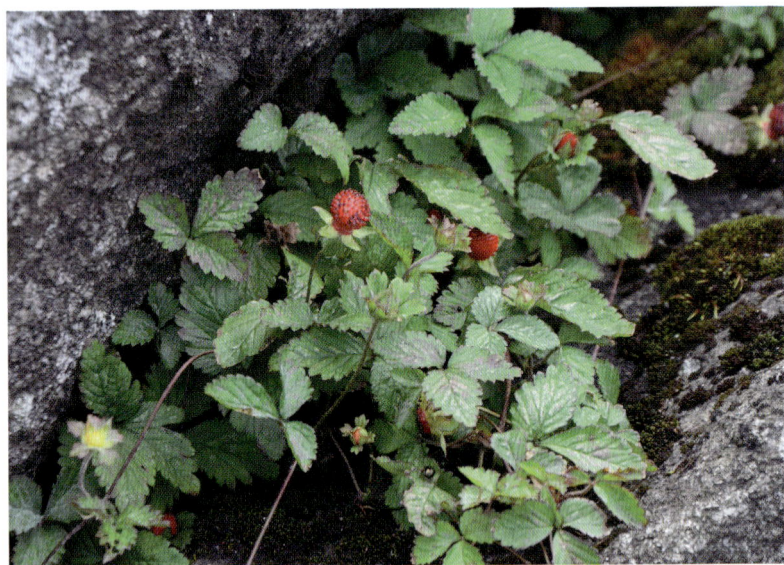

图 88　蛇莓

期6~8月，果期8~10月。

【生境分布】生于山坡、道旁及杂草间；分布于辽宁、河北、河南、江苏、安徽、湖北、湖南、四川、浙江、江西、福建、广东、广西、云南、贵州等地。

【采收】夏、秋季采收，鲜用或晒干。

【典籍说药】

1.《中华本草》载：味甘、苦，性寒；清热解毒，凉血止血，散瘀消肿；主治热病，惊痫，感冒，痢疾，黄疸，目赤，口疮，咽痛，疰腮，疔肿，毒蛇咬伤，吐血，崩漏，月经不调，烫火伤，跌打肿痛。内服煎汤，9~15g，鲜品30~60g，或捣汁饮。外用适量，捣敷或研末撒。

2.《中药大辞典》载：甘、苦，寒；清热，解毒，凉血，消肿；主治感冒发热，咽喉肿痛，口疮，痢疾，黄疸，吐血，疰腮，痈肿疔疮，瘰疬，跌打肿痛，烫火伤。内服煎汤，9~15g，鲜品30~60g，或捣汁饮。外用捣敷或研末撒。

3.《全国中草药汇编》载：甘、酸，寒；有小毒；清热解毒，散瘀消肿，凉血止血；适用于感冒发热，咳嗽，小儿高热惊风，咽喉肿痛，白喉，黄疸型肝炎，细菌性痢疾，阿米巴痢疾，月经过多，腮腺炎，毒蛇咬伤，眼结膜炎，疔疮肿毒，带状疱疹，湿疹，亦可试治癌症，并可用于杀灭孑孓及蝇蛆。用量9~30g，或捣汁饮。外用适量，鲜品捣烂外敷。

4.《中国药用植物志》载：清热解毒，散瘀消肿，凉血，调经，祛风化痰；用于感冒发热，咳嗽吐血，小儿高热惊风，咽喉肿痛，白喉，痢疾，黄疸型肝炎，月经过多；外用治疗腮腺炎，眼结膜炎，目赤，烫伤，疔疮肿毒，湿疹，狂犬咬伤，毒蛇咬伤。

【化学成分】主要含有酚酸及酚酸酯类、三萜类、黄酮类及其他成分，如富马酸、富马酸甲酯、胡萝卜苷、β-谷甾醇、甲氧脱氢胆固醇。

【现代药理】具有抗肿瘤、抗氧化、抗诱变活性、抑制中枢神经系统、抑菌的作用。蛇莓的提取物对多种恶性肿瘤有抑制作用。

1. 蛇莓水提取物对小鼠移植瘤 S180、H22 和 S37 的生长有明显抑制作用[1]。

2. 蛇莓水提物对鼠肺癌 LLC 细胞、胰腺癌 Panc02 细胞和乳腺癌 Mc-NeuA 细胞的生长亦有较好的抑制作用[2]。

3. 蛇莓的多酚化合物短叶苏木酚羧酸对人肺癌 PC14 细胞和胃癌 MKN45 细胞具有很强的杀伤作用[3]。

4. 以蛇莓为主要成分的抗癌平丸作为化疗辅助药品，近期疗效比对照组好，有助于提高患者的免疫功能[4]。

【参考文献】

[1] 段泾云, 刘小平, 李秦. 蛇莓抗肿瘤作用研究 [J]. 中药药理与临床, 1998, 14(3):28.

[2] SHOEMAKER M, HAMILTON B, DAIRKEE S H, et al.In vitro anticancer activity of twelve Chinese medicinal herbs[J].Phytother Res, 2005, 19(7):649-651.

[3] LEE I R, YANG M Y.Phenolic compounds from Duchesnea chrysantha and their cytotoxic activities in human cancer cell[J].Arch Pharm Res, 1994, 17(6):476-479.

[4] 高雪艳, 陈家俊, 黄慧琳. 抗癌平丸对胃癌化疗免疫功能的影响 [J]. 福建医药杂志, 2004, 26(2):106-107.

蛇葡萄（葡萄科）

【别名】山葡萄、蛇白蔹、野葡萄、见肿消。

【基原】葡萄科植物蛇葡萄 *Ampelopsis glandulosa*（Wall.）Momiy. 的茎叶、根或根皮。

【原植物】木质藤本。枝条粗壮，嫩枝具柔毛，卷须与叶对生。单叶互生，阔卵形，先端渐尖，基部心形，通常3浅裂，裂片三角状卵形，边缘有较大的圆锯齿，上面暗绿色，无毛或具细毛，下面淡绿色，被柔毛；叶柄被柔毛。聚伞花序与叶对生；花多数，

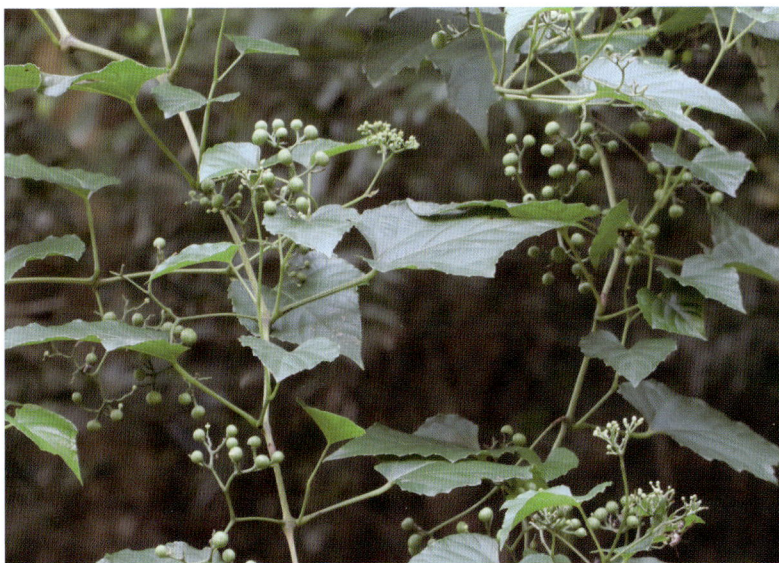

图89 蛇葡萄

细小，绿黄色。浆果近球形或肾形，由深绿色变蓝黑色。花期6～7月，果期9～10月。

【生境分布】生于灌丛中或山坡上；分布于辽宁、河北、山西、山东、江苏、浙江、江西、福建、广东、广西、台湾等地。

【采收】根全年可采，茎叶夏、秋季采，鲜用或晒干。

【典籍说药】

1.《中华本草》载：味苦，性凉；清热利湿，散瘀止血，解毒；主治肾炎水肿，小便不利，风湿痹痛，跌打瘀肿，内伤出血，疮毒。内服煎汤，15～30g，鲜品倍量，或泡酒。外用适量，捣敷，或煎水洗，或研末撒。

2.《中药大辞典》载：苦，凉；清热，利湿，止血，解毒；主治肾炎水肿，小便不利，风湿痹痛，跌打瘀肿，吐血，尿血，外伤出血，肿毒。内服煎汤，15～30g，鲜品倍量，或泡酒。外用捣敷，或煎水洗，或研末撒。

3.《全国中草药汇编》载：辛、苦、凉；清热解毒，祛风活络，止痛，止血，敛疮；适用于风湿性关节炎，呕吐，腹泻，溃疡，跌打损伤肿痛，疮疡肿毒，外伤出血，烧烫伤。用量3～9g。外用适量，鲜品捣烂敷患处。

4.《中国药用植物志》载：根、根皮可清热解毒，祛风除湿，活血散结；用于肺痈吐脓，肺结核咯血，风湿痹痛，跌打损伤，痈肿疮毒，瘰疬，癌肿。茎、叶可清热利湿，散瘀止血，解毒；用于肾炎水肿，小便不利，风湿痹痛，跌打瘀肿，内伤出血，疮毒。

【化学成分】主要含黄酮类及其苷类、五环三萜、甾体类、酚类及鞣质等多种化学成分。

【现代药理】具有抗肿瘤、降血压、降血糖血脂、抗病毒及保护心脏、保护肾脏的作用。蛇葡萄的提取物对多种恶性肿瘤有抑制作用。

1. 蛇葡萄素可诱导人宫颈癌 SiHa 细胞自噬和凋亡，两者呈相互拮抗关系，且 Beclin-1/Bcl-2 可能为其关键作用靶点[1]。

2. 蛇葡萄素可有效抑制人膀胱癌 J82 细胞的增殖，促进其凋亡，诱导机制可能与其能够下调抗细胞凋亡蛋白磷酸化相关死亡促进因子抗体（p-Bad）、p-Bcl-2 的表达有关[2]。

3. 蛇葡萄素能抑制结肠癌 SW480 细胞增殖，诱导其凋亡，其对凋亡的诱导作用主要是通过 Bcl-2 家族蛋白实现的[3]。

4. 蛇葡萄素能通过调节 NF-κB 通路抑制黑色素瘤 A375 细胞的增殖，诱导细胞凋亡，阻滞细胞周期于 G0/G1 期[4]。

【参考文献】

[1] 张天旭，熊晓妹，邹雪，等. 蛇葡萄素通过调控 Beclin-1/Bcl-2 靶点对人宫颈癌 SiHa 细胞噬与凋亡的影响 [J]. 中成药，2024,46(12):3977-3985.

[2] 赵新，吴勇杰，闫抗抗，等. 蛇葡萄素对人膀胱癌 J82 细胞增殖和凋亡的影响及相关作用机制探讨 [J]. 癌症进展，2022,20(15):1570-1574.

[3] 马海芝，史振军，杨振淮. 蛇葡萄素对大肠癌细胞株 SW480 增殖、凋亡的影响 [J]. 现代医院，2015(8):12-14.

[4] 蔡美红，刘向东，龙剑文. 蛇葡萄素通过核转录因子 -κB 通路调控黑色素瘤 A375 细胞周期和凋亡 [J]. 中国中西医结合皮肤性病学杂志，2022,21(03):193-198.

猪殃殃（茜草科）

【别名】锯子草、毛丝草、锯锯藤。

【基原】茜草科植物拉拉藤 *Galium spurium* L. 的全草。

【原植物】多枝、蔓生或攀缘草本。茎4棱。轮生叶片6～8，稀4～5；叶片纸质或近膜质，带状倒披针形或长圆状倒披针形，顶端有针状凸尖头，基部渐狭，两面常有紧贴的刺状毛，常萎软状，干时常卷缩，近无柄。聚伞花序腋生或顶生，少至多花，花小，4

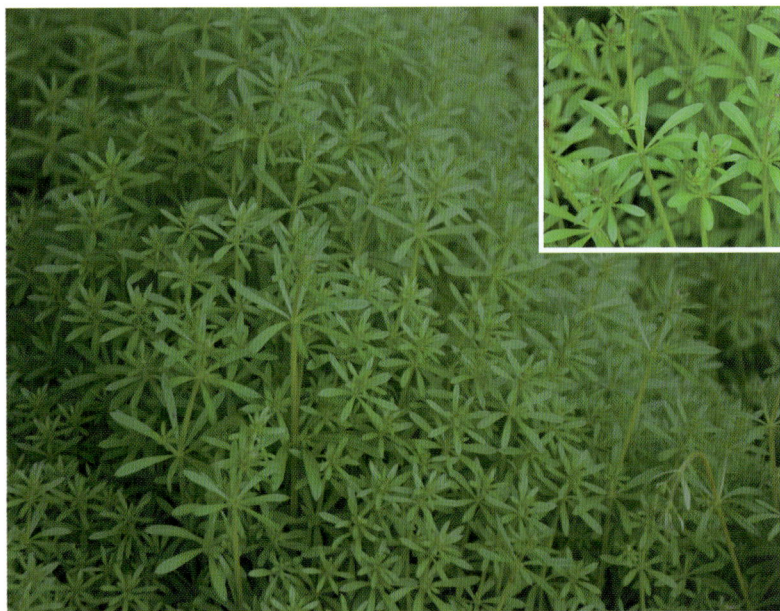

图90 拉拉藤

数，有纤细的花柄；花冠黄绿色或白色，辐状。果干燥，有 1 或 2 近球状的分果片，密被钩毛。花期 3～7 月，果期 4～11 月。

【生境分布】生于海拔 20～4600m 的山坡、旷野、沟边、河滩、田中、林缘和草地；除海南及南海诸岛外，我国其他地区均有分布，也分布于欧亚大陆、非洲和地中海。

【采收】春、夏季采收，鲜用或晒干。

【典籍说药】

1.《中华本草》载：味辛、微苦，性微寒；清热解毒，利尿通淋，消肿止痛；主治痈疽肿毒，乳腺炎，阑尾炎，水肿，感冒发热，痢疾，尿路感染，尿血，牙龈出血，刀伤出血。内服煎汤，15～30g，或捣汁饮。外用适量捣敷。

2.《中药大辞典》载：辛、微苦，微寒；清热解毒，利尿通淋，消肿止痛；主治痈疽肿毒，乳腺炎，阑尾炎，水肿，感冒发热，痢疾，尿路感染，尿血，牙龈出血，刀伤出血。内服煎汤，15～30g，或捣汁饮。外用捣敷。

3.《全国中草药汇编》载：辛、苦、凉；归心、脾、小肠经；清热解毒，利尿消肿；适用于感冒，牙龈出血，急慢性阑尾炎，泌尿系感染，水肿，痛经，崩漏，白带，癌症，白血病；外用治乳腺炎初起，痈疖肿毒，跌打损伤。用量 30～60g。外用适量，鲜品捣烂敷或绞汁涂患处。

4.《中国药用植物志》载：清热解毒，利尿消肿；用于感冒，肠痈，小便淋痛，水肿，牙龈出血，痛经，带下病，崩漏，月经不调，淋证，乳腺癌，白血病；外用于乳痈初起，痈疖肿毒，跌打损伤。

【化学成分】主要含酚酸类化合物、黄酮类及其苷类化合物。

【现代药理】具有抗肿瘤、抗炎、利尿消肿、清热解毒的作用。

猪殃殃的提取物对多种恶性肿瘤有抑制作用。

1. 猪殃殃提取物各极性部位对白血病 K562 体外细胞的生长都具有一定的抑制作用[1]。

2. 猪殃殃在民间一直用于治疗白血病和其它癌症，其中药方剂已有少量报道和专利申请。在这些方剂中，猪殃殃多为君药[2]。

3. 殃芪汤（猪殃殃为君药）有健脾益气、清热解毒、活血散积、扶正祛邪之功效，对胃癌术后综合征有辅助治疗作用[3]。

4. 体外细胞研究显示，猪殃殃粗提取物对肺癌细胞 colon26-M3.1 和黑色素瘤细胞 B16-BL6 的生长具有较强的抑制作用，随着猪殃殃粗提取物浓度的升高抑制作用增强[4]。

5. 研究人员利用小牛胸腺 DNA 和大肠杆菌质粒 pUC19 发现，猪殃殃的粗提物和部分单体化合物均具有潜在的抗肿瘤活性[5]。

【参考文献】

[1] 时国庆, 赵文恩, 王永胜. 猪殃殃提取物不同极性部位抗白血病活性比较 [J]. 安徽农业科学 , 2011, 39(20):12149-12150.

[2] 赵善芝, 赵传功. 一种治疗白血病的中药组合物 :1733008A[P]. 2006-02-15.

[3] 唐万和, 王琼, 王熙. 殃芪汤治疗胃癌术后综合征 [J]. 湖北中医杂志 , 2010, 32:56-57.

[4] YOON T J, LEE C K, PARK T K, et a1.Immunostimulant and anti-tumor activity of crude wxtracts of galium aparine L.[J].Korean Journal of Pharmacognosy, 2005.36:16-23.

[5] IONKOVA I, ALFERMAN A.Use of DNA for detection and isolation of potential anticancer agents from Plants[J].Pharmacia, 2000.47:10-16.

猫爪草（毛茛科）

【别名】小毛茛。

【基原】毛茛科植物猫爪草 *Ranunculus ternatus* Thunb. 的干燥块根。

【原植物】一年生草本。簇生多数肉质小块根，块根卵球形或纺锤形，顶端质硬，形似猫爪。茎铺散，多分枝，较柔软，大多无毛。基生叶有长柄；叶片形状多变，单叶或3出复叶，宽卵形至圆肾形，小叶3浅裂至3深裂或多次细裂，末回裂片倒卵形至线形，无

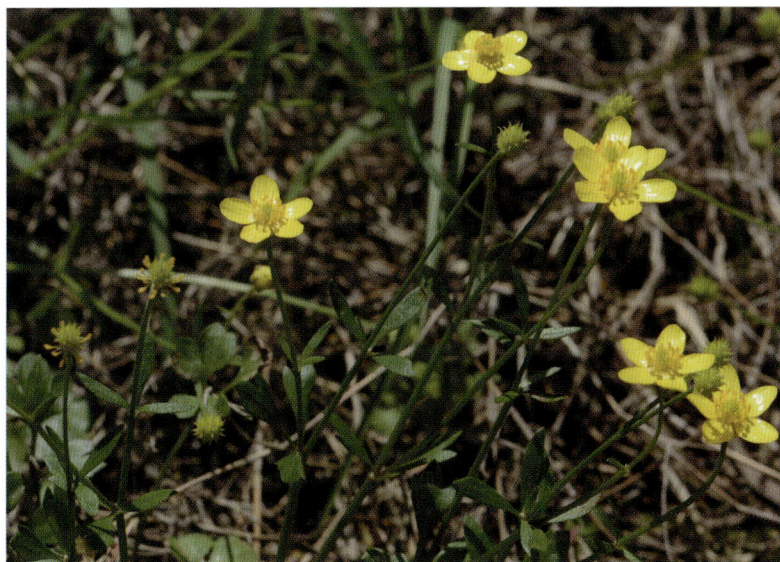

图91 猫爪草

毛。茎生叶无柄，叶片较小，全裂或细裂，裂片线形。花单生茎顶和分枝顶端；花瓣 5 ～ 7 或更多，黄色或后变白色，倒卵形。瘦果卵球形，无毛，边缘有纵肋。花期早，春季 3 月开花，果期 4 ～ 7 月。

【生境分布】生于田边、山坡草丛中或路旁潮湿地；分布于浙江、江苏、安徽、江西、广西、福建、河南、湖北、四川、云南、贵州等地。

【采收】全年均可采收，鲜用或晒干。

【典籍说药】

1.《中华人民共和国药典》载：甘、辛，温；归肝、肺经；化痰散结，解毒消肿；主治瘰疬痰核，疔疮肿毒，蛇虫咬伤。用量 15 ～ 30g，单味药可用至 120g。

2.《中华本草》载：味甘、辛，性平；归肝、肺经；解毒，化痰散结；主治瘰疬，结核，咽炎，疔疮，蛇咬伤，疟疾，偏头痛，牙痛。内服煎汤，9 ～ 15g。外用适量，研末敷。

3.《中药大辞典》载：辛、甘，温；归肝、肺经；化痰，散结，解毒；主治瘰疬，结核，疔疮，偏头痛，疟疾，牙痛，蛇虫咬伤。内服煎汤，9 ～ 15g。外用研末敷或鲜品捣敷。

4.《全国中草药汇编》载：甘、辛，温；归肝、肺经；有小毒；化痰散结，解毒消肿；适用于瘰疬痰核，疔疮肿毒，蛇虫咬伤。用量 15 ～ 30g，单味药可用至 120g。

5.《中国药用植物志》载：滋阴润肺，止咳化痰，止血，消肿散结，治瘰疗疟；用于瘰疬未溃，咳嗽痰浓，肺结核。

【化学成分】主要含有机酸类、生物碱类、黄酮类、多糖类等多种化学成分。

【现代药理】具有抗肿瘤、抗炎、保肝、治疗肺结核等多种药理作用。猫爪草全草含原白头翁素（protoanemonin），原白头翁素具有刺激性，为糜烂性毒剂，接触过久可使皮肤发疱、黏膜充血，有抑制植物细胞分裂的作用，原白头翁素为猫爪草的毒性成分。

1. 刘焕斌等[1]研究表明，猫爪草总皂苷成分在体外逆转肺腺癌表皮生长因子受体-酪氨酸激酶抑制剂（EGFR-TKIs）耐药细胞株（PC-9/ER）的耐药性，其作用机制可能与抑制自噬和诱导凋亡有关。

2. 黄重铭等[2]发现，猫爪草可能是通过调控 PI3K/Akt 通路的相关靶点发挥抗肿瘤作用。

3. 杨金伟等[3]发现，猫爪草的抗肿瘤活性成分通过调节机体免疫功能、抑制肿瘤生长增殖而发挥作用。

4. 吕小华等[4]认为，猫爪草多糖能增强巨噬细胞的吞噬功能，从而发挥调节免疫功能的作用。

【参考文献】

[1] 刘焕斌，马菲，王艳玲. 猫爪草总皂苷对 EGFR-TKIs 耐药肺癌细胞作用的研究 [J]. 中华肿瘤防治杂志，2022, 29(11):809-815.

[2] 黄重铭，彭慧婷，林晓彤，等. 基于网络药理学探讨猫爪草治疗肺癌的作用机制 [J]. 广东药科大学学报，2021 (372):90-97.

[3] 杨金伟，张莹. 猫爪草提取部位及有效成分抗肿瘤作用的研究进展 [J]. 药物评价研究，2021, 44(2):446-451.

[4] 吕小华，王会敏，韩红霞，等. 猫爪草多糖免疫调节及抗氧化活性研究 [J]. 中国中药杂志，2010, 35(14):1862-1865.

十一画

深绿卷柏（卷柏科）

【别名】岩扁柏、石上柏、岩青、梭罗草、龙鳞草。

【基原】卷柏科植物深绿卷柏 *Selaginella doederleinii* Hieron. 的全草。

【原植物】土生蕨类植物。近直立，基部横卧，无匍匐茎和游走茎。根托着生于植株中部的茎分枝处。主茎从下部羽状分枝，禾秆色，卵圆形或近方形。叶交互排列，二型，纸质，光滑，非全缘，无白边。孢子叶穗四棱柱形，单个或成对生于小枝末端；孢子叶一

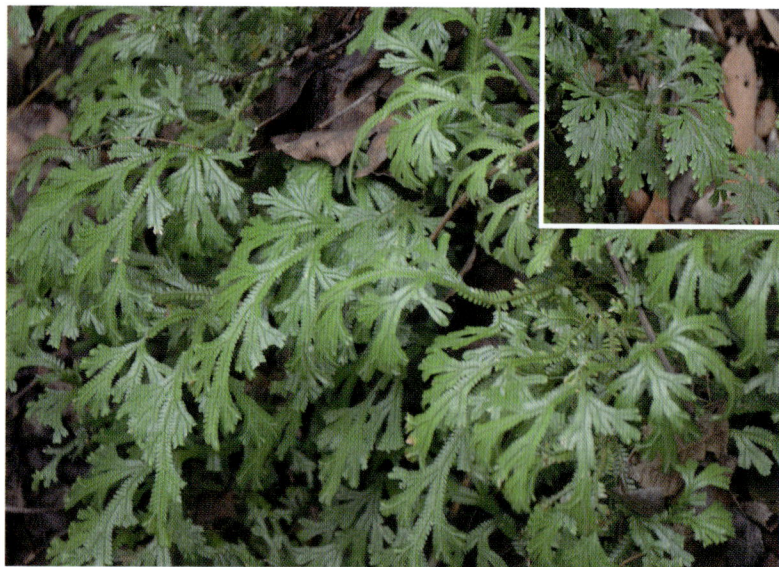

图 92　深绿卷柏

型，卵状三角形，具细齿，白边不明显，渐渐尖头，龙骨状；大、小孢子叶相间排列于孢子叶穗上，或大孢子叶分布基部下侧。大孢子白色，小孢子橘黄色。

【生境分布】生于海拔 200～1000m 的林下；分布于安徽、浙江、台湾、福建、江西、湖南、广东、香港、海南、广西、贵州、四川、云南等地。

【采收】全年均可采收，鲜用或晒干。

【典籍说药】

1.《中华本草》载：味甘、微苦、涩，性凉；清热解毒，祛风除湿；主治咽喉肿痛，目赤肿痛，肺热咳嗽，乳腺炎，湿热黄疸，风湿痹痛，外伤出血。内服煎汤，10～30g，鲜品倍量。外用适量研末敷或鲜品捣敷。

2.《中药大辞典》载：甘、微苦、涩，凉；清热，除湿，解毒；主治咽喉肿痛，目赤肿痛，肺热咳嗽，湿热黄疸，风湿痹痛。内服煎汤，10～30g，鲜品倍量。外用研末敷，或鲜品捣敷。

3.《全国中草药汇编》载：甘、微苦、涩，凉；归肺、肝经；有毒；清热解毒，抗癌，止血；适用于咽喉肿痛，目赤肿痛，肺热咳嗽，乳腺炎，湿热黄疸，风湿痹痛，外伤出血。用量 10～30g，鲜品倍量，均应久煎（2 小时以上）。外用适量，研末敷或鲜品捣敷。用量过大可发生呼吸困难，心跳加快，全身小肌群抽搐，面色潮红等石上柏生物碱中毒症状。

4.《中国药用植物志》载：消肿，止咳，清热解毒，抗癌；用于肿瘤，肺炎，扁桃体炎，结膜炎，乳腺炎，风湿，咳嗽。

【化学成分】抗肿瘤药效成分主要为黄酮类化合物，包括穗花杉双黄酮、扁柏双黄酮及银杏双黄酮等。

【现代药理】

1. 穗花杉双黄酮抗 SKOV-3 和 OVCAR-3 卵巢癌细胞的机制，是其能够通过 ROS/AMPK/mTOR 信号通路抑制 S 期激酶相关蛋白 2（Skp2）的表达[1]。Skp2 是一种原癌基因蛋白，在细胞周期中占有重要地位，在多种肿瘤中均有高表达，研究显示 Skp2 的高表达和细胞周期抑制剂 CDKN1B（p27）的缺失与多种癌症的侵袭和不良预后相关[2-3]。穗花杉双黄酮使 Skp2 表达下调，降低了 CDKN1B 的降解或泛素化，从而抑制癌细胞的生长[1]。

2. 高浓度的石上柏提取物能够诱导人鼻咽癌细胞 TW03 的生长周期阻滞于 S 期[4]。

3. 卷柏的 50% 乙醇提取物能够对人肺癌 A549 和 LLC 细胞表现出显著的抑制作用[5]。

【参考文献】

[1] LIU H, YUE Q, HE S.Amentoflavone suppresses tumor growth in ovarian cancer by modulating Skp2[J].Life Sci, 2017, 189:96-105.

[2] BOCHIS OV, IRIMIE A, Pichler M, et al.The role of Skp2 and its substrate CDKN1B(p27) in colorectal cancer[J].J Gastrointestin Liver Dis, 2015, 24(2):225-234.

[3] 李云霄 .Skp2 与其底物 CDKN1B(p27) 在结直肠癌中的作用 [J]. 实用肿瘤杂志 , 2016, 21(5):478-482.

[4] 景艳 , 唐安洲 , 刘津 , 等 . 石上柏提取物抑制鼻咽癌 TW03 细胞增殖的实验研究 [J]. 中药材 , 2009, 32(12):1864-1867.

[5] YANG S F.Ant-imetastatic activities of Selaginella tamariscina (Beauv.) on lung cancer cells in vitro and in vivo[J].Ethnopharm, 2007, 110:483-489.

喜树（蓝果树科）

【别名】旱莲木、水栗子、水桐树、天梓树、千丈树。

【基原】蓝果树科植物喜树 *Camptotheca acuminata* Decne. 的果实、根及根皮。

【原植物】落叶乔木。树皮浅灰色。叶互生，纸质，椭圆状卵形或长椭圆形，先端短渐尖，基部宽楔形，全缘，或呈微波状，上面深绿色有光泽，下面疏生短柔毛。花单性同株，绿白色，无梗，

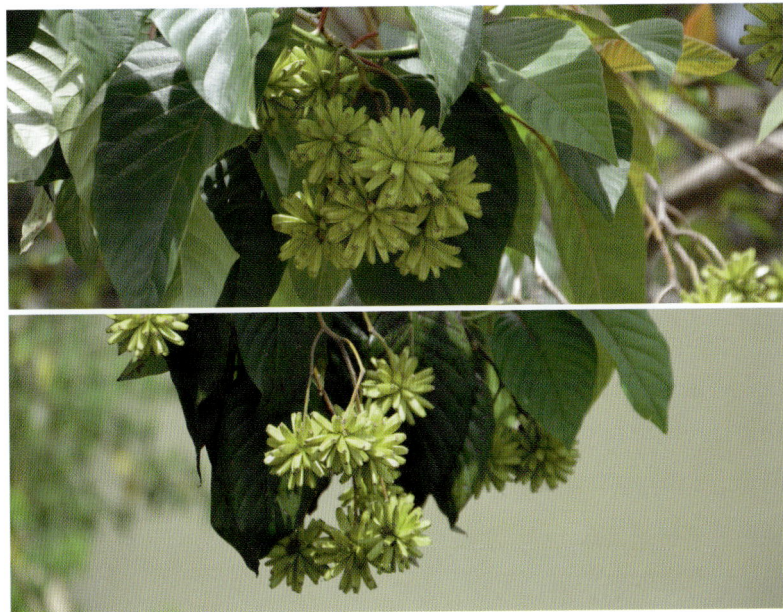

图93　喜树

多数排成球形头状花序，或数花序排成总状，间有单生于枝端叶腋的；雌花球顶生，雄花球腋生。瘦果窄矩圆形。花期 7 ~ 8 月，果期 11 ~ 12 月。

【生境分布】生于溪边、林边。分布于江西、浙江、福建、湖南、湖北、四川、云南、贵州、广西、广东等地。

【采收】根、根皮全年均可采收，秋季为佳；果实秋、冬成熟时采，鲜用或晒干。

【典籍说药】

1.《中华本草》载：味苦、辛，性寒；有毒；归脾、胃、肝经；清热解毒，散结消癥；主治食道癌，贲门癌，胃癌，肠癌，肝癌，白血病，牛皮癣，疮肿。内服煎汤，根皮 9 ~ 15g，果实 3 ~ 9g，或研末吞，或制成针剂、片剂。内服不宜过量。

2.《中药大辞典》载：苦、辛，寒；有毒；归脾、胃、肝经；清热解毒，散结消癥；主治食道癌，贲门癌，胃癌，肠癌，肝癌，白血病，牛皮癣，疮肿。内服煎汤，根皮 9 ~ 15g，果实 3 ~ 9g，或研末吞，或制成针剂、片剂。内服不宜过量。

3.《全国中草药汇编》载：苦、涩，凉；归脾、胃、肝经；有毒；抗癌，清热，杀虫；适用于胃癌，结肠癌，直肠癌，膀胱癌，慢性粒细胞性白血病，急性淋巴细胞性白血病；外用治牛皮癣；临床上多提取喜树碱。用量根皮 9 ~ 15g，果实 3 ~ 9g，或研末吞，或制成针剂、片剂。内服不宜过量。

4.《中国药用植物志》载：果实可抗癌，散结，破血化瘀；用于胃癌，结肠癌，直肠癌，膀胱癌，慢性粒细胞性白血病，绒毛膜上皮癌，恶性葡萄胎，淋巴肉瘤，血吸虫病引起的肝脾大；外用于银屑病。根及根皮可清热解毒，散结消癥；用于食管癌，贲门癌，胃癌，肠癌，肝癌，白血病，银屑病，疮肿。果实、根及根皮有毒。

【化学成分】主要含生物碱类、鞣花酸衍生物、脂肪酸类、黄酮类及挥发性等成分。

【现代药理】具有抗肿瘤、抗病毒及免疫抑制等多种生物活性。

1. 喜树碱可以通过诱导细胞凋亡来抑制宫颈癌 SiHa 细胞的生长，其机制可能与线粒体通路作用相关[1]。

2. 喜树碱对舌鳞癌及血管内皮细胞有增殖抑制作用，这种作用具有明显的时间和浓度依赖性。临床可能对鳞癌有治疗作用。喜树碱可诱导舌鳞癌细胞凋亡，将细胞阻滞于 S 期，抑制 DNA 复制。这提示其抗肿瘤机制与诱导凋亡有关。喜树碱能干扰血管内皮细胞周期，使细胞阻滞于 G1 期，并诱导凋亡[2]。

【参考文献】

[1] 梁小婷，康慧琳.喜树碱对宫颈癌 SiHa 细胞的抑制作用及其机制探讨 [J]. 山西医科大学学报，2021, 52(2):135-140.

[2] 王红梅.喜树碱抑制鳞癌细胞增殖、诱导凋亡及其抗血管生成作用的研究 [D]. 大连：大连医科大学，2003.

十二画

葎草（桑科）

【别名】葛葎蔓、来莓草、割人藤、假苦瓜、锯锯藤、过沟龙。

【基原】桑科植物葎草 *Humulus scandens*（Lour.）Merr. 的全草。

【原植物】一年生或多年生蔓性草本。长达数米，有倒钩刺。叶对生，掌状 5 深裂，稀有 3 ~ 7 裂，边缘有锯齿，上面生刚毛，下面有腺点，脉上有刚毛。花单性，雌雄异株；花序腋生；雄花成圆锥状花序，有多数淡黄绿色小花；雌花 10 余朵集成短穗，腋生。瘦果

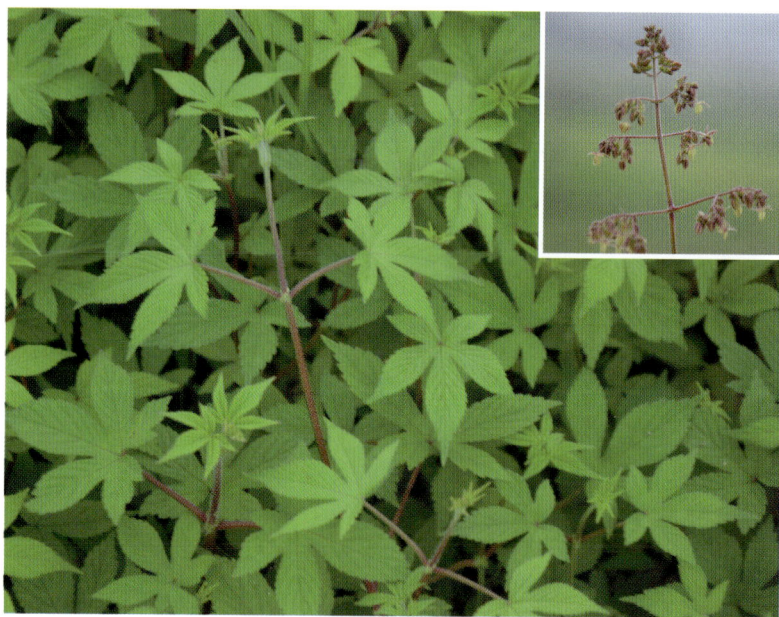

图 94　葎草

卵圆形，质坚硬。花期 7~8 月，果期 8~9 月。

【生境分布】生于沟边、路旁、荒地；分布于我国大部分地区。

【采收】夏、秋季采收，鲜用或晒干。

【典籍说药】

1.《中华本草》载：味甘、苦，性寒；归肺、肾经；清热解毒，利尿通淋；主治肺热咳嗽，肺痈，虚热烦渴，热淋，水肿，小便不利，湿热泻痢，热毒疮疡，皮肤瘙痒。内服煎汤，10~15g，鲜品 30~60g，或捣汁。外用适量捣敷，或煎水熏洗。

2.《中药大辞典》载：甘、苦，寒；归肺、肾经；清热解毒，利尿通淋；主治肺热咳嗽，肺痈，虚热烦渴，热淋，水肿，小便不利，湿热泻痢，热毒疮疡，皮肤瘙痒。内服煎汤，10~15g，鲜品 30~60g，或捣汁。外用捣敷或煎水熏洗。

3.《全国中草药汇编》载：甘、苦，寒；归肺、肾经；清热解毒，利尿消肿；适用于感冒发热，肺结核潮热，胃肠炎，痢疾，小便不利，急性肾炎，肾盂肾炎，膀胱炎，泌尿系结石；外用治痈疖肿毒，湿疹，毒蛇咬伤。用量 9~15g。外用适量，鲜品捣烂外敷，蛇咬伤则敷伤口周围。非热病者慎用。

4.《中国药用植物志》载：全草可清热解毒，利水消肿；用于肺热咳嗽，肺结核，淋证，肾盂肾炎，膀胱炎，泌尿系结石，疟疾，胃肠炎，痢疾，泄泻，痔疮，皮肤瘙痒。根可用于治疗石淋，疝气，瘰疬。

【化学成分】主要含有木犀草素、胆碱、天门冬酰胺、大波斯菊苷、牡荆素、挥发油、鞣质及树脂等成分。

【现代药理】高世勇等[1]通过研究发现，葎草酮对人胃癌细胞 SGC7901 有较好的抑制作用，作用机制与抑制肿瘤细胞内 N-乙酰基转移酶 1（NAT1 酶）的活性和基因表达有关，即葎草酮是一种 NAT1 酶抑制剂。而葎草酮的异化结构四氢异葎草酮能抑制小鼠移植肿瘤的生长，并可以抑制肿瘤组织中血管的生成，这提示四氢异葎草酮是通过抑制血管生成来抑制肿瘤生长的[2]。

【参考文献】

[1] 高世勇，郎朗，邹翔 . 葎草酮对 SGC-7901 人胃癌细胞 N-乙酰基转移酶 1 活性及基因表达的抑制作用 [J]. 中草药，2010，41(5):761-766.

[2] 周婷婷，邹翔，季宇彬 . 四氢异葎草酮对 S180 荷瘤小鼠抑瘤及抗血管生成作用的研究 [J]. 中草药，2009, 40:218-220.

粟米草（粟米草科）

【**别名**】地麻黄、地杉树、鸭脚瓜子草。

【**基原**】粟米草科植物粟米草 *Trigastrotheca stricta*（L.）Thulin 的全草。

【**原植物**】一年生草本。全体无毛。茎铺散，多分枝。基生叶莲座状，倒披针形，茎生叶常 3~5 轮生或对生，披针形或条状披针形，叶柄短或近无柄。2 歧聚伞花序顶生或腋生；无花瓣。蒴果

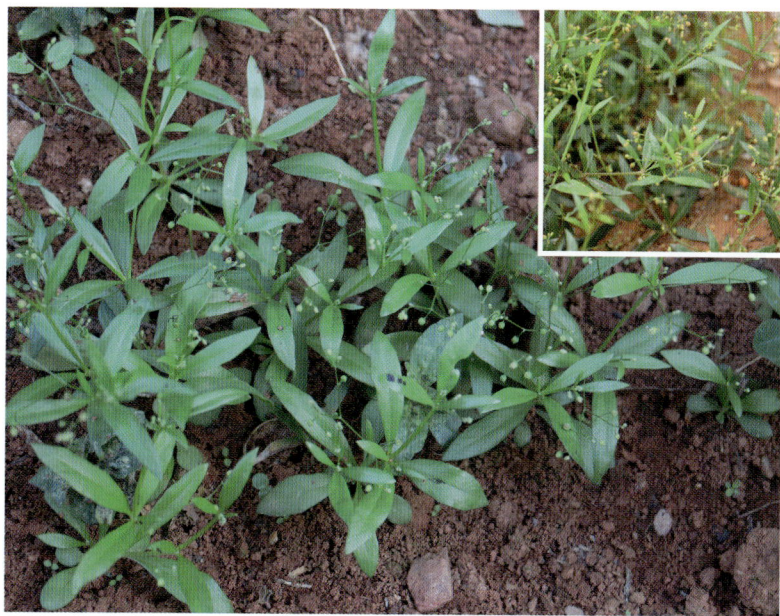

图 95　粟米草

卵圆形或近球形。种子多数，肾形，黄褐色，有多数瘤状突起。花果期 8～10 月。

【生境分布】生阴湿处或田边；分布于山东以南至西南等地。

【采收】夏、秋采收，晒干或鲜用。

【典籍说药】

1.《中华本草》载：味淡、涩，性凉；清热化湿，解毒消肿；主治腹痛泄泻，痢疾，感冒咳嗽，中暑，皮肤热疹，目赤肿痛，疮疖肿毒，毒蛇咬伤，烧烫伤。内服煎汤，10～30g。外用适量，鲜品捣敷或塞鼻。

2.《中药大辞典》载：淡、涩，凉；清热化湿，解毒消肿；主治腹痛泄泻，痢疾，感冒咳嗽，中暑，皮肤热疹，目赤肿痛，疮疖肿毒，毒蛇咬伤，烧烫伤。内服煎汤 10～30g。外用鲜品捣敷或鼻塞。

3.《全国中草药汇编》载：淡，平；清热解毒，利湿；适用于腹痛泄泻，感冒咳嗽，皮肤风疹，外用治眼结膜炎，疮疖肿毒。用量 9～30g。外用适量，鲜草捣烂塞鼻或敷患处。

4.《中国药用植物志》载：清热利湿，解毒，消肿；用于泄泻，痢疾，风疹，目赤，疔疮，蛇虫咬伤。

【化学成分】主要含有甾体类、黄酮类及皂苷类等化合物。

【现代药理】具有抗肿瘤、抗氧化、抗菌、抗心律失常、扩张冠状动脉、降血压的作用。

1. 汪开治[1]提出，埃及学者发现粟米草皂苷 A 和 C、齐墩果烷皂苷 D～G 具有显著的细胞毒性，而粟米草皂苷 B 对人胚胎肾细胞 HEK-293 有微弱的抗癌细胞活性。

2. 刘可越等[2]首次自粟米草中分离得到化合物木栓醇、牡荆素、槲皮素，并发现这些化合物能显著抑制人宫颈癌 Hela 细胞增殖活性,实验证明化合物槲皮素具有诱导细胞凋亡作用。

3. 柯尊金等[3]指出,粟米草提取物槲皮素能抑制人膀胱癌 BIU-87 细胞增殖,阻滞细胞于 G2/M 期,并诱导细胞凋亡。

4. 王洁雪等[4]研究发现,粟米草提取化合物粟米草苷 E、3-O-[α-L-rhamnopyranosy1(1→2)-α-L-arabinopyranosyl]-28-O-[β-D-glucopyranosyl(1→6)-β-D-glucopyranosyl]oleanolic acid、竹节香附皂苷 R8、竹节香附素 A、mollugogenols A 对人前列腺癌 DU145 细胞、人宫颈癌 HeLa 细胞及人早幼粒白血病 HL-60 细胞有一定的抑制作用。

5. 侯敢等[5]发现,粟米草提取物槲皮素有阻断 Hela 细胞周期于 G1 期作用;总 RNA 聚合酶活性和 RNA 聚合酶Ⅱ活性均受抑制,并呈现量 - 效关系。

【参考文献】

[1] 汪开治 . 埃及科学家发现星毛粟米草根含抗癌化合物 [J]. 浙江林业科技 ,2006, 26(2):33.

[2] 刘可越 , 刘海军 , 吴家忠 , 等 . 粟米草中抗肿瘤的活性成分研究 [J]. 中成药 , 2010, 32(9):1628-1631.

[3] 柯尊金 , 丁心喜 , 董文奎 , 等 . 槲皮素对人膀胱癌 BIU-87 细胞增殖和凋亡的影响 [J]. 实用癌症杂志 , 2008, 23(2):116-118.

[4] 王洁雪 , 杨敏 , 邓国伟 , 等 . 粟米草三萜类化学成分及其活性研究 [J]. 中草药 , 2020, 51(4):902-907.

[5] 侯敢 , 黄迪南 , 祝其锋 . 槲皮素对 Hela 细胞周期和 RNA 聚合酶活性的影响 [J]. 广东医学院学报 , 2001, 19(3):163-164.

十二画

鹅不食草（菊科）

【别名】球子草、地胡椒、三牙戟、石胡荽、白球子草。

【基原】菊科植物石胡荽 *Centipeda minima*（L.）A.Br. et Aschers. 的干燥全草。

【原植物】一年生匍匐状草本。微臭，揉碎有辛辣味。茎细，枝匍匐，着地生根，无毛或略有细柔毛。叶互生，叶片小，倒卵状披针形，先端钝，基部楔形，边缘有梳齿，无柄。春、夏季开花，头状花序小，扁球形，无柄，单生叶腋，花黄色。瘦果四棱形，棱上

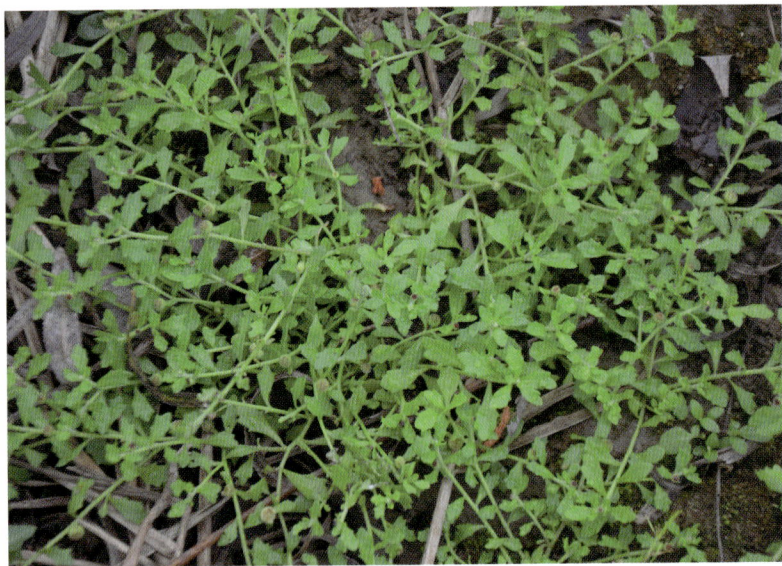

图 96 石胡荽

有毛。花期 9 ~ 11 月。

【生境分布】生于山地、湿润草地及路边阴湿处；分布于我国东北、华北、华中、华东、华南、西南等地区。

【采收】夏季采收，晒干或随采随用。

【典籍说药】

1.《中华人民共和国药典》载：辛，温；归肺经；发散风寒，通鼻窍，止咳；主治风寒头痛，咳嗽痰多，鼻塞不通，鼻渊流涕。内服 6 ~ 9g。外用适量。

2.《中华本草》载：味辛，性温；归肺、肝经；祛风通窍，解毒消肿；主治感冒，头痛，鼻渊，鼻息肉，咳嗽，哮喘，喉痹，耳聋，目赤翳膜，疟疾，痢疾，风湿痹痛，跌打损伤，肿毒，疥癣。内服煎汤 5 ~ 9g，或捣汁。外用适量，捣敷，或捣烂塞鼻。

3.《中药大辞典》载：辛，温；归肺、肝经；祛风通窍，解毒消肿；主治感冒，头痛，鼻渊，鼻息肉，咳嗽，哮喘，喉痹，耳聋，目赤翳膜，疟疾，痢疾，风湿痹痛，跌打损伤，肿毒，疥癣。内服煎汤，5 ~ 9g，或捣汁。外用捣敷或捣烂塞鼻。

4.《全国中草药汇编》载：辛，温；归肺、肝经；祛风通窍，解毒消肿；适用于感冒，头痛，鼻渊，鼻息肉，喉痹，咳嗽，哮喘，耳聋，目赤翳膜，疟疾，痢疾，风湿痹痛，跌打损伤，肿毒。用量 5 ~ 9g，或捣汁。外用适量，捣敷，或捣烂塞鼻，或研末嗅鼻。

【化学成分】主要含萜类、黄酮类、甾体类及酚类（含百里香酚衍生物）等成分。

【现代药理】具有抗肿瘤、抗病毒、抗菌、抗炎、抗氧化及保护心肌细胞的作用。

1. 鹅不食草中愈创木内酯类型倍半萜短叶老鹳草素对大鼠腹水

十二画

癌 Walker256 细胞有很强的抑制作用，其他一些衍生物也有抗肿瘤活性[1]。

2. 鹅不食草可以通过周期阻滞和凋亡诱导来抑制人鼻咽癌 CNE-1 细胞增殖，主要的凋亡分子机制可能与内外两条凋亡通路的激活有关[2]。

3. 以人胃癌 SGC7901 细胞为受试对象，鹅不食草分离的单体化合物中可筛选出 4 个具有较明显抗肿瘤活性的化合物，分别是羽扇豆醇、短叶老鹳草素、3- 甲氧基槲皮素和槲皮素[3]。

4. 以 HeLa 细胞为受试对象，鹅不食草乙酸乙酯部位可筛选出 6 个具有明显抗肿瘤活性的化合物。其中，短叶老鹳草素和二氢堆心菊灵的抗肿瘤活性较强，半抑制浓度（IC_{50}）值分别为 $10.1\mu g \cdot mL^{-1}$、$15.8\mu g \cdot mL^{-1}$[4]。

【参考文献】

[1]FERDINAND B, CHEN Z L.New Guaianolides from Centipeda minima, KeXueTongBao,1984,29(7):900-903.

[2] 郭育卿 . 中药鹅不食草提取物对人鼻咽癌细胞 CNE-1 增殖抑制和凋亡诱导作用的研究 [D]. 北京 : 北京协和医学院 , 2013.

[3] 朱艳平 . 鹅不食草化学成分及抗肿瘤活性研究 [D]. 武汉 : 湖北中医药大学 , 2012.

[4] 刘玉艳 . 鹅不食草乙酸乙酯部位抗肿瘤活性成分的研究 [D]. 武汉 : 湖北中医药大学硕士论文 , 2010:38-42.

筋骨草（唇形科）

【别名】白毛夏枯草、苦地胆、苦草、紫背金盘。

【基原】唇形科植物筋骨草 *Ajuga decumbens* Thunb. 的干燥全草。

【原植物】多年生草本。根茎横生，较短。茎直立，方形，紫色，有白毛，上端稀疏分枝。叶对生，有短柄；下部叶箆状或鳞片状；中部叶卵形至广卵形，基部广楔形，叶缘有粗锯齿。顶生穗状花序；花冠紫色，唇形，花冠下唇大于上唇，上唇极不明显。花期4~8月，果期7~9月。

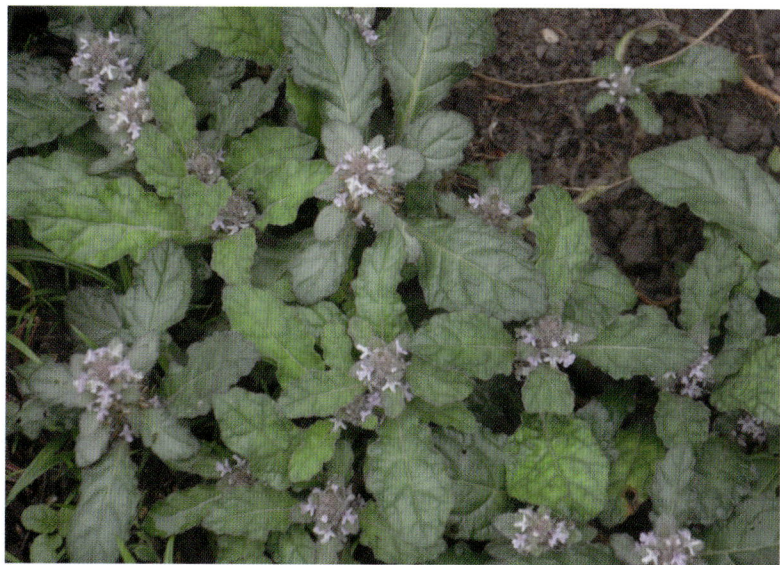

图97 筋骨草

【生境分布】多生于水边湿地或草地、林下；分布于河北、山东、河南、山西、陕西、甘肃、宁夏、湖北、四川、浙江等地。

【采收】全年均可采收，以花期为佳，鲜用或晒干。

【典籍说药】

1.《中华人民共和国药典》载：苦，寒；归肺经；清热解毒，凉血消肿；主治咽喉肿痛，肺热咯血，跌打肿痛。内服15～30g。外用适量，捣烂敷患处。

2.《中华本草》载：味苦，性寒；清热解毒，凉血消肿；主治咽喉肿痛，肺热咯血，跌打肿痛。内服煎汤，15～30g。外用适量，捣烂敷。

3.《中药大辞典》载：苦，寒，无毒；清热解毒，凉血消肿；治咽喉肿痛，肺热咯血，跌打肿痛。内服煎汤15～30g。外用捣烂敷。

4.《全国中草药汇编》载：苦，寒；清热，凉血，消肿；适用于肺热咯血，扁桃体炎，咽炎，喉炎；外用治跌打损伤。用量15～30g。外用适量，加生姜、大葱少许捣烂敷患处。

5.《中国药用植物志》载：清热解毒，凉血消肿；用于肺热咯血，咽喉肿痛，乳蛾，跌打损伤。

【化学成分】主要含二萜类和甾体类等成分。

【现代药理】具有抗菌、抗分支杆菌、抗疟原虫、细胞毒性及降血压等药理活性。

1. 筋骨草总环烯醚萜能有效抑制高转移性乳腺癌细胞的侵袭和转移，作用机制可能与其调控 ERK1/2 MAPK 通路，逆转肿瘤细胞上皮 - 间质转化有关[1]。

2. 白毛夏枯草水提取物可抑制胃癌细胞增殖、迁移及侵袭，促进胃癌细胞凋亡[2]。

3.白毛夏枯草提取物对肿瘤细胞具有明显的抑制作用，其抑瘤机制可能与抑制肿瘤细胞中 Bcl-2，同时促进 Bax mRNA 的表达相关[3]。

【参考文献】

[1] 彭博，杨依霏，王晶晶，等.筋骨草总环烯醚萜对三阴性乳腺癌转移的抑制作用及其机制研究 [J]. 中国药学杂志，2017，52(21):1903-1908.

[2] 潘庆华，魏文斌，曾莉蓉，等.白毛夏枯草水提取物对胃癌细胞增殖、凋亡的影响 [J]. 中国老年学杂志，2024，44(3):705-709.

[3] 姜琼，夏松柏，梅同荷，等.白毛夏枯草提取物对肝癌细胞增殖的抑制作用及机制研究 [J]. 中国医院药学杂志，2016，36(20):1770-1773.

蒲公英（菊科）

【别名】婆婆丁、黄花地丁、姑姑英、奶浆草。

【基原】菊科植物蒲公英 *Taraxacum mongolicum* Hand.-Mazz.、碱地蒲公英 *Taraxacum borealisinense* Kitam. 或同属数种植物的干燥全草。

【原植物】多年生草本。含白色乳汁。根深长。叶根生，排成莲

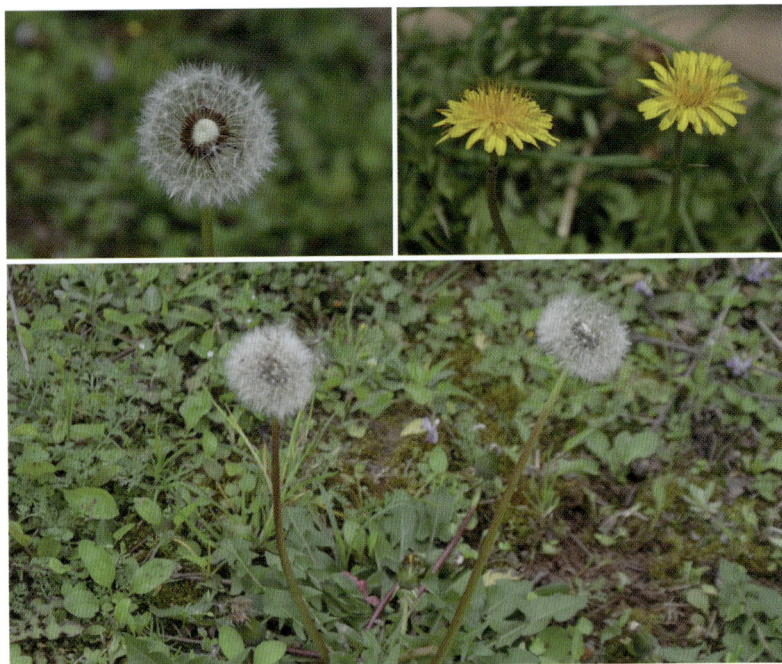

图 98　蒲公英

座状；叶片矩圆状披针形、倒披针形或倒卵形，先端尖或钝，基部狭窄，下延成叶柄状，边缘浅裂或作不规则羽状分裂，裂片齿牙状或三角状，全缘或具疏齿，绿色，或在边缘带淡紫色斑，被白色丝状毛。花茎上部密被白色丝状毛；头状花序单一，顶生，全部为舌状花；花冠黄色。瘦果倒披针形，外具纵棱，有多数刺状突起，顶端具喙，着生白色冠毛。花期4~5月，果期6~7月。

【生境分布】生长于山坡草地、路旁、河岸沙地及田野间；分布于我国东北、华北、华东、华中、西南等地区，以及陕西、甘肃、青海等地。

【采收】春、夏季开花前或刚开花时采挖，晒干。

【典籍说药】

1.《中华人民共和国药典》载：苦、甘，寒；归肝、胃经；清热解毒，消肿散结，利尿通淋；主治疔疮肿毒，乳痈，瘰疬，目赤，咽痛，肺痈，肠痈，湿热黄疸，热淋涩痛。用量10~15g。

2.《中华本草》载：味苦、甘，性寒；归肝、胃经；清热解毒，消痈散结；主治乳痈，肺痈，肠痈，痄腮，瘰疬，疔毒疮肿，目赤肿痛，感冒发热，咳嗽，咽喉肿痛，胃炎，肠炎，痢疾，肝炎，胆囊炎，尿路感染，蛇虫咬伤。内服煎汤，10~30g，大剂量60g，或捣汁，或入散剂。外用适量捣敷。

3.《全国中草药汇编》载：甘、苦，寒；归肝、胃经；清热解毒，消肿散结，利尿通淋；适用于疔疮肿毒，乳痈，瘰疬，目赤，咽痛，肺痈，肠痈，湿热黄疸，热淋涩痛。用量10~15g。外用鲜品适量捣敷，或煎汤熏洗患处。

4.《中药大辞典》载：苦、甘，寒；归肝、胃经；清热解毒，消痈散结；主治乳痈，肺痈，肠痈，痄腮，瘰疬，目赤肿痛，感冒发热，咳嗽，咽喉肿痛，胃炎，肠炎，痢疾，肝炎，胆囊炎，尿路感染，蛇虫咬伤，烧烫伤。内服煎汤，10～30g，大剂量60g，或捣汁，或入散剂。外用捣敷。非实热之证及阴疽者慎服。

5.《中国药用植物志》载：清热解毒，消肿散结，利水通淋；用于疔疮肿毒，乳痈，瘰疬，目赤，咽痛，肺痈，肠痈，湿热黄疸，热淋涩痛；现代用于胃炎，胃溃疡，肝炎，胆囊炎，淋巴结炎，扁桃体炎，支气管炎，感冒发热，便秘，尿路感染，肾盂肾炎，阑尾炎，蛇虫咬伤。

【化学成分】主要含三萜类、黄酮类、多糖类、甾醇类、有机酚类等成分。

【现代药理】具有抗菌、抗炎、抗氧化、抗肿瘤、保肝利胆、降血糖和增强免疫力等多种生物活性。

1.蒲公英根提取物能有效抑制人食管鳞癌细胞增殖、迁移和侵袭，其促凋亡作用与 Bcl-2 家族和 Caspase 家族介导的线粒体细胞凋亡途径，以及 Janus 激酶 - 信号传导子与转录激活子（JAK/STAT）信号通路有关[1]。

2.蒲公英多糖能够有效抑制人乳腺癌 MDA-MB-231 细胞增殖、迁移、侵袭和 EMT 进程，其机制可能与抑制 PI3K/Akt/ 糖原合成激酶 -3β（GSK-3β）信号通路活性有关[2]。

3.蒲公英具有清热解毒、消肿散结等功效，传统中医临床实践和中药药理学研究均表明蒲公英具有显著的抗肿瘤作用，能够抑制乳腺癌、肺癌、肝癌等多种癌症的发生发展[3]。

【参考文献】

[1] 林冠斌，褚魏巍，励辉辉，等.蒲公英提取物对食管鳞癌细胞增殖的抑制作用及其对 JAK-STAT 信号通路的调控 [J].中国老年学

杂志 , 2023, 43(13):3260-3265.

[2] 刘晓燕 , 龙凤 , 赵玉 , 等 . 基于 PI3K/Akt/GSK-3β 通路探讨蒲公英多糖对三阴性乳腺癌细胞迁移和侵袭的影响 [J]. 天然产物研究与开发 , 2023, 35(7):1135-1143.

[3] 刘晓燕 , 龙凤 , 赵玉 , 等 . 蒲公英中有效成分抗肿瘤作用机制的研究进展 [J]. 中草药 , 2023, 54(10):3391-3400.

十三画

蒲葵子（棕榈科）

【别名】扇叶葵、葵扇叶。

【基原】棕榈科植物蒲葵 *Livistona chinensis*（Jacq.）R.Br. ex Mart. 的种子。

【原植物】常绿乔木。叶阔肾状扇形，直径达 1m 余，掌状深裂至中部，裂片线状披针形，顶部长渐尖，叶柄长 1～2m，下部两侧有倒勾刺。花序呈圆锥状，粗壮，长约 1m，花序下端有佛焰苞，棕色。花小，浅黄色。果实椭圆形，如橄榄状，黑褐色。种子椭圆

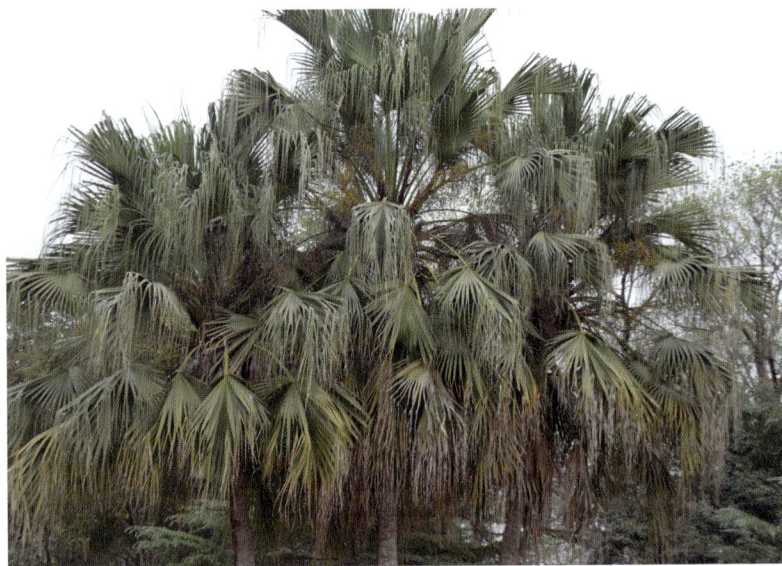

图 99　蒲葵

形。花期 4 月。

【生境分布】生于阳光充足之处；分布于我国广西南部及福建、台湾、广东等地。

【采收】种子秋、冬季果熟时采，鲜用或晒干。

【典籍说药】

1.《中华本草》载：味甘、苦，性平，小毒；活血化瘀，软坚散结；主治慢性肝炎，癥瘕积聚。内服煎汤，15 ~ 30g。

2.《中药大辞典》载：甘、苦，平，小毒；活血化瘀，软坚散结；主治慢性肝炎，癥瘕积聚。内服煎汤 15 ~ 30g。

3.《全国中草药汇编》载：甘、涩，平；有小毒；抗癌；适用于食道癌，绒毛膜上皮癌，恶性葡萄胎，白血病。用量 30 ~ 60g。

4.《中国药用植物志》载：抗癌，凉血，止血，止痛；有小毒；用于癌肿，白血病，慢性肝炎。

【化学成分】主要含酚类、蒽醌类、香豆素、甾体三萜类、皂苷类、氨基酸类等成分。

【现代药理】具有抗肿瘤、抗氧化、保肝等作用。

1. 蒲葵子的水提物、乙醇提取物和乙酸乙酯提取物均有一定的抗癌活性，能够抑制人肝癌细胞株 HepG2 和 BEL-7402 等多种癌细胞增殖[1]。

2. 薯蓣皂苷元及 β- 胡萝卜苷对肝癌 Bel-7402 细胞株、宫颈癌 Hela 细胞株及胃癌细胞株 SGC7901 的生长具有明显抑制作用，是蒲葵子抑制癌细胞功能的主要有效成分[2]。

3. 蒲葵子醇提物乙酸乙酯分离部位有较好的抗肿瘤作用，是抗肿瘤作用的主要活性部位，其作用机制可能与降低肿瘤细胞分泌 VEGF、抑制 VEGF 诱导内皮细胞表达胎肝激酶 -1（Flk-1）mRNA

和蛋白有关[3]。

4.蒲葵子具有抗癌功效，民间广泛用于治疗各种癌症，如食道癌、鼻咽癌、恶性葡萄胎、白血病、绒毛膜上皮癌、肺癌[4]。

【参考文献】

[1] 张亮.蒲葵子抗氧化及保肝活性研究 [D].广州：广州中医药大学，2017.

[2] 柳雷，熊常健，朱岳麟，等.蒲葵籽活性单体的分离及其抗癌活性研究 [J].北京化工大学学报(自然科学版),2015, 42(6):78-83.

[3] 王慧，李傲，董小萍，等.蒲葵子抗肿瘤活性部位筛选及抗血管生成作用 [J].中药材,2008(5):718-722.

[4] 王慧.中药蒲葵子有效部位化学成分及药材质量控制的研究 [D].成都：成都中医药大学，2009.

雷公藤（卫矛科）

【**别名**】蒸龙草、山砒霜、菜虫药、断肠草、黄藤根。

【**基原**】卫矛科植物雷公藤 *Tripterygium wilfordii* Hook.f. 的根及根状茎。

【**原植物**】攀缘藤本灌木，小枝棕红色，具 4～6 细棱，密被棕色短毛和皮孔。单叶互生，叶椭圆形，倒卵椭圆形和卵形；叶柄密被锈色毛。圆锥聚伞花序较窄小，通常有 3～5 分枝，花序、分枝及小

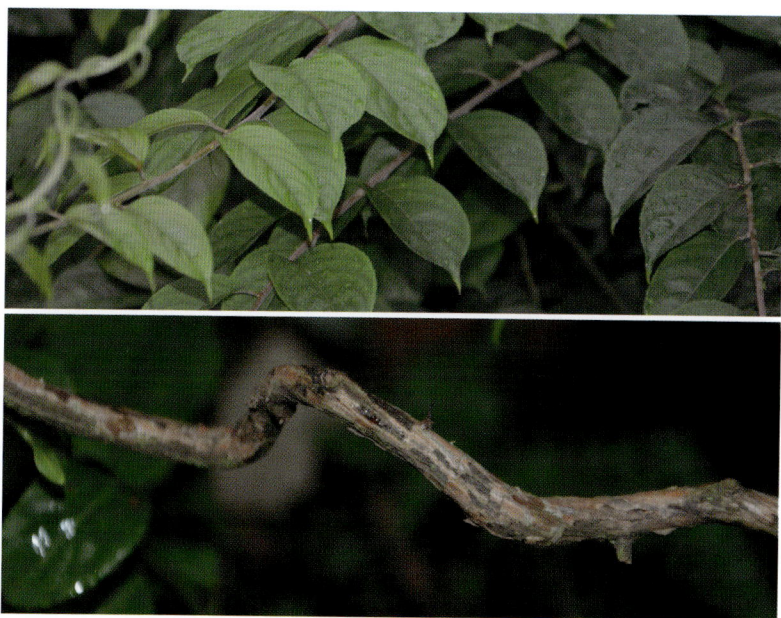

图 100　雷公藤

花梗均被锈色毛；花白绿色。翅果长圆状。花期 7 ~ 8 月，果期 9 ~ 10 月。

【生境分布】生于阴湿的山坡、山谷、溪边灌木林中；分布于台湾、福建、江苏、浙江、安徽、江西、湖北、湖南、广东、广西等地。

【采收】全年均可采收，去根皮，取木质部切片，晒干。

【典籍说药】

1.《中华本草》载：味苦、辛，性凉，大毒；归肝、肾经；祛风除湿，活血通络，消肿止痛，杀虫解毒；主治类风湿关节炎，风湿性关节炎，肾小球肾炎，肾病综合征，红斑狼疮，口眼干燥综合征，白塞病，湿疹，银屑病，麻风病，疥疮，顽癣。内服煎汤，去皮根木质部分 15 ~ 25g，带皮根 10 ~ 12g，均需文火煎 1 ~ 2 小时；也可制成糖浆，浸膏片等。若研粉装胶囊服，每次 0.5 ~ 1.5g，每日 3 次。外用适量，研粉或捣烂敷；或制成酊剂、软膏涂擦。凡有心、肝、肾器质性病变，白细胞减少者慎服；孕妇禁服。

2.《中药大辞典》载：苦、辛，凉，大毒；祛风除湿，杀虫，解毒；主治类风湿关节炎，风湿性关节炎，肾小球肾炎，肾病综合征，红斑狼疮，口眼干燥综合征，白塞病，湿疹，银屑病，麻风病，疥疮，顽癣。内服煎汤，去皮根木质部分 15 ~ 25g，带皮根 10 ~ 12g，均需文火煎 1 ~ 2 小时；也可制成糖浆、浸膏片等。若研粉装胶囊服，每次 0.5 ~ 1.5g，每日 3 次。外用研粉或捣烂敷，或制成酊剂、软膏涂擦。凡有心、肝、肾器质性病变，白细胞减少者慎服，孕妇禁服。

3.《全国中草药汇编》载：苦、辛，凉；归肝、肾经；有大毒；祛风除湿，活血通络，消肿止痛，杀虫解毒；适用于类风湿关节炎，风湿性关节炎，肾小球炎，肾病综合征，红斑狼疮，口眼干燥综合征，白塞病，湿疹，银屑病，麻风病，疥疮，顽癣。外用适量，捣烂敷患处，或捣汁搽患处，敷药时间不可超过半小时，否则起疱。内服煎汤，去皮根木质部分 15 ~ 25g，带皮根 10 ~ 12g，均需文火煎 1 ~ 2 小时；也可制成糖、浸膏片等。若研粉装胶囊服，每次 0.5 ~ 1.5g，每日 3 次。

4.《中国药用植物志》载：祛风解毒，杀虫；用于风湿性关节炎，腰腿疼，肺结核，肾病综合征，腰带疮，麻风，银屑病，烧伤，皮肤发痒，疥癣；有大毒。

【化学成分】主要含二萜类，其次为生物碱类、三萜类及苷类等成分。

【现代药理】具有抗炎、抗肿瘤和免疫调节等作用。

1.雷公藤甲素是从雷公藤中提取的天然活性二萜类化合物，具有多种药理活性。雷公藤甲素可以通过抑制肿瘤细胞增殖、促进肿瘤细胞凋亡、降低卵巢癌侵袭力、降低卵巢癌对顺铂耐药性、调节卵巢癌细胞周期、增强抗肿瘤免疫应答、改变肿瘤微环境发挥多途径防治卵巢癌[1]。

2.雷公藤甲素能促进人三阴性乳腺癌 MDA-MB-453 细胞株凋亡，该机制可能与胎盘特异性 8 基因（PLAC8）介导的 Wnt/β-catenin 信号通路有关[2]。

3.雷公藤内酯醇对 Wnt/β-catenin 信号通路相关蛋白表达具有负向调控作用，进而抑制人卵巢癌 SKOV-3 细胞迁移[3]。

【参考文献】

[1] 杨丽慧, 张培, 李秀伟. 雷公藤甲素防治卵巢癌的作用机制的研究进展 [J]. 现代药物与临床, 2024, 39(3):791-796.

[2] 郭秋生, 汤婉芬, 王庆华, 等. 雷公藤甲素促进三阴性乳腺癌细胞凋亡的机制研究 [J]. 浙江医学, 2023, 45(24):2582-2588.

[3] 赵晓娟, 胡律江, 郭晓秋, 等. 基于 Wnt/β-catenin 通路探讨雷公藤内酯醇调控人卵巢癌 SKOV-3 细胞迁移机制 [J]. 今日药学, 2023, 33(12):906-910.

蓼大青叶（蓼科）

【别名】蓼蓝、青黛、蓝靛。

【基原】蓼科植物蓼蓝 *Polygonum tinctorium* Ait. 的干燥叶。

【原植物】一年生草本。茎直立，无毛。叶卵形或宽圆形，先端圆钝或稍急尖，边缘全缘，被短缘毛，两面无毛，有时下面沿叶脉疏生伏毛，干后呈暗蓝绿色；托叶鞘筒状，膜质，被伏毛，顶端截形，具长缘毛。花序穗状，顶生或腋生；花梗细弱；花被5深裂，

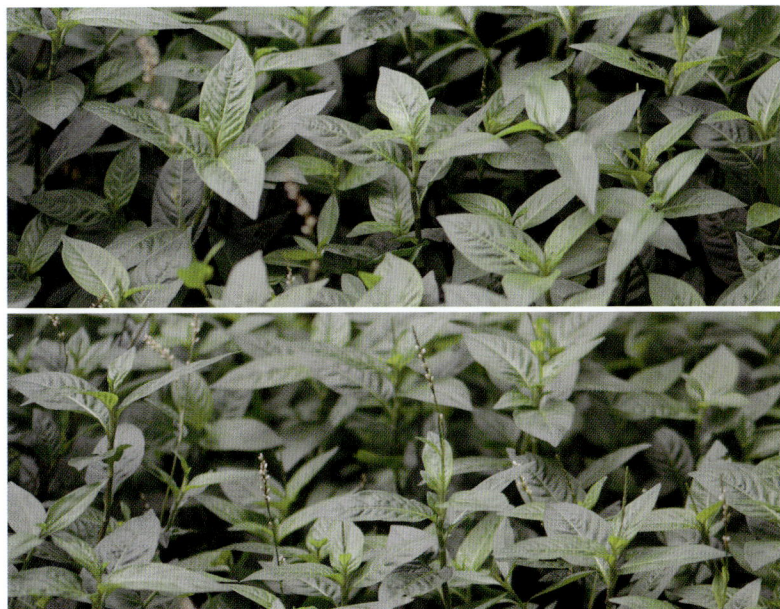

图 101　蓼蓝

淡红色。瘦果宽卵形，具 3 棱，褐色，有光泽，包于宿存花被内。花期 7～8 月，果期 9～10 月。

【生境分布】生于旷野水沟边；分布于辽宁、河北、陕西、山东等地。

【采收】夏、秋季采收，鲜用或晒干。

【典籍说药】

1.《中华人民共和国药典》载：苦，寒；归心、胃经；清热解毒，凉血消斑；用于温病发热，发斑发疹，肺热咳喘，喉痹，痄腮，丹毒，痈肿。用量 9～15g。

2.《中华本草》载：味苦，性寒；归心、胃经；清热解毒，凉血消斑；主治温病发热，发斑发疹，吐血衄血，喉痹，热痢，黄疸，丹毒，痄腮，口疮，痈肿。内服煎汤，9～15g，鲜品 15～30g，或捣汁饮。外用适量，捣敷或捣汁涂。脾胃虚寒者禁服。

3.《中药大辞典》载：苦，寒；归心、胃经；清热解毒，凉血消斑；主治温病发热，发斑发疹，吐血衄血，喉痹，热痢，黄疸，丹毒，痄腮，口疮，痈肿。内服煎汤 9～15g，鲜品 15～30g，或捣汁饮。外用捣敷，或捣汁涂。脾胃虚寒者禁服。

4.《全国中草药汇编》载：叶及茎叶加工品（青黛），咸，寒；归肝经；清热解毒，凉血消斑，泻火定惊；适用于温毒发斑，血热吐衄，胸痛咳血，口疮，痄腮，喉痹，小儿惊痫。用量 1～3g，宜用丸散用。外用适量。

5.《中国药用植物志》载：叶可清热解毒，凉血消斑；用于温病发热，发斑发疹，肺热咳喘，喉痹，痄腮，丹毒，痈肿。叶及茎叶加工品（青黛）可清热解毒，凉血消斑，泻火定惊；用于温毒发斑，血热吐衄，胸痛咯血，口腔溃疡，痄腮，喉痹，小儿惊痫。

【化学成分】主要含靛玉红、靛蓝、靛红、青黛酮、色胺酮等物质。

【现代药理】

1.靛玉红及其衍生物对细胞内广泛存在的细胞周期依赖性蛋白激酶（CDK）具有抑制作用，可导致癌细胞的细胞周期停滞，从而抑制肿瘤细胞增殖[1-2]。

2.靛玉红能显著抑制肿瘤血管内皮细胞（Td-EC）增殖、迁移、侵袭和血管生成[3]。此外，靛玉红能通过调控自噬和凋亡抑制胶质瘤细胞 U87 和 U118 生长。靛玉红固体脂质纳米粒（IND-SLN）对人胶质母细胞瘤 U-87 MG 细胞抗增殖作用更强[4-5]。

3.在抗人卵巢癌细胞研究中，研究发现靛玉红能降低 STAT3 磷酸化水平，从而抑制下游的促生存蛋白，上调促凋亡蛋白，具有抗卵巢癌活性[6]。

4.靛红能抑制部分恶性肿瘤细胞的增殖并诱导细胞凋亡[7]，同时对大肠癌细胞、乳腺癌细胞、肝癌细胞等均有抑制作用[8]。

【参考文献】

[1] HOESSEL R, LECLERCT S, et al.Indirubin, the active constituent of a Chinese antileukaemia medicine, inhibits cyclin-depend-ent kinases[J].Nature Cell Biology, 1999, 5(1):60-67.

[2] Marko D, SCHATZLE S, FRIEDEL A, et al.Inhibition of cyclin-de-pendent kinase 1 (CDK1) by indirubin derivatives in human tumour cells[J].Br J Cancer, 2001, 84:283-289.

[3] LI Z, ZHU C, AN B, et al.Indirubin inhibits cell proliferation, migration, invasion and angiogenesis in tumor-derived endothelial cells[J].Onco Targets Ther, 2018, 11:2937-2944.

[4] LI Z, WANG H, WEI J, et al.Indirubin exerts anticancer effects on human glioma cells by inducing apoptosis and autophagy[J].AMB Express, 2020, 10:171.

[5] RAHIMINEJAD A, DINARVAND R, JOHARI B, et al. Preparation and investigation of indirubin-loaded SLN nanoparticles and their anti-cancer effects on human glioblastoma U-87 MG cells[J].Cell Biol Int, 2019, 43:2-11.

[6] CHEN L, WANG J, WU J, et al.Indirubin suppresses ovarian cancer cell viabilities through the STAT3 signaling pathway[J].Drug Des Devel Ther, 2018, 12:3335-3342.

[7] HOU L, JU C X, ZHANG J Y, et al.Antitumor effects ofIsatin on human neuroblastoma cell line (SH-SY5Y) and the related mechanism[J]. European Journal of Pharmacology, 2008, 589(1):27-31.

[8] 王蕃, 曹静, 鞠传霞, 等.2, 3- 吲哚醌抗肿瘤作用研究 [J]. 中国药理学通报, 2007, 23(8):1052-1056.

槲寄生（桑寄生科）

【别名】北寄生、柳寄生、黄寄生、寄生子。

【基原】桑寄生科植物槲寄生 *Viscum coloratum*（Komar.）Nakai 的干燥带叶茎枝。

【原植物】灌木。茎、枝均圆柱状，2 歧或 3 歧，稀多歧分枝，节稍膨大，干后具不规则皱纹。叶对生，稀 3 枚轮生；叶柄短；叶片厚革质或革质，长椭圆形至椭圆状披针形，先端圆形或圆钝，基部渐

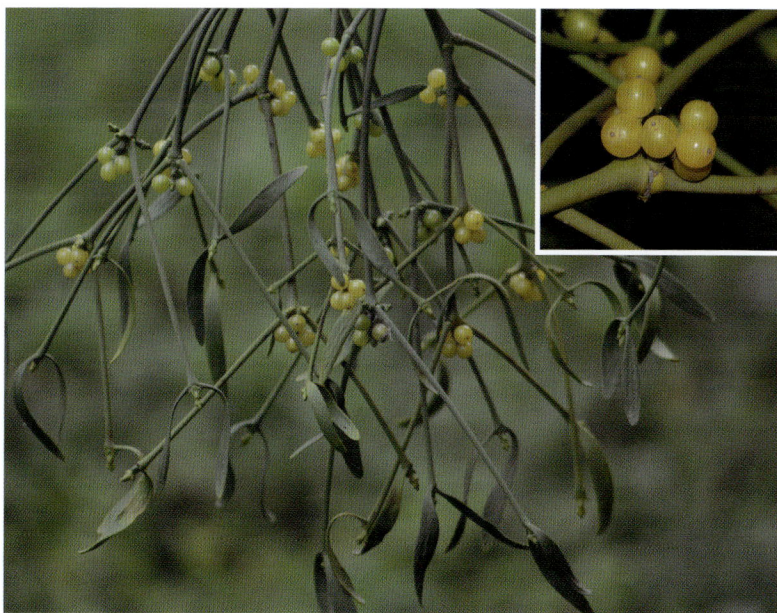

图 102　槲寄生

狭，基出脉 3 ~ 5、雌雄异株；花序顶生或腋生于茎叉状分枝处；雄花序聚伞状；雌花序聚伞式穗状。浆果球形或椭圆形，具宿存花柱，成熟时淡黄色或橙红色，果皮平滑。花期 4 ~ 5 月，果期 9 ~ 11 月。

【生境分布】生于海拔 300 ~ 2000m 的阔叶林中，寄生于榆树、柳树、杨树、梨树、李树、苹果、枫杨、赤杨等植物上；分布于甘肃、湖北、湖南、江西、江苏、浙江、福建、台湾、广东、广西、贵州、四川等地。

【采收】全年均可采收，鲜用或晒干。

【典籍说药】

1.《中华人民共和国药典》载：苦，平；归肝、肾经；祛风湿，补肝肾，强筋骨，安胎元；主治风湿痹痛，腰膝酸软，筋骨无力，崩漏经多，妊娠漏血，胎动不安，头晕目眩。用量 9 ~ 15g。

2.《中华本草》载：味苦、甘，性平；归肝、肾经；补肝肾，强筋骨，祛风湿，安胎；主治腰膝酸痛，风湿痹痛，胎动不安，胎漏下血。内服煎汤，10 ~ 15g，或入丸、散，浸酒或捣汁。外用适量，捣敷。

3.《中药大辞典》载：苦、甘，平；归肝、肾经；祛风湿，强筋骨，养血安胎，止咳；适用于风湿关节痛，腰背酸痛，高血压，咳嗽，胎动不安，冻伤。用量 6 ~ 12g，或入丸、散，浸酒或捣汁。外用适量捣敷。

4.《全国中草药汇编》载：甘、苦，平；归肝、肾经；祛风湿，强筋骨，养血安胎，止咳；适用于风湿关节痛，腰背酸痛，高血压，胎动不安，咳嗽，冻伤。用量 6 ~ 12g，或入、丸散，浸酒或捣汁。外用适量，捣敷。

5.《中国药用植物志》载：祛风湿，补肝肾，强筋骨，安胎；

用于风湿痹痛，筋骨乏力，腰膝酸痛，崩漏经多，妊娠漏血，胎动不安，头晕目眩。

【化学成分】主要含黄酮类、萜类、生物碱等小分子化合物，以及槲寄生凝集素、壳多糖结合蛋白、槲寄生毒肽等高分子化合物。

【现代药理】具有抗肿瘤、调节免疫、降血压、抗心律失常、抗心肌缺血等药理作用。

1. 槲寄生的提取物，如槲寄生凝集素、槲寄生毒肽、槲寄生总碱可以通过诱导细胞凋亡、调节机体免疫等途径在治疗肝癌中发挥一定的作用[1]。

2. 槲寄生可以显著提高晚期胰腺癌患者的生存率。运用网络药理学的方法来探讨槲寄生治疗胰腺癌肝转移的的主要活性成分、核心靶点蛋白及通路，结果表明槲寄生的靶点主要与生物氧化、胰腺分泌、花生四烯酸代谢、神经活性配体 - 受体相互作用及卟啉的代谢等有关[2]。

3. 槲寄生素可有效抑制人骨肉瘤 U20S 细胞增殖和侵袭，促进凋亡，其中 $20mg \cdot L^{-1}$ 的槲寄生素干预效果最佳，其机制可能与抑制 PI3K/Akt/mTOR 通路发挥调控作用有关[3]。

4. 槲寄生碱在体外能够抑制非小细胞肺癌 H358 细胞增殖并诱导 H358 细胞凋亡[4]。

【参考文献】

[1] 刘爽，曹正民，吕文良. 槲寄生在肝癌治疗中的作用研究进展[J]. 中国医药导报，2020, 17(32):33-43.

[2] 刘涛. 基于系统药理学探讨影响胰腺癌肝转移的关键分子及槲寄生抗转移的作用机制 [D]. 上海：中国人民解放军海军军医大学，2022.

[3] 杜兵强, 张伟霞, 张连平. 槲寄生素对人骨肉瘤 U20S 细胞的抑制及对 PI3K/Akt/mTOR 通路的调控作用 [J]. 中医学报, 2020, 35(2):323-329.

[4] 田忠林, 李季泓, 张凤芹, 等. 槲寄生碱影响 Ras 蛋白表达抑制肺癌 H358 细胞增殖 [J]. 沈阳药科大学学报, 2017, 34(5):404-408.

穗花杉（红豆杉科）

【**别名**】岩子柏、华西穗花杉。

【**基原**】红豆杉科植物穗花杉 *Amentotaxus argotaenia*（Hance）Pilg. 的种子、叶、根及树皮。

【**原植物**】灌木或小乔木。树皮灰褐色或淡红褐色，裂成薄片状脱落。小枝斜伸或向上伸展，圆形或近方形；一年生小枝绿色，二至三年生枝绿黄色。叶条状披针形，直或微弯呈镰状，先端尖或钝，基

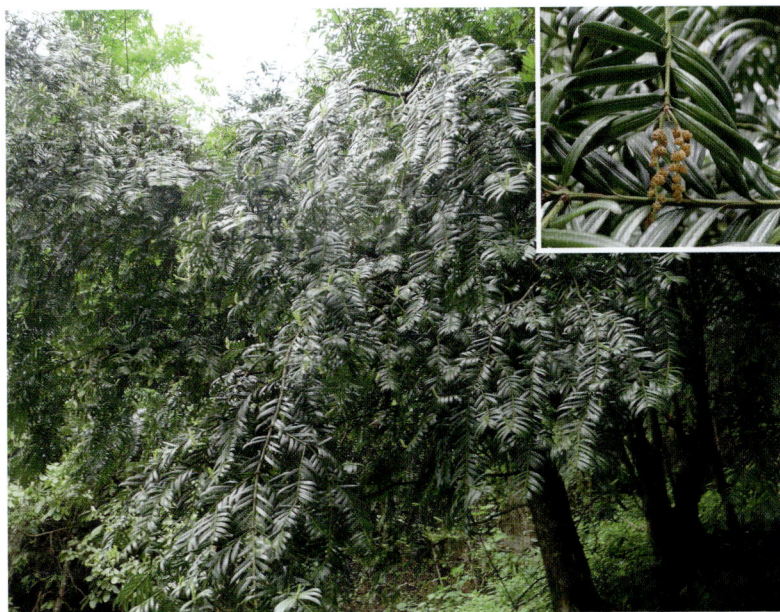

图 103　穗花杉

部渐狭，楔形或宽楔形，有极短的叶柄，边缘微向下弯，下面白色气孔带与绿色边带等宽或较窄。雄球花 1～3（通常 2）穗集生。种子椭圆形，成熟时假种皮鲜红色。花期 4 月，种子 10 月成熟。

【生境分布】生于海拔 300～1100m 地带的阴湿溪谷两旁或林内；分布于福建、浙江、甘肃、江西、湖北、湖南、广东、广西、四川、贵州、西藏等地。

【采收】根、树皮全年可采，叶夏、秋季采，种子秋季成熟时采收，鲜用或晒干。

【典籍说药】

1.《中华本草》载：种子可驱虫，消积；主治虫积腹痛，小儿疳积。叶可清热解毒，祛湿止痒；主治毒蛇咬伤，湿疹。根可活血，止痛，生肌；主治跌打损伤，骨折。种子内服煎汤，6～15g。叶外用适量，煎水熏洗，或鲜品捣敷。根外用适量捣敷，或研末撒。

2.《中国药用植物志》载：根、树皮可活血，止痛，生肌；用于跌打损伤，骨折。叶可清热解毒，祛湿止痒；用于毒蛇咬伤、湿疹。种子可驱虫，消积；用于虫积腹痛，小儿疳积。

【化学成分】主要含大黄酚、没食子蒽醌 - 二甲醚、硬脂酸、二十二烷酸和 β- 谷甾醇等物质。

【现代药理】具有抗炎、抗微生物、抗氧化、抗肿瘤及神经保护等作用。

1. 穗花杉双黄酮能抑制人胃癌 BGC823 细胞株的增殖、侵袭、迁移、粘附能力，其机制可能与促进 Kazal 域的富含半胱氨酸的逆转诱导蛋白（RECK）表达，下调基质金属蛋白酶 2（MMP-2）及 MMP-9 蛋白表达，并抑制 PI3K 及 Akt 蛋白磷酸化从而抑制 PI3K/Akt 信号通路表达有关 [1]。

2. 穗花杉双黄酮可能通过下调 Ras/Raf/MEK/ERK 信号通路抑制鼻咽癌细胞增殖、迁移和侵袭，促进其凋亡 [2]。

3. 穗花杉双黄酮能够抑制卵巢癌 SKOV-3 细胞的迁移与侵袭，其主要机制可能与其上调细胞黏附分子 E-cadherin/β-catenin 复合体表达有关 [3]。

4. 穗花杉双黄酮可能通过抑制缺氧诱导因子 HIF-1α/ 血管内皮生长因子 VEGF 信号通路来抑制结肠癌细胞增殖和血管生成拟态 [4]。

【参考文献】

[1] 张梅芳，石建，吕军，等 . 穗花杉双黄酮对人胃癌细胞株增殖、侵袭、迁移、粘附的影响及作用机制探讨 [J]. 河北中医，2024，46(1):113-117.

[2] 杨西国，杨西霞，朱婷，等 . 穗花杉双黄酮对鼻咽癌细胞恶性生物学行为的影响 [J]. 中国临床药理学杂志，2023, 39(21):3111-3115.

[3] 张金丽，秦胜男，王鹏珍，等 . 穗花杉双黄酮通过促进E-cadherin/β-catenin 复合体表达抑制卵巢癌细胞迁移 [J]. 肿瘤药学，2021, 11(2):165-169.

[4] 冯娜欣，王鹏，何明璇，等 . 穗花杉双黄酮调节 HIF-1α/VEGF 信号通路对结肠癌细胞增殖、凋亡和血管生成拟态的影响 [J]. 中国老年学杂志，2025, 45(3):701-707.

【附注】 穗花杉为国家二级保护植物，应注意资源保护。

爵床（爵床科）

【别名】六角英、小青草、疳积草、山苏麻、小夏枯草。

【基原】爵床科植物爵床 *Justicia procumbens* L. 的全草。

【原植物】细弱草本。茎基部匍匐，通常有短硬毛。叶对生，叶片椭圆形至椭圆状矩圆形，顶端尖或钝，常生短硬毛。穗状花序顶生或生上部叶腋，苞片披针形；花冠粉红色。蒴果线形，被毛，具4种子，下部实心似柄状。花期 8～11 月，果期 10～11 月。

【生境分布】生于旷野草地、路旁、水沟边阴湿处；分布于山

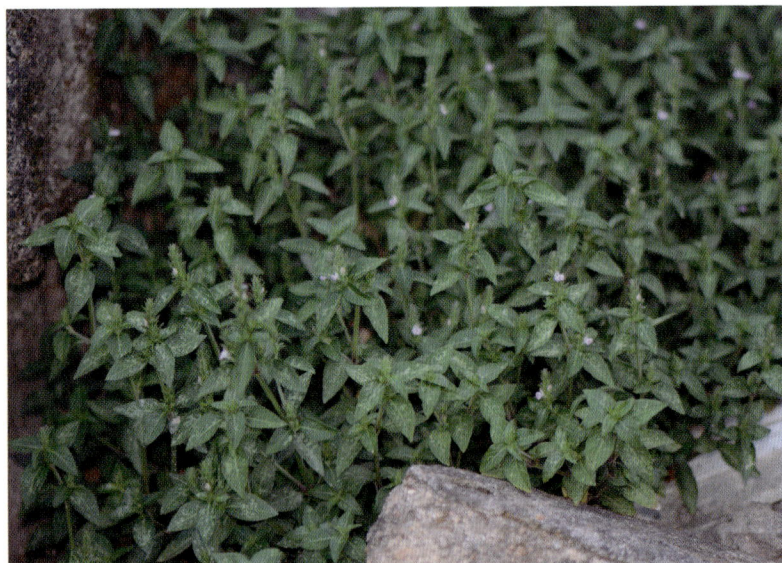

图 104　爵床

东、江苏、浙江、江西、福建、台湾、湖北、湖南、广东、广西、四川、云南等地。

【采收】夏、秋季采收，鲜用或晒干。

【典籍说药】

1.《中华本草》载：味苦、咸、辛，性寒；归肺、肝、膀胱经；清热解毒，利湿消积，活血止痛；主治感冒发热，咳嗽，咽喉肿痛，目赤肿痛，疳积，湿热泻痢，疟疾，黄疸，浮肿，小便淋浊，筋骨疼痛，跌打损伤，痈疽疔疮，湿疹。内服煎汤，10～15g，鲜品30～60g，或捣汁，或研末。外用鲜品适量，捣敷，或煎汤洗浴。脾胃虚寒者禁服。

2.《中药大辞典》载：苦、咸、辛，寒；归肺、肝、膀胱经；清热解毒，利湿消积，活血止痛；主治感冒发热，咳嗽，咽喉肿痛，目赤肿痛，疳积，湿热泻痢，疟疾，黄疸，浮肿，小便淋浊，筋骨疼痛，跌打损伤，痈疽疔疮，湿疹。内服煎汤10～15g，鲜品30～60g，或捣汁，或研末。外用鲜品捣敷，或煎汤洗浴。脾胃虚寒者禁服。

3.《全国中草药汇编》载：苦、咸、辛，寒；归肺、肝、膀胱经；清热解毒，利湿消肿，活血止痛；适用于感冒发热，咳嗽，咽喉肿痛，目赤肿痛，黄疸，疳积，湿热泻痢，疟疾，浮肿，小便淋浊，筋骨疼痛，跌打损伤，痈疽疔疮，湿疹。用量10～15g，大剂量可用至120g，鲜品30～60g，或捣汁，或研末。外用鲜品适量，捣敷或煎汤洗浴。脾胃虚寒者禁服。

4.《中国药用植物志》载：清热解毒，利尿消肿，活血止痛；用于感冒发热，疟疾，咽喉肿痛，咳嗽，小儿疳积，痢疾，呕吐，肝炎黄疸，水肿，小便淋痛，腰脊痛，痈疮疖肿，跌打损伤。

【化学成分】主要含木脂素类、黄酮类、甾体类等化合物。

【现代药理】具有抗肿瘤、抗病毒、抗菌等药理活性。

1. 吕金鹏[1]对多种中草药进行体外抗肿瘤活性筛选，实验结果显示，爵床全草乙醇提取物具有抑制肿瘤细胞体外生长的活性。

2. 胡进等[2]基于网络药理学从爵床中共筛选出 27 个活性成分，肿瘤相关疾病靶点 397 个；活性成分与肿瘤相关的蛋白靶点 54 个；通过 KEGG 通路富集分析发现 96 条相关信号通路；爵床抗肿瘤的作用机制可能与 PI3K/Akt 信号通路、雌激素信号通路、Ras 信号通路等相关。

3. 爵床的化学成分研究始于 20 世纪 70 年代，其主要成分为木脂素类化合物，此类化合物具有抗肿瘤、抗病毒及抗血小板凝集的生物活性[3]。

【参考文献】

[1] 吕金鹏. 爵床化学成分及其生物活性研究 [D]. 广州：广东药科大学, 2021.

[2] 胡进, 陈辉, 张欢, 等. 基于网络药理学的爵床抗肿瘤活性成分及作用机制研究 [J]. 中国现代医药杂志, 2021, 23(6):1-6.

[3] 中国医学科学院, 中国协和医科大学药用植物研究所. 爵床中具抗肿瘤活性芳基萘内酯型木脂素的研究 [EB/OL].(2012-01-01)[2025-03-12].https://kns.cnki.net/kcms2/article/abstract?v=wUXT8w3WHHoQ-G7-L_t6KcL_RkypTghm3J3X5Zo1WfVYM64NNrF2f7If1HP-x4tnmYmRcMY5HPgkYjSQUvK7VJN-p1jksORjhJQuAwrM7d-N3vpb4zMTstCFYqMdbARSFwqSX5v0pjI9kBqpEXglt8h1DZEE6m8n4Y9_isRgzLYrf_EhAhrCLA==&uniplatform=NZKPT&language=CHS.

瞿麦（石竹科）

【别名】大石竹、剪刀花、洛阳花、石柱花。

【基原】石竹科植物瞿麦 *Dianthus superbus* L. 的干燥地上部分。

【原植物】多年生草本。茎丛生，直立，无毛，上部 2 歧分枝，节明显。叶互生，线形或线状披针形，先端渐尖，基部成短鞘状包茎，全缘，两面均无毛。花单生或数朵集成稀疏歧式分枝的圆锥花序；花瓣 5，淡红色、白色或淡紫红色，先端深裂成细线条，基部有

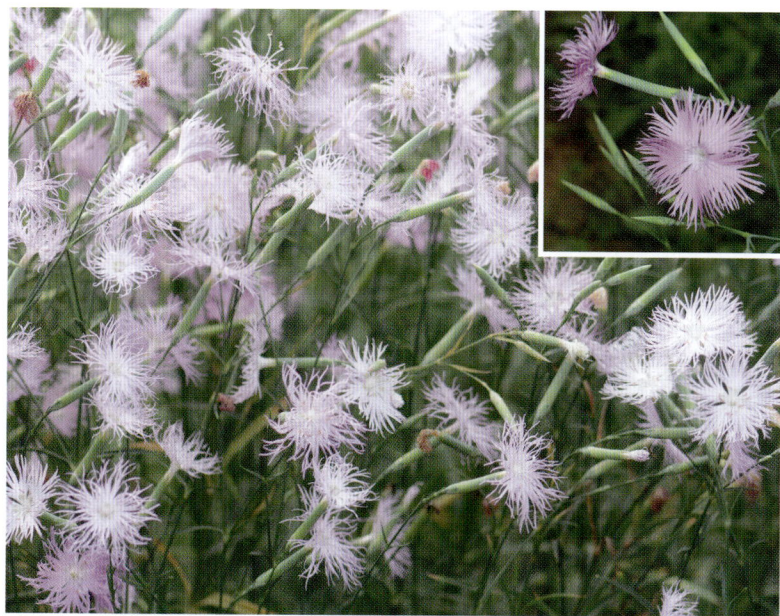

图 105　瞿麦

须毛。蒴果长圆形。花期 8～9 月，果期 9～11 月。

【生境分布】生于山坡或林下；分布于我国大部分地区。

【采收】夏、秋季采收，鲜用或晒干。

【典籍说药】

1.《中华人民共和国药典》载：苦，寒；归心、小肠经；利尿通淋，活血通经；主治热淋，血淋，石淋，小便不通，淋沥涩痛，经闭瘀阻。用量 9～15g。孕妇慎用。

2.《中华本草》载：味苦，性寒；归心、肝、小肠、膀胱经；利小便，清湿热，活血通经；主治小便不通，热淋，血淋，石淋，闭经，目赤肿痛，痈肿疮毒，湿疮瘙痒。内服煎汤，3～10g，或入丸、散。外用适量，煎汤洗，或研末撒。下焦虚寒、小便不利者及妊娠、新产者禁服。

3.《中药大辞典》载：苦，寒；归心、肝、小肠、膀胱经；利小便，清湿热，活血通经；主治小便不通，热淋，血淋，石淋，闭经，目赤肿痛，痈肿疮毒，湿疮瘙痒。内服煎汤，3～10g，或入丸、散。外用煎汤洗，或研末撒。下焦虚寒、小便不利者及妊娠、新产者禁服。

4.《全国中草药汇编》载：苦，寒；归心、肝、小肠、膀胱经；利尿通淋，破血通经；适用于热淋，血淋，石淋，小便不通，淋沥涩痛，月经闭止。用量 3～10g，或入丸、散。外用适量，煎汤洗，或研末撒。下焦虚寒、小便不利者及妊娠、新产者禁服。

5.《中国药用植物志》载：利尿通淋，活血通经；用于热淋，血淋，石淋，下便不通，闭经，淋沥涩痛，经闭瘀阻。

【化学成分】主要含皂苷类、环肽类、黄酮类、酚酸类、蒽醌类、酰胺类、香豆素类及挥发油等多种化学成分。

【现代药理】具有抗菌、肾脏保护、抗肿瘤、免疫抑制、神经保护及促成骨细胞增殖等多种药理作用。

1. 瞿麦在体外能够抑制肾癌细胞增殖，诱导细胞凋亡，有效抑制肾癌细胞体外侵袭和迁移能力；其作用可能与上调 Bax 蛋白水平，下调 Bcl-2、N-cadherin、波形蛋白（Vimentin）水平，上调 E-cadherin 水平相关 [1]。

2. 瞿麦正丁醇部位的五环三萜类化合物积雪草酸活性成分可以较好地抑制肿瘤细胞增殖的活性 [2]。

【参考文献】

[1] 董建设，赵俊峰，张林超，等. 瞿麦对肾癌细胞增殖、凋亡、侵袭和迁移的调控 [J]. 中国老年学杂志，2019, 39(11):2727-2731.

[2] 张建超，余建清，张方蕾，等. 瞿麦正丁醇部位抗肿瘤活性成分筛选 [J]. 中国现代中药，2015, 17(4):326-330.

附录一：抗癌药食

龙眼肉（无患子科）

【别名】龙眼、桂圆。

【基原】无患子科植物龙眼的 *Dimocarpus longan* Lour. 的假种皮。

【原植物】常绿乔木。小枝被绣色柔毛。小叶 4～5 对，薄革质，长圆状椭圆形至长圆状披针形，腹面深绿色，有光泽，背面粉绿色，两面无毛；花序大型，多分枝，密被星状毛；花小，杂性；萼片近革质，三角状卵形，长约 2.5mm，两面均被褐黄色绒毛和成束的星状毛；花瓣乳白色，披针形。果近球形，核果状，不开裂，通常黄褐色，粗糙。种子全部被肉质的假种皮包裹。花期春、夏间，果期夏季。

【生境分布】多为栽培。我国西南部至东南部栽培很广，以福建最盛，广东次之；云南、广东及广西南部亦见野生或半野生于疏林中。

【采收】成熟时采收，晒干或焙干。

【典籍说药】

1.《中华人民共和国药典》载：甘，温；归心、脾经；补益心脾，养血安神；用于气血不足，心悸怔忡，健忘失眠，血虚萎黄。用量 9～15g。

2.《中华本草》载：味甘，性温；归心、脾经；补心脾，益气血，安心神；主治心脾两虚、气血不足所致的惊悸、怔忡，失眠，健忘，血虚萎黄，月经不调，崩漏。内服煎汤，10～15g，大剂量 30～60g，或熬膏，或浸酒，或入丸、散。素有痰火及湿滞中满者慎服。

3.《中药大辞典》载：甘，温；归心、脾经；补心脾，益气血，安神；主治虚劳，惊悸，怔忡，失眠，健忘，血虚萎黄，月经不调，崩漏。内服煎汤 10～15g，大剂量 30～60g，或熬膏，或浸酒，或入丸、散。内有痰火及湿滞停饮者忌服。

4.《全国中草药汇编》载：甘，温；归心、脾经；补益心脾，养血安神；适用于气血不足，心悸怔忡，健忘失眠，血虚萎黄。用量 9～15g。

5.《中国药用植物志》载：补益心脾，养血安神；用于气血不足，心悸怔忡，健忘失眠，血虚萎黄。

【化学成分】主要含萜类、甾醇类、糖类、黄酮类及挥发油等成分。

【现代药理】

1.龙眼多糖具有免疫调节、抗炎、抗氧化、抗疲劳、抗肿瘤、减轻局灶性脑缺血或再灌注损伤等多种药理活性[1]。

2.龙眼肉具有抗衰老、增强免疫力、抗肿瘤、调节内分泌、抑菌等多种生理功效，龙眼多糖是其中起作用的活性成分之一[2]。

【参考文献】

[1] 沈玉彬，郝二伟，杜正彩，等.龙眼多糖化学结构、构效关系与药理活性研究进展 [J]. 中草药 , 2022, 53(23):7624-7632.

[2] 黄建蓉，李琳，李冰.龙眼肉生理功效和活性成分的研究进展 [J]. 食品工业科技 , 2007(3):221-224.

竹荪（鬼笔科）

【别名】竹肉、竹蕈、竹蓐。

【基原】鬼笔科真菌竹荪 *Dictyophora indusiata* auct.brit. 的子实体。

【原植物】菌蕾形至倒卵形，污白色，具包被，成熟时包被开裂，柄伸长外露，包被遗留柄基部形成菌托。成熟的子实体高 12 ~ 20cm。菌托白色，中空，向上渐细，壁海绵状。菌盖钟形，有明显网格，顶端平，具穿孔，上有暗绿色、微臭的黏性孢体。菌裙白色，具多角形网眼，孢子光滑，椭圆形。

【生境分布】生于竹林或阔叶林下，枯枝落叶多、腐殖质的厚层土中；分布于我国华南、西南等地区，以及江苏、安徽、江西、福建、台湾等地。

【采收】夏、秋季采收，晒干或烘干。

【典籍说药】

1.《中华本草》载：味甘、微苦，性凉；补气养阴，润肺止咳，清热利湿；主治肺虚热咳，喉炎，痢疾，白带，高血压，高脂血症；也用于抗肿瘤的辅助治疗；一般作营养食品。内服煎汤 10 ~ 30g。

2.《中药大辞典》载：补气养阴，润肺止咳，清热利湿；主治肺虚热咳，喉炎，痢疾，白带，高血压，高脂血症；也用于抗肿瘤的辅助治疗；一般作营养食品。内服煎汤 10 ~ 30g。

3.《中国药用植物志》载：补气养阴，润肺止咳，清热利湿；用于肺虚热咳，喉炎，痢疾，白带，高血压，高脂血症。

【化学成分】含有多糖等多种活性物质。

【现代药理】

1. 竹荪含有多糖等多种活性物质，具抗肿瘤、抗菌、抗血栓、降血脂、增强人体免疫力等生物活性[1]。

2. 竹荪多糖 DP15 通过促进髓源抑制性细胞（MDSC）凋亡而下调其比例，DP15 可作为候选的抗肿瘤生物活性分子[2]。

【参考文献】

[1] 才晓玲, 刘洋, 何伟, 等. 竹荪生物活性研究进展 [J]. 食用菌学报, 2015, 22(4):86-90.

[2] 江洪，王小红. 以髓源抑制性细胞为靶点的竹荪多糖抗肿瘤机制研究 [J]. 中国医药科学，2019, 9(24):21-26.

红菇（红菇科）

【别名】大红菇、朱菇。

【基原】红菇科真菌正红菇 *Russula vinosa* Lindbl. 的子实体。

【原植物】菌盖扁半球球形，后平展而下凹。深苋菜红色，表面平滑，边缘平滑或有不明显的条纹。菌肉白色。菌柄近圆柱形，白色，部分肉色，内部松软，菌褶黄色，少数在基部分叉，褶间有横脉，褶之前部边缘常呈红色。孢子淡黄色，近球形，壁表有小刺，囊状体透明，披针形。

【生境分布】夏、秋季生于阔叶林下阴湿地上；分布于北京、河北、吉林、辽宁、江苏、河南、福建、浙江、云南、江西、四川、贵州、广东、广西、西藏、陕西、甘肃等地。

【采收】夏、秋季采收，晒干。

【典籍说药】

1.《中华本草》载：味甘，性微温；养血，逐瘀，祛风；主治血虚萎黄，产后恶露不尽，关节酸痛。内服煎汤，10～20g，或同鸡、猪肉炖。

2.《全国中草药汇编》载：抗肿瘤，抑制癌细胞生长。

3.《中国药用植物志》载：抗肿瘤，抑制癌细胞生长。

【化学成分】主要含正红菇多糖等成分。

【现代药理】具有抗癌、调节免疫作用。

1. 石油醚提取物、乙酸乙酯提取物、乙醇提取物对人乳腺癌 MDA-MB-231 细胞、宫颈癌 Hela 细胞都有抑制作用，且在一定浓度范围内抑制程度随浓度增大而增大[1]。

2.红菇多糖具有良好的抗氧化作用及显著抑制宫颈癌 Hela 肿瘤细胞生长作用[2]。

【参考文献】

[1] 任玉莹，曾庆华，孙小凡，等 . 红菇活性物质提取及体外抗肿瘤活性初探 [J]. 教育现代化 , 2019, 6(25):203-205.

[2] 邢增威 . 红菇多糖的提取及体外抗氧化抗肿瘤性质研究 [D]. 广州 : 华南理工大学 , 2014.

【附注】 红菇的品种较为复杂，在三明地区，除正红菇 *Russula vinosa* Lindbl. 外，尚有大红菇 *Russula rubra*（Fr.）Fr.、革红菇 *Russula alutacea*（Fr.）Fr. 铜绿红菇 *Russula aeruginea* Fr. 等品种分布，均可食用。值得指出的是，同为红菇属的亚稀褶红菇 *Russula subnigricans* Hongo 在三明地区亦有分布，其具有剧毒，不可食用，应注意区别。

苦瓜（葫芦科）

【别名】 癞瓜。

【基原】 葫芦科植物苦瓜 *Momordica charantia* L. 的成熟果实。

【原植物】 一年生攀缘草本。茎多分枝，常被细柔毛，卷须不分枝。单叶互生，叶片近圆形，裂片倒卵状窄椭圆形，边缘具波状齿，两面稍有毛。夏季开黄色花。果实长椭圆形，全体具钝圆不整齐的瘤状突起，成熟时橘黄色。种子多数，椭圆形，扁平，包于红色肉质假种皮内。

【生境分布】 多为栽培；分布于全国各地。

【采收】 夏、秋季采收，鲜用或晒干。

【典籍说药】

1.《中华本草》载：味苦，性寒；归心、脾、肺经；祛暑涤热，明目，解毒；主治暑热烦渴，消渴，赤眼疼痛，痢疾，疮痈肿毒。内服煎汤 6～15g，鲜品 30～60g，或煅存性研末。外用鲜品捣敷，或取汁涂。脾胃虚寒者慎服。

2.《中药大辞典》载：苦，寒；归心、脾、肺经；祛暑涤热，明目，解毒；主治暑热烦渴，消渴，赤眼疼痛，痢疾，疮痈肿毒。内服煎汤 6～15g，鲜品 30～60g，或煅存性研末。外用鲜品捣敷，或取汁涂。脾胃虚寒者慎服。

3.《全国中草药汇编》载：苦，寒；解暑清热，明目，解毒；适用于热病烦渴，中暑，痢疾，赤眼疼痛，糖尿病，痈肿丹毒，恶疮。用量 60～90g。外用适量，捣烂敷或搽患处。脾胃虚寒者不宜生用，食之令人吐泻腹痛。苦瓜含奎宁，会刺激子宫收缩，引起流产，孕妇慎食。

4.《中国药用植物志》载：清暑涤热，明目，解毒；用于热病烦渴，中暑，痢疾，赤眼疼痛，痈肿丹毒，恶疮。

【化学成分】主要含黄酮类、多糖类、皂苷类、肽类及蛋白质等活性成分。

【现代药理】具有降血糖、抗炎、抗氧化、抗癌免疫调节等功能。

1. 环状 RNA（circRNA）参与多种疾病发生发展，苦瓜皂苷可通过抑制 circ_0008274 表达而促进 miR-377 表达来诱导结肠癌细胞凋亡、抑制细胞增殖[1]。

2. 从苦瓜粉中分离得到的苦瓜苷具有较好的体外抗糖及抗脂作用，对肺腺癌 A549 细胞的活力也具有较强的抑制作用。结合转录组及网络药理学分析，苦瓜苷可能通过调控 EGFR、VDR、PPARG、ICAM1、ESR2、ABCB1 等靶点基因，影响糖脂代谢过程发挥抗肺腺癌的作用[2]。

3. 体外抗肿瘤实验表明苦瓜核糖体失活蛋白可以抑制肝癌细胞株（HepG2，MHCC-97H，MHCC-97L，HCCLM3，SK-Hep-1）的增殖、诱导 HepG2，MHCC-97H，HCC-LM3，SKHep-1 细胞 G0/G1 周期阻滞、增加细胞内 ROS 水平并促进涉及线粒体的细胞凋亡[3]。

【参考文献】

[1] 仲川岳，吴雪元，朱红燕. 苦瓜皂苷调控 circ_0008274/miR-377 对结肠癌细胞增殖及凋亡的影响 [J]. 中国现代普通外科进展，2023，26(6):421-425.

[2] 张新羽. 苦瓜苷类化合物通过糖脂代谢途径抑制肺腺癌细胞 A549 的初步研究 [D]. 柳州：广西科技大学，2023.

[3] 周怡萍. 苦瓜核糖体失活蛋白 MAP30 抗肝癌作用机制初探 [D]. 成都：成都医学院，2023.

茶叶（山茶科）

【别名】茗。

【基原】山茶科植物茶 *Camellia sinensis*（Linn.）O. Kuntze 的嫩叶或嫩芽。

【原植物】常绿灌木。高 1 ～ 3m，嫩枝、嫩叶具细柔毛。单叶互生，叶柄长 3 ～ 7mm，叶片薄革质，椭圆形或倒卵状椭圆形，先端短尖或钝尖，基本楔形，边缘有锯齿，下面无毛或微有毛，侧脉 8 对，明显。花白色，芳香，通常 1 ～ 3 朵生于叶腋，花梗向下弯曲。蒴果近球形，果皮革质，较薄。花期 10 ～ 11 月，果期次年 10 ～ 11 月。

【生境分布】生于阔叶林下或灌丛中；分布于江苏、安徽、浙江、福建、江西、湖南、湖北、四川、贵州、云南、陕西等地。

【采收】春、夏、秋季采收。

【典籍说药】

1.《中华本草》载：味苦、甘，性凉；归心、肺、胃、肾经；清头目，除烦渴，消食，化痰，利尿，解毒；主治头痛，目昏，目赤，多睡善寐，感冒，心烦口渴，食积，口臭，痰喘，癫痫，小便不利，泻痢，喉肿，疮疡疖肿，水火烫伤。内服煎汤，3～10g，或入丸、散，沸水泡。外用适量，研末调敷，或鲜品捣敷。脾胃虚寒者慎服。失眠及习惯性便秘者禁服。服人参、土茯苓及含铁药物者禁服。服使君子饮茶易致呃呃。服用过量易致呕吐、失眠等。

2.《中药大辞典》载：苦、甘，凉；归心、肺、胃、肾经；清头目，除烦渴，消食，化痰，利尿，解毒；主治头痛，目昏，目赤，多睡善寐，感冒，心烦口渴，食积，口臭，痰喘，癫痫，小便不利，泻痢，喉肿，疮疡疖肿，水火烫伤。内服煎汤3～10g，或入丸、散，沸水泡。外用研末调敷，或鲜品捣敷。脾胃虚寒者慎服。失眠及习惯性便秘者禁服。服人参、土茯苓及含铁药物者禁服。服使君子饮茶易致呃。服用过量易致呕吐、失眠等。

3.《全国中草药汇编》载：苦、甘，微寒；强心利尿，抗菌消炎，收敛止泻；用于肠炎，痢疾，小便不利，适用于水肿，嗜睡症，烧、烫伤。用量9～15g。外用适量研末，加麻油调敷患处。脾胃虚寒者慎服。失眠及习惯性便秘者、服人参及含铁药物者禁服。

4.《中国药用植物志》载：清头目，除烦渴，消食，化痰，利尿，解毒；用于头痛，目昏，目赤，嗜睡，感冒，心烦口渴，食积，口臭，痰喘，癫痫，小便不利，泻痢，喉肿，疮疡疖肿，水火烫伤。

【化学成分】主要含多酚类、生物碱类、萜类等化学成分。

【现代药理】具有抗氧化、抗疲劳、抗辐射、兴奋中枢神经系统等作用。

1.茶叶中儿茶素及其酯类衍生物可能是起抗癌作用的主要成分，多成分多靶点的综合调控是茶叶发挥药效物质基础的主要优势[1]。

2. 茶多酚除有抗衰老、预防心脑血管疾病等作用外，还具有细胞毒作用、诱导肿瘤细胞凋亡与分化、抗畸变、抗癌症转移等综合效应[2]。

3. 茶叶提取物可抑制肿瘤细胞增殖，诱导肿瘤细胞凋[3]。

4. 茶氨酸不仅具有抗肿瘤的作用，还对某些抗肿瘤药物具有生物调节作用[4]。

【参考文献】

[1] 吴雨泉，杜紫微，李佳珍，等 . 茶叶抗癌作用机制的网络药理学分析 [J]. 茶叶通讯，2021, 48(3):519-528.

[2] 徐力，李冬云，张燕明，等 . 茶多酚抗肿瘤效应机制研究进展 [J]. 癌症进展，2006(1):61-64.

[3] 冯强，李毅，夏鹏程，等 . 茶叶提取物抗肿瘤作用的最新研究进展 [J]. 中国实用医药，2016, 11(22):274-275.

[4] 杨建华，石一复 . 茶氨酸抗肿瘤作用及其机制研究进展 [J]. 国外医学 (肿瘤学分册)，2004(9):686-689.

香菇（白蘑科）

【别名】香蕈、菊花菇。

【基原】白蘑科真菌香菇 *Lentinula edodes*（Berk.）Pegler 的子实体。

【原植物】菌盖半肉质，扁半球形，后渐平展，菱色至深肉桂色，上有淡色鳞片。菌肉厚，白色。菌褶白色，稠密，弯生。柄中生至偏生，白色，内实，常弯曲。菌环以下部分往往覆有鳞片，菌环窄而易消失。孢子无毛，光滑，椭圆形。

【生境分布】生于阔叶树倒木上；分布于我国西南地区及安徽、浙江、江西、福建、台湾、湖北、广东、广西等地。

【采收】春、秋、冬季采收，晒干或烘干。

【典籍说药】

1.《中华本草》载：味甘，性平；归肝、胃经；扶正补虚，健脾开胃，祛风透疹，化痰理气，解毒，抗癌；主治正气衰弱，神倦乏力，纳呆，消化不良，贫血，佝偻病，高血压，高脂血症，慢性肝炎，盗汗，小便不禁，水肿，麻疹透发不畅，荨麻疹，蘑菇中毒，肿瘤。内服煎汤 6 ~ 9g，鲜品 15 ~ 30g。脾胃寒湿气滞者禁服。

2.《中药大辞典》载：甘，平；归肝、胃经；扶正，益气开胃，透疹，化痰，抗癌；主治正气衰弱，神倦乏力，纳呆，消化不良，胃肠不适的腹痛，贫血，佝偻病，高血压，高脂血症，慢性肝炎，盗汗，小便不禁，水肿，麻疹透发不畅，荨麻疹，毒菇中毒，肿瘤。内服煎汤 6 ~ 9g，鲜品 15 ~ 30g。脾胃寒湿气滞者禁服。

3.《全国中草药汇编》载：扶正补虚，健脾开胃，祛风透疹，化痰理气，解毒，抗癌；用于正气衰弱，神倦乏力，消化不良，贫血，佝偻病，高血压，高血脂，慢性肝炎，盗汗，小便不禁，水肿，麻疹透发不畅，荨麻疹，蘑菇中毒，肿瘤。

4.《中国药用植物志》载：扶正补虚，健脾开胃，祛风透疹，化痰理气，解毒，抗癌；用于正气衰弱，神倦乏力，消化不良，贫血，佝偻病，高血压，高血脂，慢性肝炎，盗汗，小便不禁，水肿，麻疹透发不畅，荨麻疹，蘑菇中毒，肿瘤。

【化学成分】主要含有脂肪酸类、氨基酸类和多糖类等成分。

【现代药理】具有抗肿瘤、抗氧化、抗菌、保肝等多种生物活性。

1. 香菇多糖对人食管癌 Eca-109 细胞具有放射增敏作用，其机制可能与细胞凋亡增强和细胞周期 G2/M 期阻滞有关 [1]。

2. 香菇多糖可能通过 PI3K/Akt 信号通路抑制甲状腺癌细胞的增殖、迁移及侵袭，诱导其凋亡，阻滞细胞周期 [2]。

【参考文献】

[1] 赵桂芳，吴琛 . 香菇多糖通过细胞凋亡和细胞周期阻滞增强食

管癌细胞的放射敏感性 [J]. 南昌大学学报（医学版），2023, 63(5):24-33.

[2] 黄文泉，何礼荣，邵益森. 香菇多糖对甲状腺癌细胞生物学行为的影响 [J]. 中国临床药理学杂志，2023, 39(17):2502-2506.

银耳（银耳科）

【别名】白木耳。

【基原】银耳科真菌银耳 *Tremella fuciformis* Berk. 的子实体。

【原植物】子实体纯白色，胶质，半透明，由多数宽而薄的瓣片组成。新鲜时软，干后收缩。担子近球形，纵分隔。孢子无色，光滑，近球形。

【生境分布】生于栎及其他阔叶树腐木上；分布于我国西南地区及陕西、江苏、安徽、浙江、江西、福建、台湾、湖北、广东、海南、广西等地。

【采收】当耳片开齐停止生长时采收，晒干或烘干。

【典籍说药】

1.《中华本草》载：味甘、淡，性平；归肺、胃、肾经；滋补生津，润肺养胃；主治虚劳咳嗽，痰中带血，津少口渴，病后体虚，气短乏力。内服煎汤 3 ~ 10g，或炖冰糖、肉类服。

2.《中药大辞典》载：甘、淡，平；滋阴生津，润肺养胃；主治虚劳咳嗽，肺燥干咳，津少口渴，病后体虚。内服煎汤 3 ~ 10g，或炖冰糖、肉类服。风寒咳嗽者及湿热酿痰致咳者禁用。

3.《全国中草药汇编》载：甘、淡，平；归肺、胃、肾经；滋补生津，润肺养胃；适用于虚劳咳嗽，痰中带血，津少口渴，病后体虚，气短乏力。用量 3 ~ 10g，或炖冰糖、肉类服。风寒咳嗽者及湿热酿痰致咳者禁用。

【化学成分】主要含有蛋白质、氨基酸、酶和多糖等成分。

【现代药理】具有抗肿瘤、调节机体免疫系统功能、升高白细胞、抗辐射等药理活性。

1. 银耳多糖对肿瘤有较好的抑制作用，其抗肿瘤作用是多靶点、多因素作用的结果，既与癌症相关基因有关，又与免疫调节、信号传导等基因有关[1]。

2. 银耳孢糖对小鼠移植性肿瘤有一定的对抗作用，其抗肿瘤作用可能与增强机体免疫能力有关[2]。

3. 银耳孢糖与 5- 氟尿嘧啶（5-FU）合用抗肿瘤具有增效作用，银耳孢糖对 5-FU 所致的免疫功能损伤有保护作用[3]。

【参考文献】

[1] 韩英，徐文清，杨福军，等 . 银耳多糖的抗肿瘤作用及其机制 [J]. 医药导报 , 2011, 30(7):849-852.

[2] 徐华丽，于晓风，曲绍春，等 . 银耳孢糖对小鼠体内移植性肿瘤及免疫功能的影响 [J]. 中国现代应用药学，2008(2):93-95.

[3] 李艳春，马恩龙，王小龙，等 . 银耳孢糖合用氟尿嘧啶对肉瘤 S180 和肝癌 H22 小鼠的抗肿瘤作用 [J]. 中国医院药学杂志，2008(3):209-211.

绿豆（豆科）

【别名】青小豆。

【基原】豆科植物绿豆 *Phaseolus radiatus* L. 的种子。

【原植物】一年生直立或末端微缠绕草本。被淡褐色长硬毛。小叶 3，阔卵形至棱状卵形，侧生小叶偏斜，先端渐尖，基部圆形、楔形或截形，两面疏被长硬毛；托叶阔卵形；小托叶线形。总状花序腋生；苞片卵形或卵状长椭圆形，有长硬毛；花绿黄色；萼斜钟状，萼齿 4，最下面 1 齿最长；旗瓣肾形，翼瓣有渐狭的爪，龙骨瓣的爪截形，其中 1 龙骨瓣有角；雄蕊 10，2 束；子房无柄，密被长硬毛。荚果圆柱状，成熟时黑色，长 6 ~ 10cm，宽约 6.5mm，被稀长硬毛。种子短矩形，绿色或暗绿色。花期 6 ~ 7 月，果期 8 月。

【生境分布】多为栽培；分布于全国各地。

【采收】立秋后种子成熟时采收，拔取全株，晒干，将种子打落，簸净杂质。

【典籍说药】

1.《中华本草》载：味甘，性寒；归心、肝、胃经；清热，消暑，利水，解毒；主治暑热烦渴，感冒发热，霍乱吐泻，痰热哮喘，头痛目赤，口舌生疮，水肿尿少，疮疡痈肿，风疹丹毒，药物及食物中毒。内服煎汤 15 ~ 30g，大剂量可用 120g，或研末，或生研绞汁。外用适量，研末调敷。药用不可去皮。脾胃虚寒滑泄者慎服。

2.《中药大辞典》载：味甘，性寒；归心、肝、胃经；清热，消暑，利水，解毒；主治暑热，烦渴，感冒发热，霍乱吐泻，痰热哮喘，头痛目赤，口舌生疮，水肿尿少，疮疡痈肿，风疹丹毒，药物及食物中毒。内服煎汤，15 ~ 30g；大剂量可用 120g，或研末；或生研绞汁。外用研末调敷。药用不可去皮。脾胃虚寒滑泄者慎服。

3.《全国中草药汇编》载：甘，寒；归心、肝、胃经；清热，消暑，利水，解毒；适用于暑热烦渴，感冒发热，霍乱吐泻，痰热哮喘，头痛目赤，口舌生疮，水肿尿少，疮疡肿毒，风疹丹毒，药食物中毒。用量 15 ~ 30g，大剂量可用至 120g，研末，或生研绞汁。外用适量，研末调敷。绿豆衣 9 ~ 15g。脾胃虚寒者慎服。

4.《中国药用植物志》载：清热解毒，清暑利水，生津止渴；用于暑热烦渴，头痛目赤，口舌生疮，水肿尿少，泄泻，痢疾，丹毒，痈肿，解药物、食物中毒。

【化学成分】主要含生物碱类、香豆素类、甾醇类及鞣质、芳香物质等成分。

【现代药理】具有抗氧化、抗菌、抗炎和抗肿瘤活性等功能。

1. 肖金玲[1]探明了绿豆中多酚类化合物的种类，明确荭草苷对肝癌细胞诱导凋亡及抑制迁移作用机制，分析得出煮制、萌发加工处理后多酚含量及抗氧化活性的变化情况。

2. 牛三勇等[2]研究表明，绿豆苯丙氨酸解氨酶对 L1210 小鼠淋巴细胞白血病细胞株具有抑制作用。

【参考文献】

[1] 肖金玲. 绿豆荭草苷对肝癌的抑制作用及加工方式对其活性的影响 [D]. 大庆：黑龙江八一农垦大学，2020.

[2] 牛三勇，杜欣，姚侃. 绿豆苯丙氨酸解氨酶的分离提纯及抗肿瘤的初步研究 [J]. 兰州医学院学报，1992(3):148-151.

番茄（茄科）

【别名】小金瓜、西红柿、洋柿子。

【基原】茄科植物番茄 *Solanum lycopersicum* L. 的新鲜果实。

【原植物】一年或多年生草本。全株被黏质腺毛。茎直立，易倒伏，触地则生根。奇数羽状复叶互生；叶不规则，大小不等，卵形或长圆形，先端渐尖，边缘有不规则锯齿，基部歪斜，有小柄。花 3～7，成侧生的聚伞花序，花冠黄色，辐射状。浆果扁球状，肉质而多汁，橘黄色或鲜红色，光滑。种子黄色。花、果期夏、秋季。

【生境分布】多为栽培；分布于全国各地。

【采收】7～9月果实成熟时采收，鲜用。

【典籍说药】

1.《中华本草》载：味酸、甘，性微寒；生津止渴，健胃消食；主治口渴，食欲不振。内服煎汤，适量，或生食。

2.《中药大辞典》载：酸、微甘，平，无毒；清热解毒，凉血平肝。内服煎汤，或生食。

3.《中国药用植物志》载：生津止渴，健胃消食；用于口渴，食欲缺乏；欧洲希腊传统用药。果实切薄片加糖外敷治疔。

【化学成分】主要含有番茄红素等成分。

【现代药理】具有抗氧化、抑制突变、降低核酸损伤、预防衰老和预防癌症等多种功能。

1. 番茄红素具有明显的抑制肿瘤生长的作用，其作用可能与机体免疫系统功能的增强和抗氧化酶活力的提高有关[1]。

2. 番茄红素能明显抑制肿瘤生长（S180 荷瘤小鼠平均瘤重低于肿瘤模型组），且能延长荷瘤小鼠生存天数；可提高荷瘤小鼠脾淋巴细胞增殖活力，增强自然细胞杀伤活性（NK 活性）[2]。

【参考文献】

[1] 王海霞，李永明，潘洪志. 番茄红素对小鼠移植性肿瘤的抑制作用及其机制的研究 [J]. 畜牧兽医科技信息，2008(1):31-33.

[2] 张艳春，万丽葵，潘洪志. 番茄红素对小鼠移植性肿瘤的抑制作用研究 [J]. 齐齐哈尔医学院学报，2006(3):265-266.

猴头菌（齿菌科）

【别名】猴菇、猴头菇。

【基原】齿菌科真菌猴头菌 *Hericium erinaceus*（Bull.）Pers. 的子实体。

【原植物】子实体单生，椭圆形至球形，常常纵向伸长，两侧收缩，团块状。悬于树干上，少数座生，最初肉质，后变硬，个别子实体干燥后菌肉有木栓化倾向，有空腔，松软。新鲜时白色，有时带浅玫瑰色，干燥后黄色至褐色。菌刺针形，末端渐尖，下垂，单生于子实体表面之中。菌丝薄壁，具隔膜。

【生境分布】生于阔叶树倒木、腐木上；分布于我国东北、华北、西南等地区，以及甘肃、上海、浙江、河南、广西等地。

【采收】人工培育的子实体待菌龄至 3 个月左右长成时取下晒干或烘干。

【典籍说药】

1.《中华本草》载：味甘，性平；归脾、胃经；健脾养胃，安神，抗癌；主治体虚乏力，消化不良，失眠，胃与十二指肠溃疡，慢性胃炎，消化道肿瘤。内服煎汤 10～30g，鲜品 30～100g，或与鸡肉共煮食。

2.《中药大辞典》载：健脾养胃，安神，抗癌；主治体虚乏力，消化不良，失眠，胃与十二指肠溃疡，慢性胃炎，消化道肿瘤。内服煎汤 10～30g，鲜品 30～100g，或与鸡肉共煮食。

3.《中国药用植物志》载：健脾养胃，安神，抗癌；用于体虚乏力，消化不良，失眠，胃与十二指肠溃疡，慢性胃炎，消化道肿瘤。

【化学成分】主要含多糖类、萜类、甾醇类、酚类、脂肪酸类等成分。

【现代药理】具有助消化、抗氧化、抗肿瘤、抗衰老、提高免疫力、保护胃黏膜、神经保护等生理功效。

1. 侯笑笑[1]通过对猴头菌子实体多糖 HEFP2 抗肿瘤活性的一系列体外实验研究发现，HEFP2 能够有效抑制结直肠癌细胞（HCT116 和 DLD1）的增殖与克隆集落形成，且在所用浓度范围内 HEFP2 不具有细胞毒性。

2. 汪雯翰等 [2] 研究表明，猴头菌子实体的醇提取物石油醚分部可诱导人肺癌 SPCA-1 细胞早期凋亡和降低 G0/G1 期细胞数量。

3. 周辉等 [3] 研究表明，猴头菌多糖 HPS 对小鼠 Lewis 肺癌具有剂量依赖性的抑瘤作用，其机制可能与改善血清 TNF-α 和 IL-2 水平，进而改善机体免疫功能有关。

【参考文献】

[1] 侯笑笑 . 猴头菌子实体多糖的提取、纯化、结构鉴定及其体外抗结直肠癌活性的研究 [D]. 太原：山西农业大学 , 2022.

[2] 汪雯翰 , 贾薇 , 张劲松 , 等 . 猴头菌子实体提取物对人肺癌细胞 SPCA-1 的抑制作用 [J]. 食用菌学报 , 2017, 24(1):89-92.

[3] 周辉 , 刘畅 , 刘杨霖 , 等 . 猴头菌多糖对 Lewis 肺癌荷瘤小鼠抑瘤作用及其机制研究 [J]. 湖南中医药大学学报 , 2017, 37(12):1320-1322.

大蒜（百合科）

【别名】胡蒜、独头蒜、独蒜。

【基原】百合科植物大蒜 *Allium sativum* L. 的鳞茎。

【原植物】越年生草本。具强烈蒜臭气。鳞茎大形，球状至扁球状，通常由多数肉质、瓣状的小鳞茎紧密地排列而成，外面被数层白色至带紫色的膜质外皮。叶片宽条形至条状披针形，扁平，先端长渐尖。花葶实心，圆柱状，中部以下被叶鞘。花期 7 月。

【生境分布】多为栽培；分布于全国各地。

【采收】全年均可采收。

【典籍说药】

1.《中华本草》载：味辛，性温；归脾、胃、肺、大肠经；温中行滞，解毒，杀虫；主治脘腹冷痛，痢疾，泄泻，肺痨，百日咳，感冒，痈疖肿毒，肠痈，癣疥，蛇虫咬伤，钩虫病，蛲虫病，带下阴痒，疟疾，喉痹，水肿。内服煎汤，5～10g，生或煮、煨服食，或捣烂为丸。煮食、煨食，宜较大量；生食，宜较小量。外用适量，捣敷作栓剂，取汁涂或切片灸。阴虚火旺，肝热目疾，口齿、喉舌诸患及时行病后均禁服生品，慎服熟品。敷脐、作栓剂或灌肠均不宜于孕妇。外用对局部有强烈刺激性，能引起灼热、疼痛、发疱，故不宜久敷。

2.《中药大辞典》载：辛，温；归脾、胃、肺、大肠经；温中行滞，解毒，杀虫；主治脘腹冷痛，痢疾，泄泻，肺痨，百日咳，感冒，痈疖肿毒，肠痈，癣疥，蛇虫咬伤，钩虫病，蛲虫病，带下阴痒，疟疾，喉痹，水肿。内服煎汤，5～10g，生或煮、煨服食，或捣烂为丸。煮食、煨食，宜较大量；生食，宜较小量。外用适量，捣敷作栓剂，取汁涂或切片灸。阴虚火旺，肝热目疾，口齿、喉舌诸患及时行病后均禁服生品，慎服熟品。敷脐、作栓剂或灌肠均不宜于孕妇。外用对局部有强烈刺激性，能引起灼热、疼痛、发疱，故不宜久敷。

【化学成分】主要含二烯丙基一硫化物、二烯丙基二硫化物、二烯丙基三硫化物和蒜氨酸等成分。

【现代药理】具有抗氧化、抗肿瘤、抗感染、防治心脑血管疾病、调节肝脏药物代谢酶、抗神经变性和调节细胞内 Ca^{2+} 水平等广泛的药理作用。

1.大蒜提取物可通过诱导肿瘤细胞凋亡、阻滞肿瘤细胞周期、抗氧化、调节致癌代谢物等途径抑制多种肿瘤细胞的生长[1]。

2.大蒜主要生物活性成分由于均含有硫取代基，因此统称为大蒜有机硫化物（OSCs）。OSCs对多种恶性肿瘤均有明显的抑制作用，其主要作用机制包括预防致癌物质活化、调控细胞内酶系统进行解毒、阻断肿瘤细胞周期、诱导肿瘤细胞凋亡、抑制肿瘤细胞转移及抗肿瘤血管生成等[2]。

【参考文献】

[1] 周琪, 刘跃欣, 闫金银, 等 . 大蒜提取物抗肿瘤作用在动物及临床试验中的研究进展 [J]. 海南医学 , 2015, 26(11):1643-1646.

[2] 王颖钰, 陆茵, 钱文慧, 等 . 大蒜有机硫化物抗肿瘤机制及应用前景探讨 [J]. 安徽农业科学 , 2011, 39(19):11454-11457.

薏苡仁（禾本科）

【别名】解蠡, 起实, 薏珠子, 回回米, 草珠儿, 菩提子, 必提珠, 薏米, 米仁, 薏仁, 珠珠米, 六谷米, 胶念珠, 老鸦珠, 菩提珠, 药玉米, 水玉米, 沟子米, 六谷子, 裕米, 尿端子, 催生子。

【基原】禾本科植物薏米 Coix lacryma-jobi L. var. mayuen（Roman.）Stapf 的干燥成熟种仁。

【原植物】一年或多年生草本。须根较粗, 直径可达 3mm。秆直立, 高 1～1.5m, 约具 10 节。叶片线状披针形, 长达 30cm, 宽 1.5～3cm, 边缘粗糙, 中脉粗厚, 于背面凸起；叶鞘光滑, 上部者短于节间；叶舌质硬, 长约 1mm。总状花序腋生成束；雌小穗位于花序之下部, 外面包以骨质念珠状的总苞, 总苞约与小穗等长；能育小穗第一颖下部膜质, 上部厚纸质, 先端钝；第二颖舟形, 被包于第一颖中, 先端厚纸质, 渐尖；第二外稃短于第一外稃；内稃与外稃相似而较小, 雄蕊 3, 退化；雌蕊具长花柱；不育小穗退化成长圆筒状的颖。雄小穗常 2～3 生于一节；无柄雄小穗第一颖扁平, 两侧内折成脊而具不等宽之翼, 先端钝, 具多数脉；第二颖舟形, 亦具多脉；外稃与内稃皆为薄膜质；雄蕊 3；有柄雄小穗与无柄者相似, 但较小或有更退化者。颖果外包坚硬的总苞, 卵形或卵状球形。花期 7～9 月, 果期 9～10 月。

【生境分布】多生于屋旁、荒野、河边、溪涧或阴湿山谷中；分布于我国大部分地区。

【采收】秋季果实成熟后，割取全株，晒干，打下果实，脱壳，去杂质，收集种仁。

【典籍说药】

1.《中华人民共和国药典》载：甘、淡、凉；归脾、胃、肺经；利水渗湿，健脾止泻，除痹，排脓，解毒散结；主治水肿，脚气，小便不利，脾虚泄泻，湿痹拘挛，肺痈，肠痈，赘疣，癌肿。用量9～30g。孕妇慎用。

2.《中华本草》载：味甘、淡，性微寒；归脾、胃、肺经；利湿健脾，舒筋除痹，清热排脓；主治水肿，脚气，小便淋沥，湿温病，泄泻，带下，风湿痹痛，筋脉拘挛，肺痈，肠痈，扁平疣。内服煎汤，10～30g，或入丸、散，浸酒，煮粥，作羹。健脾益胃，宜炒用；利水渗湿，清热排脓，舒筋除痹，均宜生用。本品力缓，宜多服久服。脾虚无湿、大便燥结及孕妇慎服。

3.《中药大辞典》载：甘、淡，微寒；归脾、胃、肺经；利湿健脾，舒筋除痹，清热排脓；主治水肿，脚气，小便淋沥，湿温病，泄泻，带下，风湿痹痛，筋脉拘挛，肺痈，肠痈，扁平疣。内服煎汤10～30g，或入丸、散，浸酒，煮粥、作羹。健脾益胃，宜炒用；利水渗湿，清热排脓，舒筋除痹，均宜生用。本品力缓，宜多服久服。脾虚无湿、大便燥结者及孕妇慎服。

4.《全国中草药汇编》载：甘、淡，微寒；归脾、胃经；健脾利湿，清热排脓；适用于肺脓疡，阑尾炎，慢性肠炎，腹泻，四肢酸重，白带过多，胃癌，子宫颈癌，绒毛膜上皮癌。用量10～30g，或入丸、散，或浸酒，亦可煮粥，作羹。健脾益胃，宜炒用，利水渗湿，清热排脓，舒筋除痹，均宜生用。本品力缓，宜多服久服。脾虚无湿、大便燥结及孕妇慎服。

5.《中国药用植物志》载：健脾渗湿，除痹止泻，清热排脓；用于水肿，脚气，小便淋痛不利，湿痹拘挛，脾虚泄泻，肺痈，肠痈，扁平疣。

【化学成分】主要含脂肪酸类、内酰胺类、三萜类、酚类、甾醇类、多糖类等成分，这些成分为薏苡仁中主要的抗肿瘤成分。

【现代药理】具有抗癌、抗炎、抗氧化、降血糖、降血压、提高免疫力、调节血脂代谢等多种药理活性。

1. 薏苡仁可通过抑制肿瘤细胞增殖、诱导细胞凋亡、抑制细胞迁移和侵袭、抗肿瘤血管生成、逆转多药耐药、放化疗增敏、免疫调节、抑制癌前病变等多个途径达到抗肿瘤的作用。薏苡仁油是最主要的抗肿瘤成分，由薏苡仁油制成的中成药康莱特注射液在临床上应用广泛，效果显著。薏苡仁可用于多种肿瘤的辅助治疗，对于临床常见肿瘤如肺癌等肺部肿瘤，口腔癌、鼻咽癌等头颈部肿瘤，肝癌、胃癌、结直肠癌、胰腺癌等消化道肿瘤，乳腺癌、前列腺癌、卵巢癌、子宫颈癌等生殖及泌尿系肿瘤均有明显的治疗作用[1]。

2. 薏苡仁提取物可抑制人口腔鳞状细胞癌 OSCC CAL27 细胞增殖、迁移和侵袭能力，作用机制可能与抑制血小板源性生长因子 B（PDGFB）/血小板源性生长因子受体 β（PDGFRβ/）PI3K/Akt 轴活性有关，且干预浓度越高抗肿瘤效果越佳[2]。

【参考文献】

[1] 韩珊珊, 路洋, 刘寨东. 薏苡仁化学成分及抗肿瘤作用研究进展 [J]. 中华中医药学刊, 2024, 42(9):210-219.

[2] 樊玲, 赵景杰. 不同浓度薏苡仁提取物对口腔鳞状细胞癌细胞增殖、迁移和侵袭的影响及作用机制 [J]. 临床误诊误治, 2022, 35(4):108-112.

附录二：抗癌食谱
选自《三明乡土药膳》

三叶青藤炖鸡

基本原料： 三叶崖爬藤（晒干）50g，小母鸡 1 只（1.5kg 左右），生姜 3 片，食盐少许。

制作方法： 小母鸡斩成块，入沸水焯过，三叶崖爬藤洗净，姜切片备用；将所有食材放入砂锅，加水 1kg，隔水炖 1 小时后出锅，加少许食盐调味即可。

功效主治： 清肺热，对肺部疾病有一定辅助治疗作用。

毛桃根蒸棘胸蛙

基本原料： 鲜毛花猕猴桃根（毛花杨桃）30g，棘胸蛙 250g。

制作方法： 棘胸蛙去内脏洗净切块，与鲜毛花猕猴桃根共置蒸锅内，酌加清水，上笼屉蒸 30 分钟即可。

功效主治： 滋补强壮，对癌症患者有一定辅助治疗作用。

猕猴桃根炖排骨

基本原料： 毛花猕猴桃根 30g，猪排骨 1kg，食盐、味精各少许。

制作方法： 猪排骨洗净，焯水，捞出，与毛花猕猴桃根共置炖锅中，隔水炖 50 分钟，酌加食盐和味精调味，趁热食用。

功效主治： 益气散结，祛湿；用于胃癌、食管癌。

半枝莲水鸭母汤

基本原料： 半枝莲 15～30g，水鸭母（母水鸭）1 只，生姜、食盐、料酒少许。

制作方法： 水鸭母洗净切块，与半枝莲、生姜加水蒸 50 分钟，酌加料酒、食盐、生姜调味即可。

功效主治： 清热解毒，化瘀，利尿。

注意事项： 脾虚患者不宜食用。

肿节风防癌养生汤

基本原料： 肿节风根 150g，山茶油 50g，3 年以上土鸡 1 只，食盐、葱花各少许。

制作方法： 将肿节风根洗净，小火炖汤 3 小时取汤汁备用；将整只鸡用沸水焯去血水后，捞出置锅中，用山茶油炒香，倒入备用的肿节风根汤汁，同煮 2～3 小时，加少许食盐和葱花调味即可。

功效主治： 预防各种癌症，有增加胃纳、缩小肿块、改善症状、延长缓解期效果。

香茶菜根炖猪脊骨

基本原料： 香茶菜根 50g，带尾巴的猪脊椎骨适量，食盐少许。

制作方法： 猪脊椎骨砍断，入沸水焯过，加水与香茶菜根共炖熟，酌加食盐调味即可。

功效主治：抗癌，祛瘀止痛。

注意事项：孕妇忌服。

重楼汽锅鸡

基本原料：重楼 25g，土鸡半只，调味品适量。

制作方法：重楼洗净切片，加水大火煮沸后，改小火煮 1.5 小时，下土鸡肉、姜片，大火煮开，再文火蒸煮 3.5 小时，酌加食盐调味即可。

功效主治：有清热解毒、排毒养颜、扶正、健胃之功，经常服用可清肠、抗肿瘤。

注意事项：重楼有小毒，久煎可解毒。

黄花倒水莲炖乌鸡

基本原料：鲜黄花倒水莲根 100g，乌鸡 500g，食盐少许。

制作方法：乌鸡洗净，切块，与洗净的鲜黄花倒水莲根共置炖锅中，加水适量，炖至鸡烂，酌加食盐调味即可。

功效主治：补益气血，强筋健骨。